消化系统疾病诊断与治疗

于牧鑫 张津铭 沈海燕 著

Diagnosis and Treatment
of Digestive System Diseases

化学工业出版社

·北 京·

内容简介

本书主要讲解了消化系统疾病的诊断与治疗操作，以临床实用性为目的，从消化系统的生理、病因、病理至诊断、治疗，从常见的疾病检查到内镜诊疗，做到了内容详实、重点突出、阅读方便，适合基层医院消化内科医师、规培医生以及医学院校师生阅读。

图书在版编目（CIP）数据

消化系统疾病诊断与治疗 / 于牧鑫，张津铭，
沈海燕著. —北京：化学工业出版社，2024.5
ISBN 978-7-122-45193-4

Ⅰ.①消… Ⅱ.①于… ②张… ③沈… Ⅲ.①消化系统
疾病-诊疗 Ⅳ.①R57

中国国家版本馆 CIP 数据核字（2024）第 049416 号

责任编辑：张 蕾　　　　　　　加工编辑：翟 珂　张晓锦
责任校对：田睿涵　　　　　　　装帧设计：史利平

出版发行：化学工业出版社
　　　　　（北京市东城区青年湖南街 13 号　邮政编码 100011）
印　　装：三河市延风印装有限公司
710mm×1000mm　1/16　印张 11¾　字数 221 千字
2024 年 6 月北京第 1 版第 1 次印刷

购书咨询：010-64518888　　　　售后服务：010-64518899
网　　址：http://www.cip.com.cn

定　　价：69.80 元　　　　　　　　版权所有　违者必究

前　言

消化系统疾病是对人体健康和劳动力危害很大的一类疾病。近些年人们生活水平提高、科技日新月异，对消化系统疾病的研究也不断提出新概念、新方法，全面提升了人们对消化系统疾病的认识。

消化系统疾病包括食管、胃、肠、肝、胆、胰等脏器的器质性和功能性疾病，在临床上十分常见。消化系统疾病的临床表现除消化系统本身症状及体征外，常伴有其他系统或全身性症状，有的消化系统症状还不如其他症状突出。医师掌握消化系统的主要结构和功能特点以及与疾病的关系，对于疾病的诊断和为患者提供有效的防治手段是十分重要的。本书在此基础上，针对消化系统疾病的基础性知识进行系统阐述。

全书共分五章，对消化系统常见疾病的病因病理、诊断和治疗等进行了详细的阐述。第一章讲述消化系统生理；第二章讲述消化系统疾病检查及症状；第三章进行消化系统疾病病因病理分述，对食管、胃、肝脏、胆道、肠道、胰腺等部位常见消化系统疾病的病因病理进行介绍；第四章讲述消化系统疾病内镜治疗；第五章讲述消化系统常见疾病中医治疗，选取常见消化道疾病，从中医治疗的角度进行阐述。

本书主要讲解了消化系统疾病诊断与治疗操作，以临床实用性为目的，从消化系统的生理、病因、病理至诊断、治疗，从常见的疾病检查到内镜诊疗，做到了内容详实、重点突出、阅读方便。

本书涉及面广，在编写过程中笔者参阅了大量相关专业文献、书籍。但由于时间仓促，不足之处在所难免，希望广大读者不吝批评指正。

编者
2024 年 1 月

目　录

第一章

消化系统生理

第一节 食 管

食管的主要功能是主动地将吞咽下去的食团和喝进去的流质或水运送到胃。它是由口腔至胃的通道。在静息情况下，括约肌使食管与咽和胃隔开。食管内压略低于大气压而呈负压。除进食时，上括约肌处于关闭状态，既阻碍空气由咽进入，也避免了胃内容物反流。

一、静息食管

（一）压力特点

静息时食管肌肉松弛，质感柔软。测量同一水平位置的胸内压和食管内压表明，食管内压较胸内压略高，食管内压随呼吸运动而改变。仰卧位平和吸气时压力为 $-1.18 \sim -1.47kPa$（$-12 \sim -15cmH_2O$），呼气时为 $-0.098 \sim -0.196kPa$（$-1 \sim -2cmH_2O$）。咳嗽能使食管内压变动于 $-6.37 \sim 14.71kPa$（$-65 \sim 150cmH_2O$）。经放射、测压肌电研究发现，静息时食管有表浅的运动，其运动力量与呼吸、心脏搏动和主动脉搏动等因素有关。在食管中、下部利用食管超声可探查到降主动脉引起的主动脉搏动及左心房、左心室的搏动。静息时食管常缺乏肌电活动，但有时可发生伴随吸气的节律性肌电活动。食管两端的压力比食管内压高一些，如口腔和咽的压力接近大气压，胃内压常比大气压高 $1.3kPa$（$10mmHg$）。由于食管有下括约肌，该区域为高压区，静息时呈关闭状态，因而避免了空气从口腔进入食管和胃内容物反流入食管。解剖学家认为环咽肌组成了食管、上括约肌，放射线观察括约肌电位发现，该狭窄区较环咽肌所在部位略低，另外环咽肌有很大变异。利用测压法和放射线技术相结合证明，静息时括约肌产生一高压区，位于环状软骨的下缘，能有效地将咽与食管分隔开。括约肌距门齿 $15 \sim 20cm$。食管上括约肌压力受许多因素影响，如导管的直径和硬度、导管头的轴向位置、压力感受孔大小和径向方位、呼吸时相、括约肌功能状态与受试对象的个体差异等。老年人上括约肌压力明显降低，可能是由于上括约肌弹性松弛所致。

（二）食管上括约肌的调节

食管上括约肌关闭是肌肉主动收缩和周围结构被动的弹性回缩共同完成的。支配的神经属躯体运动神经，由舌咽神经组成，有部分纤维包含在迷走神经中。静息时这些神经不断放电，引起括约肌收缩而关闭，吞咽时运动神经放电而引起括约肌舒张。有许多刺激因素如食管扩张、胃内容物反流等刺激喉上神经、声门关闭并用力呼气等均能引起上括约肌压力增高；相反，在吞咽、呕吐、打嗝时则压力下降而开放。

当环咽肌、咽下缩肌连续峰电活动停止则括约肌被动舒张；若舌骨上肌主动收缩，喉及环状软骨向前向上位移，消除了括约肌内残余压力则括约肌开放。因此，舒张与开放是两个机制不同而又相互联系的动作。

（三）食管下括约肌的调节

食管下段括约肌的运动受交感神经及副交感神经调控。交感神经来自胸交感神经节后纤维，副交感神经来自迷走神经。因此，临床发现食管手术后，食管下括约肌功能失调，容易引起反流，需经过较长时期使用胃动力药，头部垫高睡觉，才能控制反流症状。

二、食管运动

食管的运动形式主要是蠕动。它是由食团经过软腭和咽部及通过食管时，刺激了各部位感受器产生传入冲动经过延髓中枢整合，再向食管发出冲动而引起的反射活动。蠕动是由食管肌肉按顺序引起的舒张波在前，收缩波在后的移行性波状运动。吞咽时蠕动波始于食管上括约肌下方，与上括约肌舒张后的紧缩同时发生，并沿食管向尾端移行将食团向前推进。连续吞咽在食管引起重复而相似的蠕动波。但快速连续吞咽时，食管则维持舒张状态，而仅在最后一次吞咽才有蠕动波发生。人类的食管上 1/3 段由横纹肌组成，中 1/3 段由横纹肌和平滑肌混合组成，近胃的 1/3 段则由平滑肌组成。食管的蠕动有下述几种形式。

（一）原发性蠕动

（1）一期吞咽（咽期）蠕动　是由吞咽引起的典型食管蠕动。起源于咽，有学者称为咽期或第一期，是由口腔刺激所引起的一系列反射性肌肉活动。肌肉活动准确及协调，能保证食物沿着正确方向传送，然后穿过咽食管接合处继续下行，抵达食管推动食团前进和维持压力梯度。压力曲线初呈负波，继而跟随着正波。吞咽时立刻产生，食管上段较食管下段常见，可能是由于喉高举突然牵拉关闭的食管所引起。负波之后食管内压的急骤升高认为是食团或流质突然注入食管所形成。该波在食管不同部位上同时出现。原发性蠕动波移行速度平均为 4cm/s，食管上段略慢约

3cm/s，至食管下中段加速至 5cm/s，食管下括约肌上方重新减慢为 2.5cm/s，于吞咽后 5～6s 到达下括约肌，并在括约肌以下再减慢为 2.2cm/s。用食管内换能器系统观察食管上段压力波峰值为 (7.12 ± 1.2) kPa [(53.4 ± 9.0)mmHg]，中段为 (4.67 ± 0.85) kPa [(35.0 ± 6.4)mmHg]，下段为 (8.60 ± 1.61)kPa [(64.5 ± 12.1)mmHg]。压力波幅值最低部位在横纹肌与平滑肌的连接处。压力波幅值受个体差异、食团大小、食物的性状及温度、腹腔内压及测量方法等因素的影响。有学者证明，食管肌峰电位与食管收缩运动有密切关系。人直立姿势，流质经过食管的速度较原发性蠕动波快，其原因是吞咽时咽部肌肉收缩产生的推力和流质的重力作用。

（2）二期吞咽（含管期）蠕动　是指由咽至食管上端这一段时间，待该期结束，由于咽缩窄性收缩，压力上升，环咽肌突然舒张，食管上端突然开放，此时食管腔又呈负压，则流质或多或少地喷射到食管腔。直立姿势流质经过食管仅有 1～2s。荧光透视显示，咽下的流质常阻滞在食管末端，等到蠕动波到达才允许入胃。

（二）继发性蠕动

继发性蠕动是没有口和咽部过程的食管反应，不是随意吞咽动作所诱发的。它是在吞咽及原发性蠕动之后，由于食管内残留下的食物未完全排空或胃内容物反复逆流食管时，这些食物对食管扩张刺激，经传入冲动到达中枢反射而实现的。继发性蠕动开始时食管上括约肌强力关闭，然后沿食管向下移行产生蠕动波，呈简单的单相正压波急剧上升达峰值，而后迅速返回基线。此波较原发性蠕动波幅度低，是整个吞咽反射的组成部分。当原发性蠕动波不能推送咽下的食物时，可用继发性蠕动来完成此项工作，出现继发性蠕动时不伴有口和咽部的任何运动。

（三）缩短运动

食管在吞咽时除蠕动外尚有一种缩短运动，缩短长度约为食管全长的 10%，在下段食管缩短最明显。一般认为这是外层纵行肌收缩的结果。此外，部分食管环形肌呈斜行，其收缩亦可引起转移性轴向运动。人的食管不存在逆蠕动，只有反刍动物才有逆蠕动。

三、食管体运动的调节

（一）食管横纹肌段

支配食管横纹肌段的神经胞体位于延髓疑核，传出纤维（有髓鞘）经迷走神经沿食管两侧下行，其分支到达食管。支配咽食管横纹肌的迷走神经纤维、舌咽神经纤维实属躯体运动性纤维。因其通路不含次级神经元，故仅以运动终板与肌纤维直接联系，递质乙酰胆碱通过烟碱受体起作用，箭毒和琥珀酰胆碱可阻断该部神经-

肌肉传递。食管横纹肌收缩与平滑肌相仿，即收缩缓慢，延迟 $1 \sim 2s$ 而后舒张。食管横纹肌在静息时处于舒张状态，吞咽时发生蠕动收缩。支配食管不同水平横纹肌的运动神经元具有特定的兴奋程序，导致食管横纹肌蠕动性收缩。在颈部水平切断双侧迷走神经后，食管蠕动消失，食管被动扩张所诱发的食管横纹肌蠕动亦在迷走神经切断后消失。食管中含有机械感受器与温度感受器，用气囊扩张食管时，口端的食管横纹肌发生反射性收缩，其收缩强度与扩张强度直接相关。食管横纹肌的运动还受食团大小和温度的影响。

（二）食管平滑肌段

食管平滑肌段的运动神经来自迷走食管丛。副交感神经节前纤维在肌间神经丛同节后神经元构成突触，然后由其节后纤维到达平滑肌细胞。食管平滑肌收缩运动具有移行特性。平滑肌反应的潜伏期梯度造成了食管蠕动。牵拉或刺激离体食管平滑肌段，可在刺激部位诱发收缩运动并向食管尾端移行，因而离体食管平滑肌段不仅有对刺激发生收缩反应的能力，而且收缩运动还具有向尾端移行的特性。

食管环形肌的机械收缩都伴随峰电活动。当平滑肌段某点受电刺激时，其动作电位通常是向尾端而不是向口端传播，即表现选择性传播极性。此特性为神经性的，可能是壁内神经环路。支配纵行肌层的神经属胆碱能兴奋性神经，而支配环行肌层的神经则是非胆碱能肾上腺素能神经，具有抑制性和兴奋性两类。电刺激这些神经对食管平滑肌抑制，刺激结束后发生肌肉收缩。肾上腺素能神经的递质——去甲肾上腺素，作用于食管平滑肌受体，使食管平滑肌收缩，其对受体的作用则是抑制效应。刺激肾上腺素能神经总的结果将取决于受体的数量、分布和敏感性。学术上对消化道各部位看法上有混乱和意见分歧的部位位于食管下端数厘米处。近年来，解剖学家、生理学家、放射线和内镜专家已经达成一致的意见，认为食管末端 $2 \sim 5cm$ 有功能特点。食管上部因吞咽所引起的压力变化不扩散到食管前庭。吞咽时，食管胃接合处舒张，高压区压力降低。收缩波从口侧向贲门方向逐步通过下括约肌，之前该屏障持续保持于低水平，待蠕动波消失，压力开始升高。括约肌与环咽肌一样，是由于吞咽反射而造成舒张。依靠食管下部和括约肌区的允许，食团排空进入括约肌区，括约肌的缓慢收缩再把食团由膈食管裂孔入胃。

■■■■ 第二节　胃 ■■■■

一、胃液的成分

纯净的胃液是一种无色且呈酸性的液体，pH 为 $0.9 \sim 1.5$。正常人每日分泌胃液量为 $1.5 \sim 2.5L$。胃液的成分包括无机物如盐酸、钠和钾的氯化物等，有机物如黏蛋白、消化酶等。

（一）盐酸

胃液中的盐酸也称胃酸，其含量通常以单位时间内分泌的盐酸表示，称为盐酸排出量。正常人空腹时盐酸排出量为 0～5mmol/h。一般认为，盐酸排出量反映胃的分泌能力，主要取决于壁细胞的数量及功能状态。胃内盐酸有许多作用，可杀死随食物进入胃内的细菌，因而对维持胃和小肠内的无菌状态有重要意义；还能激活胃蛋白酶原，使之转变为活性的胃蛋白酶，并为胃蛋白酶作用提供必要的酸性环境。盐酸进入小肠后，可以引起促胰液素的释放，从而促进胆汁、胰液和小肠液的分泌。盐酸造成的酸性环境有利于小肠对铁和钙的吸收。但是盐酸分泌过多也会对人体产生不利影响。一般认为，过高的胃酸对胃和十二指肠黏膜有侵蚀作用。

（二）胃蛋白酶原

胃蛋白酶原主要是由主细胞合成的。另外，黏液颈细胞、贲门腺和幽门腺的黏液细胞及十二指肠近端的腺体也能产生胃蛋白酶原。它以不具有活性的酶原颗粒形式储存于细胞内。分泌入胃腔内的胃蛋白酶原在胃酸的作用下，转变为具有活性的胃蛋白酶。已激活的胃蛋白酶对胃蛋白酶原也有激活作用。胃蛋白酶能水解食物中的蛋白质，主要作用于含苯丙氨酸或酪氨酸的肽键上，主要分解产物是胨，产生多肽或氨基酸较少。胃蛋白酶只有在酸性环境中才能发挥作用，其最适 pH 为 2.0～3.5，当 pH＞5 时失活。

（三）黏液和碳酸氢盐

胃的黏液是由表面上皮细胞、泌酸腺的黏液细胞、贲门腺和幽门腺共同分泌的，其主要成分为糖蛋白。在正常人中，黏液覆盖在胃黏膜的表面，形成一个厚约 500 nm 的凝胶层，具有润滑和保护作用。胃内 HCO_3^- 主要是由胃黏膜的非泌酸细胞分泌的，仅有少量的 HCO_3^- 是从组织间液渗入胃内。基础状态下，胃 HCO_3^- 分泌速率与 H^+ 速率变化平行，故分泌的 HCO_3^- 对胃内 pH 不会有太大影响。黏液-碳酸氢盐屏障能有效阻止 H^+ 的逆向弥散，保护胃黏膜免受 H^+ 的侵蚀；黏液深层的中性 pH 环境可使胃蛋白酶丧失分解蛋白质的作用。

（四）内因子

泌酸腺的壁细胞除分泌盐酸外，还分泌一种相对分子质量为 50000～60000 的糖蛋白，称为内因子。内因子可与进入胃内的维生素 B 结合而促进其吸收。

二、胃液分泌调节

胃液分泌受许多因素的影响，其中有的起兴奋作用，有的则起抑制作用。进食是胃液分泌的自然刺激物，通过水解和体液因素调节胃液的分泌。

（一）影响胃酸分泌的内源性物质

1. 乙酰胆碱

大部分支配胃的副交感神经节后纤维末梢释放乙酰胆碱。乙酰胆碱直接作用于壁细胞膜上的胆碱能（M_3 型）受体，引起盐酸分泌增加，其作用可被胆碱能受体阻滞药（如阿托品）阻断。

2. 促胃液素

促胃液素主要由胃窦黏膜内的 G 细胞分泌。促胃液素分泌后主要通过血液循环作用于壁细胞，刺激其分泌。

促胃液素以多种形式存在于体内，其主要分子形式有 G-34（大促胃液素）和 G-17（小促胃液素）两种。胃窦黏膜内主要是 G-17，十二指肠黏膜内 G-17 和 G-34 约各占一半。从生物效应来看，G-17 刺激胃酸分泌的作用要比 G-34 强 5~6 倍，但 G-34 的清除较慢。

3. 组胺

胃的末梢区黏膜内含有组胺。产生组胺的细胞是存在胃泌酸区黏膜中的肠嗜铬样细胞（ECL）。壁细胞上的组胺受体为Ⅱ型受体（H2 受体），用西咪替丁及其类似的药物可阻断组胺与壁细胞的结合，从而减少胃酸分泌。

以上 3 种内源性刺激物，除独立发挥作用外，还有协同作用，表现为当以上 3 种因素中的 2 种因素同时作用时，胃酸的分泌反应往往比 2 种因素单独作用的总和要大，这种现象生理学上称为协同作用。

4. 生长抑素

生长抑素是由胃体和胃窦黏膜内的 D 细胞释放的一种 14 肽激素，它对胃酸分泌有很强的抑制作用。促胃液素可刺激 D 细胞释放生长抑素，乙酰胆碱则抑制其释放。目前认为生长抑素至少可通过 3 种途径来抑制胃的分泌：①抑制胃窦 G 细胞释放促胃液素；②抑制 ECL 释放组胺；③直接抑制壁细胞的功能。

（二）消化期胃液分泌

进食后胃液分泌机制一般分为头期、胃期和肠期来分析。但是 3 个时期的划分是人为的，实际上，这 3 个时期几乎是同时发生、相互重叠的。

1. 头期胃液分泌

头期胃液分泌是由进食动作引起的。传入冲动来自头部感受器（眼、耳、鼻、口等），反射中枢包括延髓下丘脑、边缘叶和大脑皮质等。迷走神经是这些反射共同的传出神经。迷走神经兴奋后，除通过末梢释放乙酰胆碱直接引起腺体细胞分泌外，迷走神经冲动还可引起胃窦黏膜内的 G 细胞释放促胃液素，促胃液素通过血液循环刺激胃液分泌，头期的胃液分泌也是一种神经体液性的调节。头期胃液分泌的量和酸度都很高，且胃蛋白酶的含量尤其高。

2. 胃期胃液分泌

食物进入胃后，对胃产生机械性和化学性刺激，继续引起胃液分泌，其主要途径如下：①扩张刺激胃底、胃体的感受器，通过迷走神经长反射和壁内神经丛的短反射，引起胃腺分泌；②扩张刺激胃幽门部，通过壁内神经丛作用于 G 细胞，引起促胃液素的释放；③食物的化学成分直接作用于 G 细胞引起促胃液素的释放。刺激 G 细胞释放促胃液素的主要食物化学成分是蛋白质的消化产物，包括肽类和氨基酸。胃期胃液分泌的酸度也很高，但胃蛋白酶含量比头期分泌的胃液有所减少。

3. 肠期胃液分泌

具体机制不清，进食后可引起十二指肠释放促胃液素，可能是肠期胃液分泌的体液因素之一。目前认为肠期胃液分泌的机制中，神经反射的作用不大，主要是体液调节。肠期胃液分泌的量不大，大约占进食后胃液分泌总量的 1/10，这可能与食物在小肠内同时还产生对胃液分泌起抑制性作用的物质的调节机制有关。

（三）胃液分泌的抑制性调节

在消化期内抑制胃液分泌的因素除精神、情绪因素外，主要有盐酸、脂肪和高张溶液 3 种。

1. 盐酸

盐酸对胃腺活动具有抑制作用，因此是胃液分泌的一种负反馈调节机制。当胃窦 pH 降至 1.2～1.5 时，便可对胃液分泌产生抑制作用。机制可能是盐酸直接抑制了胃窦黏膜中的 G 细胞，减少促胃液素的释放。近年来，一些实验资料还表明，胃内盐酸还可能通过胃黏膜释放一种抑制性因子（即生长抑素），转而抑制促胃液素和胃液的分泌。当十二指肠内 pH 降到 2.5 以下时，对胃液分泌也有抑制作用。

2. 脂肪

脂肪是抑制胃液分泌的另一个主要因素。脂肪及消化产物抑制胃液分泌的作用发生在脂肪进入十二指肠后，而不是在胃中。

3. 高张溶液

十二指肠内高张溶液对胃液分泌的抑制作用可能通过两种途径来实现，即激活小肠内的渗透压感受器，通过肠-胃反射引起胃液分泌的抑制；通过刺激小肠黏膜释放一种或几种抑制性激素而抑制胃液分泌。

三、胃的运动及胃排空

胃既有储存食物的功能，又具有泵的功能。胃底和胃体的前部（头区）运动较弱，胃体远端和胃窦（尾区）运动较强。尾区的主要功能是磨碎食物，形成食糜，逐步推入十二指肠。

（一）胃的容受性舒张

当咀嚼和吞咽时，食物对咽等处感受器的刺激，可通过迷走神经反射性地引起胃的容受性舒张。容受性舒张使胃的容量由空腹时的 50mL 增加到进食后的 1.5L，从而使胃更好地完成容受和储存食物的功能。胃的容受性舒张是通过迷走神经的传入和传出通路反射而实现的，在此反射中，迷走神经的传出通路是抑制性纤维，其末梢释放的递质既非乙酰胆碱，也非去甲肾上腺素，而可能是某种肽类物质。

（二）胃的蠕动

蠕动是从胃的中部开始，有节律地向幽门方向进行。胃蠕动波的频率约为 3 次/min，并需 1min 左右到达幽门。一般在进食后 5min 即开始。胃蠕动的生理意义：一方面，使食物与胃液充分地混合，以利于胃液发挥消化作用；另一方面，可搅拌和粉碎食物，并推进胃内容物通过幽门向十二指肠移行。胃的蠕动受胃平滑肌的基本电节律控制。神经和体液因素可通过影响胃的基本电节律和动作电位而影响胃的蠕动。迷走神经冲动、促胃液素和胃动素可使胃的收缩频率和强度增加；交感神经兴奋、促胰液素和抑胃肽则作用相反。

（三）胃的排空及调控

食物由胃排入十二指肠的过程称为胃的排空。一般在食物入胃后 5min 即有部分食物被排入十二指肠。不同食物排空速度不同，这和食物的物理性状和化学组成都有关系。在 3 类主要食物中，糖类食物排空较蛋白质为短，脂肪类食物排空最慢。对于混合食物，胃完全排空通常需要 4～6h。

胃的排空率受来自胃和十二指肠两方面因素的控制。①胃内因素促进排空：胃内食物和促胃液素释放均可促进胃排空。一般来说，食物由胃排空的速率和留在胃内食物量的平方根成正比。扩张刺激及食物的某些成分，主要是蛋白质消化产物，可引起胃窦黏膜释放促胃液素，促胃液素除了引起胃酸分泌外，对胃的运动有中等程度的刺激作用，它提高幽门泵的活动，使幽门舒张，促进胃排空。②十二指肠因素抑制胃排空：肠胃反射对胃运动抑制，在十二指肠壁上存在多种感受器。酸、脂肪、渗透压及机械扩张，都可刺激这些感受器，反射性地抑制胃运动，引起胃排空减慢。这个反射称为肠-胃反射。其传出冲动通过迷走神经、壁内神经，甚至还可通过交感神经传到胃。肠-胃反射对酸的刺激特别敏感，当 pH 降到 2.5～4.0 时，即可引起反射，从而阻止酸性食糜进入十二指肠。当过量食糜，特别是酸或脂肪由胃进入十二指肠时，可引起黏膜释放几种不同的激素，抑制胃的运动，延缓胃窦排空。促胰液素、抑胃肽等具有这种作用，统称为肠抑胃素。

（四）消化间期胃的运动

大量观测表明，人在空腹时，胃运动表现为以间歇性强力收缩伴有较长静息期为特征的周期性运动，并向肠道方向扩散。胃肠道在消化间期的这种运动称为移行性复合运动（MMC）。MMC 的每一周期持续 90～120min，可分为 4 个时相。Ⅰ相：静止相，持续 45～60min。Ⅱ相：胃肠开始有散发的蠕动，持续 30～45min。Ⅲ相：胃肠出现规则的高振幅收缩，持续 5～10min。Ⅳ相：是从Ⅲ相转至下一个周期Ⅰ相之间的短暂过渡期，持续约 5min。近年来研究显示，MMC 的发生和移行主要受肠道神经系统和胃肠激素的调节。

胃的 MMC 起始于胃体上 1/3 部位，其Ⅰ相的收缩波以 5～10cm/min 的速度向远端扩散，约 90min 达肠末端。MMC 使整个胃肠道在消化间期仍有断断续续的运动，可将胃肠内容物（包括食物残渣、脱落的细胞碎片和细菌等）清除干净，起到"清道夫"的作用。若消化间期的胃肠运动减退，可引起功能性消化不良及肠道内细菌过度繁殖等病症。

第三节　肝　脏

一、肝脏的主要细胞

（一）肝实质细胞

肝实质细胞是肝脏的主要功能细胞，约占肝脏细胞的 80%。肝实质细胞的主要功能包括：①参与糖类、蛋白质、脂肪和维生素等营养物质的摄取、存储和释放入血；②合成血浆蛋白、脂蛋白、脂肪酸、胆汁和磷脂；③分泌胆汁；④降解内源性和外源性化合物，发挥生物转化作用。

（二）非实质细胞

1. 内皮细胞

肝血窦位于肝板之间，有两大特征，即独特的内皮细胞和缺乏基膜。内皮细胞呈扁平梭形，胞核部分膨大，有较多胞质，胞质内仅含少量细胞器，有丰富吞饮小泡。内皮细胞有许多受体，有助于糖蛋白、脂蛋白的摄取。内皮细胞还能合成释放介质，如白细胞介素-1、白细胞介素-6 及干扰素等，调节肝细胞的活动。

2. 库普弗细胞

库普弗（Kupffer）细胞是一种单核吞噬细胞（网状内皮细胞）。库普弗细胞的主要功能在于其强大的吞噬作用，是肝脏抵抗细菌病毒的重要屏障。它还有其他一些重要功能：①吞噬血液中的碎屑（如凝血酶、纤维蛋白等），防止弥散性血管内凝血；②清除和降解免疫复合物；③合成释放干扰素；④合成补体和其他细胞毒物质，具有抗肿瘤作用；⑤参与红细胞降解质、铁质及胆红素代谢；⑥调控肝细胞蛋白合成及肝细胞增殖。

3. 贮脂细胞

贮脂细胞又称伊藤（Ito）细胞或星状细胞，位于窦周隙（Disse 腔）内肝细胞和内皮细胞间，有储存维生素 A 和合成胶原蛋白的功能。它可能是肝内成纤维细胞的前身，在肝组织修复过程中起重要作用。

4. 肝内大颗粒淋巴细胞

肝内大颗粒淋巴细胞又称 Pit 细胞，位于肝窦内皮质上，有自然杀伤活性，对肿瘤细胞有自发性细胞毒作用。

5. 胆管内皮细胞

胆管内皮细胞分泌水和电解质，重吸收液体、胆汁酸和氨基酸来调节胆汁的成分。

二、肝脏的生理功能

肝脏是维持生命必不可少的一个器官。肝脏的功能十分复杂，主要包括以下几项。

（一）分泌胆汁

肝脏每日持续分泌胆汁 600～1000mL，经胆管流入十二指肠，帮助脂肪消化和脂溶性维生素 A、维生素 D、维生素 E、维生素 K 的吸收。胆汁中的成分包括胆汁酸、胆固醇、脂肪酸、磷脂、结合胆红素、少量蛋白质及其他一些无机离子和水分。胆汁的生成和分泌依赖于整个肝细胞内微器的高度协调。肝细胞生成和分泌胆汁依赖胆汁酸、钠离子及碳酸氢根离子；小胆管和胆管分泌胆汁主要依赖促胰液素。胆汁分泌受神经、体液及食物等因素影响。副交感神经兴奋能促进胆汁分泌，交感神经兴奋可抑制胆汁分泌。口服胆盐引起胆汁分泌的作用最强。胆汁酸是胆汁的主要成分，有形成微胶粒增加胆固醇的溶解度、激活胰酶和抗菌作用。

（二）代谢作用

肝脏是糖、脂肪和蛋白质代谢中心，多种激素和维生素的代谢也在肝内进行。

1. 糖代谢

肝脏能将从消化道吸收的大部分葡萄糖转变为糖原，其余葡萄糖转化为脂肪酸。肝糖原的主要作用在于维持血糖水平。在饥饿、创伤等应激情况下，肝糖原又分解为葡萄糖供组织利用。但肝脏储存的肝糖原有限，正常成年人的肝糖原储存量为 70～75g，饥饿 24～48h 后储存的肝糖原就会耗尽。在肝糖原耗尽后，肝脏能将非糖类（如甘油、乳酸、丙酮酸等）转变成葡萄糖，这是肝脏的糖异生作用。在饥饿、创伤或手术等应激情况时，若无外源性能源供给，体内就分解蛋白质和脂肪提供能量。此时，如果每天供给 100g 葡萄糖，就可明显减少蛋白质的分解，起到节氮作用。

2. 蛋白质代谢

在蛋白质代谢过程中，肝脏主要起合成、脱氨和转氨作用。食物中的蛋白质分解为氨基酸后被吸收，肝脏利用氨基酸再合成机体所需要的各种蛋白质，如白蛋白、纤维蛋白、球蛋白和凝血因子Ⅱ等。90％的血浆蛋白由肝脏合成和分泌，白蛋白占血浆总蛋白的 55％～66％。肝脏是合成白蛋白的唯一器官，正常情况下只有15％的肝细胞合成和分泌白蛋白，大多数肝细胞处于储备状态。球蛋白除肝脏外，其他组织如肺、肠及骨髓等亦可合成。只有在肝细胞大量损害时（如肝硬化），才会出现低白蛋白血症表现，同时伴白蛋白与球蛋白之比例倒置。因此，白蛋白可作为评定机体营养状态的重要指标。多种酶蛋白由肝脏合成，如丙氨酸转氨酶（ALT）和门冬氨酸转氨酶（AST），肝细胞受损时转氨酶释放入血，检测血中酶蛋白的变化可评价肝细胞受损程度。多种凝血因子也由肝脏合成，如凝血因子Ⅰ、Ⅱ、Ⅴ、Ⅶ、Ⅷ、Ⅸ、Ⅹ等。此外，多种运载蛋白如结合珠蛋白、转铁蛋白、血浆铜蓝蛋白、激素运载蛋白、α-球蛋白、β-球蛋白等，后两者的变化与肝炎的严重程度相关。体内代谢所产生的氨是对机体有毒的物质，肝脏能将大部分的氨合成尿素，并经肾排出；肝细胞受损时，脱氨作用减弱，血氨升高。

3. 脂肪代谢

肝脏能维持体内磷脂、胆固醇等各种脂质的稳定，使其保持一定的浓度和比例。肝脏是合成脂肪酸的主要器官，可以把多余的糖合成为脂肪酸，酯化后形成胆固醇酯和磷脂，并储存于脂肪细胞。饥饿时脂肪酸的合成被抑制，饱食时则有利于脂肪酸的合成和酯化，禁食时脂肪酸发生脂肪动员以供能。脂肪酸代谢受干扰可引起肝脏功能异常，肝功能异常也可干扰脂肪酸的代谢。肝功能异常时，由于糖代谢障碍致脂肪酸合成过多并超过肝脏分解代谢能力，同时脂蛋白合成和运输发生障碍，导致甘油三酯形成过多而发生脂肪肝。此外，肝功能异常时对胆固醇酯化作用减弱从而引起胆固醇酯浓度下降。

4. 维生素代谢

肝脏能将胡萝卜素转化成维生素 A 并加以储存，还储存 B 族维生素、维生素 C、维生素 D、维生素 E、维生素 K。

5. 激素代谢

肝脏对体内多种激素（雌激素、血管升压素和醛固酮等）有灭能作用。肝硬化时灭能作用减弱，导致体内雌激素增多而引起蜘蛛痣、肝掌和男性乳房发育，血管升压素和醛固酮增多会引起体内水、钠潴留。

（三）生物转化功能

代谢过程中产生的毒性物质和外来的毒性物质，在肝内经过第一和第二相两个阶段而进行生物转化，通过分解、氧化、还原和结合的方式使其毒性降低或转化为无毒物质。双葡萄糖醛酸胆红素、甘氨酸等小分子以结合方式与毒物结合后排出体外。

（四）凝血功能

肝脏能合成大部分凝血因子如凝血因子Ⅰ、凝血因子Ⅱ，以及激肽释放酶原和高分子激肽原。肝脏还能清除促凝因子，如Ⅸa、Ⅹa、Ⅺa及纤溶酶原激活剂。库普弗（Kupffer）细胞可清除凝血因子Ⅰ降解产物。肝脏在人体凝血和抗凝两个系统的动态平衡中起着重要的调节作用。肝功能异常时，凝血因子生成减少、纤溶系统亢进，导致出血。

（五）吞噬、免疫功能

库普弗（Kupffer）细胞具有滤过和清除异源性物质和调节免疫反应的功能。它可吞噬微生物、内毒素、异种抗原和免疫复合体，将细菌、色素和其他碎屑从血液中清除。肝实质细胞可产生抗体，合成和分泌胆汁、分泌型免疫球蛋白 A（sI-gA）；后者可清除循环内的有害物质或外来抗原及 IgA 免疫复合体，并加强胆管和肠道的免疫防御机制，对防御肠内致病性病原体有重要作用。

（六）造血功能

胎儿期 9～24 周及成人骨髓纤维化时，肝脏可进行髓外造血。肝脏还能储存维生素 B_{12}、叶酸和铁，从而间接参与造血。

■■■■ 第四节　胆　管 ■■■■

胆管的生理比较复杂，包括胆汁在肝脏的分泌、胆囊的储存及肝外胆管的运输，直至排到肠道。在这个过程中，有众多神经和体液因素参与。

一、胆汁分泌

肝细胞通过主动转运的方式分泌胆汁酸、胆色素和其他离子入胆管，与胆管内的水和其他成分形成胆汁；但也有部分胆汁不依赖于胆汁酸分泌。胆汁由水、电解质、脂质、蛋白和胆红素组成。正常人胆汁含有初级胆汁酸和次级胆汁酸。初级胆汁酸的两种主要成分是胆酸和鹅脱氧胆酸，在肠道细菌的作用下，分别转化为脱氧胆酸和石胆酸（次级胆酸），胆汁酸也与甘氨酸和牛磺酸结合，因此每一种胆汁酸有两种存在形式。

胆汁酸在一定浓度下形成微粒；在微粒中，胆汁酸呈极性排列，水溶性部分在分子外侧，脂溶性部分在其内侧，使分子呈放射性排列，内部形成脂溶性环境，使非水溶性脂质如胆固醇能溶于其中。因此，在正常胆汁中，胆酸、磷脂和胆固醇形成混合微团而溶于水中。胆汁中98％的磷脂为卵磷脂，其余为脑磷脂、鞘磷脂和溶血卵磷脂。胆汁中的蛋白为血浆蛋白、胆汁糖蛋白、免疫球蛋白及一些酶类，如碱性磷酸酶、ALT、AST等。肝脏胆汁中的糖蛋白与胆囊分泌的糖蛋白可能不同。

在胆囊，通过吸收水分，胆汁被浓缩90％。胆囊胆汁 pH 小于 7.0，可能与胆囊黏膜分泌氢离子有关，它有利于钙盐的溶解，不利于形成结晶。胆汁中的卵磷脂和胆盐能使胆固醇保持溶解状态，若三者比例失调，则可产生过饱和的胆汁，使胆固醇发生沉淀。体外实验表明，溶解在胆汁中的胆固醇有 1/3 是由胆汁酸溶解的；而卵磷脂具有促进胆汁酸溶解胆固醇的能力，大约 3mmol 的卵磷脂能使胆固醇多溶解 1mmol。胆石症患者的胆囊胆汁中的糖蛋白浓度高于正常人，而肝脏胆汁却无变化，说明胆囊分泌的糖蛋白对结石的形成起了一定的作用。

一些因素可影响胆汁的成分。在女性，其胆囊胆汁中总胆汁酸、鹅脱氧胆酸和结合型胆酸明显高于男性；给男性服用乙炔雌二醇可使胆汁中胆固醇和磷脂增加，胆汁酸减少。饥饿及高脂饮食均可使肝胆汁和胆囊胆汁的胆固醇增加；维生素 C 缺乏可导致胆汁酸合成减少。

二、胆汁的排泄

（一）胆管

胆管具有分泌黏液和输送胆汁的作用。胆管黏膜具有分泌黏液的隐窝，黏液能保护黏膜免受胆汁的侵蚀，并有润滑作用，有助于胆汁在胆管内的流通。

（二）胆囊

胆囊具有储存、浓缩、排泄胆汁功能。胆囊将肝脏分泌的胆汁浓缩了 90％。胆囊的排空并不是完全的，在消化间期，胆囊的部分排空和充盈与移行性复合运动

(migrating motor complex，MMC) 一致，似潮水涨落。胆囊的张力由胆囊壁肌层和弹性组织组成，一般情况下，胆囊需12～16h才调整其容量，而在较短的时间内 (2～4h)，即使容量较大，也保持较好的顺从性，有利于胆囊收缩后胆汁分泌增加时对胆囊进行充盈。胆汁不但在饥饿时流入胆囊，在饭后也进行，该过程与排泄胆汁交替进行，有利于胆汁与食物充分混合。胆囊收缩不良可引起胆汁淤积，易形成结石。

（三）奥迪（Oddi）括约肌

Oddi 括约肌是一独立的结构，调节胆汁流入十二指肠、分流胆汁进入胆囊、防止十二指肠内容物反流。一些研究表明，Oddi 括约肌有自发性的收缩，大约每4min 1 次，每次持续 4～5s。其收缩是相性收缩，由慢波控制，分为 3 期：Ⅰ期为静止期，Ⅱ期为不规律的收缩，Ⅲ期为强烈的收缩，收缩波向十二指肠进行。在 Oddi 括约肌收缩时，将括约肌段的胆汁推向十二指肠，而胆管的胆汁不能进入括约肌段；在舒张期，括约肌放松，胆管的胆汁流向括约肌段。该过程循环往复，使胆汁不断流向十二指肠。吗啡能强烈刺激 Oddi 括约肌，完全阻断胆汁流入十二指肠；在尸检时切除 Oddi 括约肌，向胆管内注水模拟胆汁流动，发现水流不能进入胆囊，提示 Oddi 括约肌的主要作用是调节胆汁在十二指肠与胆囊的分流。摄入食物可使括约肌的基础压降低，并减小其收缩幅度，有利于胆汁流向十二指肠。如括约肌收缩超过一定限度，舒张间期消失，胆汁流动则停止。

三、胆汁分泌和排泄的调节

胆汁的分泌和排泄受很多因素影响，除神经体液因素外，一些药物和物理因素也参与了该过程。

（一）体液因素

胆囊收缩素（CCK）具有 CCK-58、CCK-39、CCK-33 和 CCK-8 等分子形式，半衰期约 2.5min，肾脏是其主要代谢部位；它可自胃肠道内分泌细胞（Ⅰ细胞）和神经末梢细胞释放，同时脑组织也存在着大量的 CCK-8，因此它既是经典的胃肠激素，又是经典的神经递质。CCK 有广泛的生物学作用，最重要的作用是促进胰液分泌和胆囊收缩，并具有加强促胰液素刺激胰腺分泌和碳酸根分泌的作用，松弛 Oddi 括约肌，使胆汁从胆总管流入十二指肠。CCK 主要由脂肪及蛋白的消化产物刺激所释放。此外，肠腔内盐酸及二价离子对 CCK 的释放也有促进作用，迷走神经不起重要作用。

促胰液素可增强 CCK 对胆囊的收缩作用，但在生理剂量下仅能抑制胰管括约肌。促胃液素的羧基末端有与 CCK 相似的结构，因此具有 CCK 的作用，抑制括约肌的活动，但促胃液素的抑制 Oddi 括约肌的作用低于 CCK。生长抑素能抑制胆囊的收缩。

（二）神经因素

在胆囊及 Oddi 括约肌有神经分布，包括胆碱能神经及肾上腺素能神经。在胆囊以 β 肾上腺素能神经占优势，而 Oddi 括约肌 α 与 β 均匀分布，刺激肾上腺素能神经能引起胆囊舒张、Oddi 括约肌收缩。胆碱能神经能引起胆汁分泌增加，可能与迷走神经兴奋引起有关激素释放有关，同时还可引起胆囊和 Oddi 括约肌收缩。

（三）其他

阿片类药物可强烈收缩 Oddi 括约肌。在人类，小剂量吗啡即可增加 Oddi 括约肌的收缩频率，并使静态压和收缩压升高。钙离子拮抗药硝苯地平（nifedipine）可降低 Oddi 括约肌的静态压和收缩频率。动物实验发现，低温可抑制 Oddi 括约肌，而温度升高则可使其兴奋。胆囊壁张力升高时，可使 Oddi 括约肌的兴奋性降低，有助于胆汁流入十二指肠；胆囊排空后，胆囊壁张力降低，Oddi 括约肌收缩，使胆汁流入胆囊，提示两者存在着某种反射。

■■■■ 第五节　肠　道 ■■■■

肠道是消化系统的重要器官，与食物的消化、吸收、容纳及排泄密切相关，在机体生长发育、内环境稳定中起着重要作用。肠道与外界相通，直接收纳食物，易受自然界多种致病因素如病毒、细菌、寄生虫及毒物等的直接攻击，加之肠腔存在大量机体所需的正常菌群及机会致病菌群，而且肠道路径较长，一旦损伤因素进入肠道，作用时间较长，某一环节受损则引起连锁效应，因此肠道易发生疾病。腹泻是最常见的肠道疾病之一。本节重点叙述肠道的解剖学及生理学。

一、小肠的生理

小肠是食物消化、吸收的重要部位。在这里，食物受到胰液、胆汁和小肠上皮细胞内酶的化学作用及小肠蠕动和绒毛运动的机械作用，加之小肠巨大的吸收面积，食物在小肠内停留时间较长，使营养物质得以与黏膜面保持密切接触，使得在小肠内已被消化且适于吸收的小分子物质被充分消化、吸收，同时水、无机盐和维生素等也主要在小肠被吸收。因此，食物通过小肠后，消化吸收过程便已基本结束，只留下不能消化的和未被消化吸收的食物残渣进入大肠。人类每日有 6～10L 未完全消化的食糜和分泌液由胃排至十二指肠，仅有 0.5～1.5L 内容物进入结肠。食物在小肠的消化吸收需要两个基本因素，即消化酶和将食物运送到最佳吸收部位的小肠运动，两者缺一不可，相辅相成。

（一）消化酶

肠壁内有多种消化酶，起主要作用的酶是由胰腺分泌的。小肠液中的其他消化酶除能激活胰蛋白酶原的肠激酶外，都不是由肠源所分泌，其来源是由肠上皮吸收细胞表面刷状缘内或是与脱落的肠黏膜细胞一起脱落到肠腔中而释放出的消化酶。小肠黏膜上皮细胞内存在几种不同的肽酶，可以分解寡肽和氨基酸，还有 4 种分解双糖的单糖酶，即蔗糖酶、麦芽糖酶、异麦芽糖酶和乳糖酶。这些酶大部分存在于刷状缘内，小部分存在于细胞质中。

（二）小肠运动

小肠的运动是靠肠壁平滑肌收缩来完成的。肠腔内食物的混合、消化、吸收和传输都有赖于小肠平滑肌的运动。小肠特有的电活动是其运动的基础。

1. 小肠的电活动

（1）慢波　由纵行肌肌细胞膜电位的节律性波动所造成，这种电活动被称为基本电节律，其起步点位于十二指肠近胆管入口处的纵行肌细胞。从十二指肠到回肠末端，基本电节律的频率逐渐下降。慢波不引起平滑肌收缩，但可控制平滑肌细胞收缩的频率。环行肌没有自发的慢波电变化，而是纵行肌产生的慢波，通过电紧张的形式扩散到环行肌。

（2）动作电位　在各种刺激下，慢波的电位如果提高到临界水平时，在慢波的顶端就发生动作电位，常称峰电位，动作电位能够传播到整个肌细胞，引起平滑肌收缩。

2. 小肠运动方式

（1）分节运动　以环行肌为主的规律性收缩与舒展交替进行的收缩运动，在数厘米的一段小肠上，环行肌许多点同时收缩，将肠腔内食糜分割为许多节段，随后原来收缩部位舒张，而舒张的部位收缩，于是肠腔内的食糜又被分为新的节段。如此反复进行，使食糜不断分割混合，充分与消化酶和肠壁接触，利于消化吸收。另外，此种对肠壁的挤压作用促进已吸收物质从肠壁转运入血液及淋巴液中。分节运动仅有微小的食糜推进作用，这是因为小肠上段分节运动收缩频率为 11～12 次/min，略高于回肠段 8 次/min 所致。分节运动在空腹时几乎不存在，进食后逐渐转强。

（2）蠕动　小肠纵行肌和环行肌协调地收缩和舒张，是一种推进性运动，将食糜向小肠方向推送，速度大约为 2cm/s，在小肠上端略快于小肠下端。每一次蠕动收缩使食糜推进距离一般小于 5cm，因此这种蠕动也称为短距离推进运动。蠕动的意义在于使经过分节运动的食糜向前推进一步，到达新的肠段开始新的分节运动以进一步消化。食糜从胃进入十二指肠后，经过小肠运动的推动到达回盲瓣再进入结肠需 3~4h。

（3）蠕动冲 在小肠中有一种行进速度很快的，达 2~25cm/s，且传播较远的蠕动，被称为蠕动冲。要由进食时的吞咽动作及食糜进入十二指肠而引起，它可把食糜从小肠始端一直推送到小肠末端，有时还可至大肠。

（4）移行性复合运动（migrating motor complex，MMC） 空腹状态下，小肠并不因为肠腔无食糜、没有消化过程而完全休息，此时，小肠环行肌反复发生周期性的强烈收缩，这种收缩从小肠上端开始，并以缓慢的速度向回肠末端移行，其周期约为 90min，从小肠上端移行到回肠末端约需 120min。因此，前一个 MMC 还在进行，尚未到达回肠末端时，下一个 MMC 又在小肠上端发生。空腹状态下，小肠 MMC 就这样周而复始地进行。进食后很快终止这一运动形式转为蠕动和分节运动等进食后运动型。这一运动的生理意义在于强烈的 MMC 收缩带缓慢向小肠尾端移行，如同小肠清道夫，能完全清扫小肠中的残余食物、分泌物和脱落上皮细胞，将其排空到结肠，为后来的进食和消化做好准备，这也限制了有害细菌在小肠的繁殖，保持了肠道的清洁。

3. 小肠运动的调节

（1）基本电节律控制 小肠平滑肌的收缩最显著的特征是环肌的节律性收缩，表明肠道存在着一个时钟控制系统，这就是小肠的慢波电位。小肠的慢波电位是由平滑肌内在特性所产生，是由小肠纵肌和环肌间的 Cajal 间质细胞所产生的，它起着对小肠运动节律性的调节作用。

（2）外来神经的控制 小肠受迷走神经和交感神经的支配。迷走神经的影响是弥漫性的，它对空肠的影响较对回肠的影响大。迷走胆碱能神经兴奋使小肠运动加强，交感肾上腺素能神经则抑制小肠运动。

（3）内在神经的控制 肠道壁内存在一个庞大的肠神经系统（enteric nervous system，ENS），它所含的神经细胞数目多如整个脊髓所含数量，与肾上腺能神经、胆碱能神经一起参与对小肠运动的调节作用，由于它不受中枢神经控制，被称为"肠脑"。ENS 的胞体主要存在于黏膜下和环纵肌之间，即黏膜下神经丛和肌间神经丛，前者主要抑制肠的分泌和吸收，后者主要与肠运动控制有关。

（4）体液因素的作用 一般来说，促胃液素和缩胆囊素可以兴奋小肠运动，而促胰液素、胰高血糖素则起抑制作用，肠神经系统的多数神经元是一种肽能神经，现已知这些肽能神经所释放的 P 物质和甘丙肽可兴奋小肠运动，而血管活性肠肽、生长抑素、神经降压素和脑啡肽则使肠环行肌舒张，抑制肠运动。近来发现，一氧化氮在外周肠肌间神经丛合成和释放，它作为非胆碱能、非肾上腺能神经递质，作用于平滑肌靶细胞，使平滑肌松弛。有较多资料研究表明胃动素在启动消化间期小肠 MMC 活动中起重要作用，具有特别重要的意义，但其在进食阶段则似乎没有意义。

（三）小肠消化吸收时相

（1）腔内期　营养物质经肠腔内消化酶的水解作用，使肠内容物的理化性状转变为可被小肠黏膜细胞吸收的状态。

（2）黏膜期　被部分消化的营养物经小肠柱状吸收细胞吸收，在刷状缘经细胞内的肽酶进一步水解而吸收并准备运送出固有膜。

（3）运送期　被充分水解的营养物质从上皮固有膜经淋巴或门静脉运送到体循环，再输送到身体其他脏器贮存和代谢。

（四）各种物质的吸收部位

许多营养物可在小肠全程吸收，有些营养物质则在小肠某段吸收较多。小肠近段主要吸收甘油一酯、脂肪酸、部分单糖，故小肠的上 1/3～1/2 部分是机体吸收营养物质的主要部位，小肠远端则主要吸收胆酸和维生素 B_{12}。

（五）小肠吸收转运的类型

主动转运是一种物质逆着电或化学梯度而运入细胞内，此过程需要能量，它是由 Na^+-K^+-ATP 酶在进行 Na^+、K^+ 交换的同时分解 ATP 产生能量来供转运所需。主动转运也可由载体传递完成，可受竞争抑制。单纯扩散是顺电或化学梯度转运，不需能量，不用载体，也不受竞争抑制。易化扩散由载体传递，常受竞争抑制，余同单纯扩散。单纯扩散和易化扩散及滤过、渗透统称为被动转运；胞吞作用是在细胞外的某些大分子物质及团块如细胞、病毒脂蛋白颗粒或大分子蛋白等进入细胞的过程。进入物为固体称吞噬作用，进入物为液体称吞饮作用。在这 4 种转运机制中以主动转运和单纯扩散为最主要的吸收转运方式。

（六）营养物质的消化吸收过程

1. 糖类的吸收

食物中含量最多的糖类是大分子的淀粉，需经消化才被吸收。尽管唾液中有 α-淀粉酶，但在胃液中很快失活。淀粉的吸收主要是在小肠上部的肠腔内和肠黏膜上皮细胞表面进行。在肠壁内存在着胰腺分泌的 α-淀粉酶，它是水解淀粉最主要的酶，可将淀粉水解为寡糖——α-糊精、麦芽寡糖及麦芽糖，然后经小肠黏膜上皮细胞刷状缘中的 α-糊精酶、麦芽糖酶、蔗糖酶、乳糖酶，将 α-糊精、麦芽糖、蔗糖和乳糖最终分解成葡萄糖，少许为半乳糖和果糖。在肠黏膜上皮细胞刷状缘有一种能选择性地将葡萄糖和半乳糖等从刷状缘的肠腔面转入细胞内的载体，在细胞膜上形成 Na^+-载体葡萄糖复合物，由载体转运进入细胞内，此过程需要能量，钠泵抑制剂毒毛花苷、根皮苷及能与 Na^+ 竞争载体蛋白的 K^+ 都能抑制糖的主动转运。

在各种单糖中，己糖吸收较快，而戊糖吸收很慢。在己糖中半乳糖和葡萄糖吸收最快，果糖次之，甘露糖最慢。

2. 蛋白质的消化、吸收

蛋白质的消化主要在小肠内进行，首先由肠腔内的胰蛋白酶、糜蛋白酶、弹性蛋白酶及羧基肽酶 A 和羧基肽酶 B 对长肽链进行分解，其产物 1/3 为氨基酸、2/3 为寡肽。寡肽在肠黏膜上皮细胞刷状缘及肠腔液中的寡肽酶作用下，从肽链的氨基酸逐步水解肽链，最后分解为氨基酸。氨基酸的转运也需要钠的参与，并与载体形成复合物，属于主动转运。小肠壁上有 4 种转运氨基酸的特殊载体即中性氨基酸转运载体（甲硫氨酸、亮氨酸等）、碱性氨基酸转运载体（精氨酸、赖氨酸）、酸性氨基酸转运载体（门冬氨酸、谷氨酸）、亚氨基酶及甘氨酸载体（脯氨酸、羟脯氨酸及甘氨酸）。氨基酸的吸收主要在十二指肠和空肠进行，极少数至回肠才被吸收，然后通过血管进入肝脏和全身血液。

3. 脂肪的消化、吸收

脂肪在小肠内经乳化和脂肪酶的作用，分解成脂肪酸和甘油酯，并与胆固醇和胆盐形成直径 0.4～1nm 的脂肪混合微胶粒，此微胶粒中的胆盐有亲水性，能携带脂肪的消化产物通过覆盖在小肠微绒毛表面的非流动水层，当到达绒毛表面时，一部分微胶粒以吞饮的方式被吸收，另一部分微胶粒中的成分相互分离。甘油酯、脂肪酸和胆固醇通过被动扩散透过微绒毛的脂蛋白膜，进入黏膜细胞。胆盐因不溶于脂蛋白膜而被留于肠腔，可再次用于脂肪微胶粒的形成或在回肠末端以主动转运的方式被吸收。短中链脂肪酸和甘油在肠上皮细胞内不经过再合成阶段直接进入门静脉，但长链脂肪酸需重新合成为甘油三酯，并在其外表面包裹一层卵磷脂和蛋白质组成的膜，形成乳糜微粒，经高尔基复合体由上皮细胞的质膜分泌出去并进入中央乳糜管，再经淋巴管而入血液循环。因食物中含 12 碳以上的长链脂肪酸很多，所以脂肪的吸收主要是按上述过程取道淋巴途径而进入血液循环中。

（七）小肠消化吸收的调节

1. 局部因素

肠腔内的胆酸和脂肪酸能抑制小肠对水分的吸收。某些细菌毒素，如霍乱毒素和大肠埃希菌内毒素，能刺激上皮细胞的腺苷环化酶（cAMP），使细胞内 cAMP 含量明显增加，后者能抑制水和盐的吸收，促进 Na^+ 和水向肠腔内移动，从而引起严重的水泻。

2. 神经因素

刺激内脏神经可减弱小肠对水和胨的吸收，反之，阻断内脏神经可使水、胨、葡萄糖、脂肪、氯化钠的吸收加强。

3. 体液因素

很多激素能影响小肠的吸收活动。甲状腺素能增加小肠对糖类、氯化钠和水的吸收；肾上腺皮质激素也能促进小肠对半乳糖、葡萄糖的吸收；生长抑素和甲状腺素释放激素则抑制小肠对葡萄糖及木糖的吸收；绒毛收缩素（vilikinin）可加强肠黏膜上皮细胞绒毛运动，促进绒毛内血液和淋巴液的流动，有利于营养物质的吸收。

二、大肠的生理

大肠的主要功能是：①吸收肠内容物的水分和电解质，参与机体对水、电解质平衡的调节；②完成对食物残渣的加工，形成粪便，暂时储存，或将其推进至肛门；③吸收结肠内细菌产生的 B 族维生素和维生素 K 复合物。

（一）大肠内的消化吸收

结肠黏膜无绒毛，对食物无明显的消化吸收作用。大肠壁有较多的杯状细胞，能分泌保持肠黏膜及粪便润滑的黏液，以防止粪便的细菌及刺激物质的损害。结肠对维持机体水和电解质平衡仍然起一定作用。据估计，正常人结肠每日能吸收 460mmol 的钠和 2000mL 的水。

结肠内有大量的细菌，主要是厌氧和兼性厌氧细菌如厌氧类杆菌、厌氧乳酶菌和梭状芽孢杆菌属。粪便中死的和活的细菌占粪便固体总量的 $20\%\sim30\%$，结肠内这些细菌对人体是有益的。它们能抑制某些病原菌如沙门氏菌和霍乱弧菌的生长，对机体有保护作用。这些细菌还能合成 B 族维生素及维生素 K，成为机体该种维生素的来源。细胞中含有的酶能够分解食物残渣和植物纤维，这些分解产物绝大部分不被吸收而作为粪便排出。

（二）大肠的运动

大肠的运动主要是指结肠的运动。非推进性节段性收缩使结肠出现一连串的结肠袋，结肠内容物被揉挤而向相反方向往返运动，可促进肠内容物的水分和盐类被结肠黏膜吸收。

推进性转运性收缩使肠内容物从结肠近端向远端推送。结肠有时出现一种进行很快、前进很远的集团运动，通常开始于横结肠，可推进一部分内容物快速移动直达乙状结肠或直肠，刺激直肠壁的机械感受而产生便意。这种蠕动每日发生 3～4 次，常在饭后或胃内充满食物时发生，称为"胃结肠反射"。当人每天由肛门排出的气体增多时，并不一定表示肠内气体过多，而很可能是由于大肠运动增加所致。

■■■■ 第六节　胰　腺 ■■■■

胰腺在生理上具有内分泌和外分泌的功能。胰腺外分泌部的腺泡细胞和小的导管管壁细胞所分泌的胰液，在食物的消化中起着十分重要的作用。而胰腺的内分泌部所分泌的胰岛素、胰高血糖素、生长抑素主要参与糖代谢的调节。

一、胰液的成分和作用

胰液是无色无臭，略带黏稠性的碱性液体，pH 8.0～8.5。正常人每日分泌的胰液量为1～2L。

胰液中含有无机物和有机物。无机物主要是水和电解质，水约占胰液总量的97％，电解质有 K^+、Na^+、Ca^{2+}、Mg^{2+}、HCO_3^-、Cl^- 等，以胰腺内小的导管细胞分泌的碳酸氢盐为主要成分。导管细胞内含有碳酸酐酶，它催化 CO_2 与 H_2O 产生碳酸，后者经离解而产生 HCO_3^-。HCO_3^- 的作用是中和进入十二指肠腔内的胃酸，同时也提供了小肠内多种消化酶活动的最适宜的 pH 环境。在胰液分泌旺盛时，HCO_3^- 与 Cl^- 浓度呈负相关。

胰液中的有机物主要是蛋白质和少量黏液。蛋白质是由腺泡细胞分泌的多种消化酶，主要如下。

（一）糖消化酶类

（1）胰淀粉酶　分解淀粉为麦芽糖。

（2）胰麦芽糖酶　分解麦芽糖为葡萄糖。

（3）胰蔗糖酶　分解蔗糖为葡萄糖和果糖。

（4）胰乳糖酶　分解乳糖为葡萄糖和半乳糖。

（二）蛋白消化酶类

（1）胰蛋白酶原　胰蛋白酶原在肠液中的肠致活酶、胃酸的作用下可激活为胰蛋白酶，胰蛋白酶本身及组织液可激活胰蛋白酶原为胰蛋白酶。胰蛋白酶可分解蛋白为腙和胨。

（2）糜蛋白酶原　此酶原在胰蛋白酶作用下转化为糜蛋白酶，糜蛋白酶分解蛋白质为腙和胨。若和胰蛋白酶同时作用于蛋白质时，可分解蛋白质为小分子的多肽和氨基酸。

（3）弹性蛋白酶原　此酶原在胰蛋白酶作用下被激活。弹性蛋白酶可分解结缔组织中的蛋白纤维为腙和胨。

（4）氨基肽酶原和羧基肽酶原　两者均被胰蛋白酶激活，作用于多肽末端的肽键，使其分解为氨基酸。

（5）RNA 酶和 DNA 酶　此两种酶可使相应的核酸部分分解为单核苷酸。

（三）脂肪消化酶类

脂肪消化酶类有胰脂肪酶、胆固醇酯酶和磷脂酶 A。胰脂肪酶可分解甘油、甘油一酯和脂肪酸。胆固醇酯酶和磷脂酶 A 分别水解胆固醇酯和卵磷脂。

二、胰液的分泌调节

在非消化期，胰腺很少分泌胰液，食物是胰液分泌的最重要刺激物。胰液的分泌受神经和体液的双重调节，以体液调节为主。其分泌过程可分为 3 个时相。

（一）头相

头相是对食物的视、嗅、咀嚼等刺激产生条件或非条件神经反射。其传出神经纤维为迷走神经，迷走神经末梢释放乙酰胆碱直接作用于胰腺的腺泡细胞分泌增多，对导管细胞的作用较少。因此，头相分泌以胰酶为多，而水盐含量少。

（二）胃相

食物入胃后，一方面扩张刺激胃底、胃体部引起迷走神经兴奋；另一方面扩张刺激胃窦部，作用于 G 细胞释放促胃液素，两者均可引起胰液的分泌。胃相分泌以胰酶为主。

（三）肠相

肠相是胰液的主要分泌相，依靠激素的刺激。当酸性食糜进入小肠后，刺激小肠黏膜中的 S 细胞分泌促胰液素，促胰液素作用于胰腺的导管上皮细胞分泌大量水分和碳酸氢盐，但酶的含量很低。食糜中的蛋白分解产物、脂酸钠、盐酸、脂肪进入小肠后，刺激小肠黏膜中的 I 细胞释放胆囊收缩素/促胰酶素（CCK/PZ），胆囊收缩素/促胰酶素作用于胰腺的腺泡细胞分泌胰液中的各种酶并促进胆囊的收缩。此外，肠血管活性肽（VIP）、胰岛素、胆碱能药物（如毛果芸香碱）、组胺、乙醇和高淀粉、高蛋白饮食有促进胰液的分泌作用。而交感神经兴奋，胆碱能阻断药（如阿托品）、高血糖素、胰多肽、生长抑素和碳酸酐酶抑制药物（如乙酰唑胺）等有抑制胰液的分泌作用。

第二章

消化系统疾病检查及症状

■■■■ 第一节　消化系统疾病的检查项目 ■■■■

一、内镜检查

内镜检查是 20 世纪消化病学革命性的进展，现已成为消化系统疾病诊断的一项极为重要的检查手段。应用内镜可直接观察消化道腔内的各类病变，并可取活组织作病理学检查，还可将之摄影、录像并留存以备分析。根据不同部位检查的需要，将内镜分为胃镜、十二指肠镜、小肠镜、结肠镜、腹腔镜、胆道镜、胰管镜等。其中，以胃镜和结肠镜最为常用，可检出大部分的常见胃肠道疾病。胃镜或结肠镜检查时镜下喷洒染色剂，即染色内镜，可发现轻微的病变，提高早期癌症的诊断率。如结合放大内镜，可进一步提高早期癌症的诊断水平。应用十二指肠镜插至十二指肠降段可进行逆行胰胆管造影（Endoscopic Retrograde Cholangio-pancreatography，ERCP），这是胆道、胰管疾病的重要诊断手段，并可同时进行内镜下治疗。经内镜导入超声探头，即超声内镜检查，可了解黏膜下病变的深度、性质、大小及周围情况，并可在超声引导下进行穿刺取样活检。胶囊内镜检查，即受检者通过吞服胶囊大小的内镜，由该内镜在胃肠道进行拍摄并将图像通过无线电发送到体外接收器进行图像分析。该检查对以往不易发现的小肠病变的诊断有特殊价值，如小肠出血、早期克罗恩病（Crohn 病）等。双气囊小肠镜的发明大大改进了小肠镜插入的深度，逐渐成为小肠疾病诊断的重要手段。

二、影像学检查

（一）超声检查

B 型实时超声（简称"B 超"）普遍用于腹腔内实体脏器检查，因为具有无创性且检查费用较低等特点，在我国被用作首选的初筛检查手段。B 超可显示肝、脾、胆囊、胰腺等，从而发现这些脏器的肿瘤、囊肿、脓肿、结石等病变，并可了解有无腹水及腹水量，对腹腔内实质性肿块的定位、大小、性质等的判断也有一定价值。B 超对观察靠近腹壁的结构较理想，如胆囊结石诊断的敏感度可达 90%，观察胆总管有无扩张可初步做出肝内、外梗阻的判断。但 B 超信号易受腹壁脂肪及胃肠气体的影响，因此，对肥胖者、胃肠胀气明显者检查准确性较低，尤其对腹膜后结构如胰腺的准确性最低。此外，B 超还能监视或引导各种经皮穿刺，辅助诊断和治疗。彩色多普勒超声可观察肝静脉、门静脉、下腔静脉，有助于门静脉高压的诊断与鉴别诊断。

（二）X 线检查

普通 X 线检查依然是诊断胃肠道疾病的常用手段。腹部平片可判断腹腔内有无游离气体、钙化的结石或组织以及肠曲内气体和液体的情况。通过胃肠钡剂造影、小肠钡剂灌肠造影等 X 线片检查，可观察全胃肠道；气-钡双重对比造影技术能更清楚地显示黏膜表面的细小结构，从而提高微小病变的发现率。可发现胃肠道的溃疡、肿瘤、炎症、静脉曲张、结构畸形以及运动异常等，对于膈疝和胃黏膜脱垂的诊断优于内镜检查。口服及静脉注射 X 线胆道造影剂可显示胆道结石和肿瘤、胆囊浓缩和排空功能障碍以及其他胆道病变，但黄疸明显者显影不佳。经皮肝穿刺胆管造影术在肝外梗阻性黄疸时可帮助鉴别胆管的梗阻部位和病因，尤其适用于黄疸较深者。数字减影血管造影技术的应用提高了消化系统疾病的诊断水平，如门静脉、下腔静脉造影有助于门静脉高压的诊断及鉴别诊断；选择性腹腔动脉造影有助于肝和胰腺肿瘤的诊断、鉴别诊断以及判断肿瘤的范围，并可同时进行介入治疗；此外，该技术对不明原因消化道出血的诊断也有一定的临床价值。

（三）电子计算机 X 线体层显像（CT）和磁共振显像（MRI）

CT 和 MRI 检查敏感度和分辨力高，可反映轻微的密度改变，对病灶的定位和定性效果较佳，所以在消化系统疾病的诊断上越来越重要。CT 对腹腔内病变，尤其是肝、胰等实质脏器及胆系病变如肿瘤、囊肿、脓肿、结石等有重要的诊断价值，对弥漫性病变如脂肪肝、肝硬化、胰腺炎等也有较高的诊断价值。对于空腔脏器的恶性肿瘤性病变，CT 能发现其壁内病变与腔外病变，并明确有无转移病灶，对肿瘤分期也有一定价值。因为 MRI 所显示的图像能反映组织结构而不仅仅是密度的差异，所以对占位性病变的定性诊断较好。应用螺旋 CT 图像后处理可获得类似内镜在管腔脏器观察到的三维动态图像，称"仿真内镜"。MRI 图像后处理可进行磁共振胰胆管造影术（Magnetic Resonance Cholangiopancreatography，MRCP），用于胆、胰管病变的诊断。磁共振血管造影术（Magnetic Resonance Angiography，MRA）可显示门静脉及腹腔内动脉。CT 或 MRI 图像后处理技术为非创伤性检查，具有良好的应用前景，MRCP 已成为一项成熟的技术，临床上可代替侵入性的逆行胰胆管造影（ERCP）用于胰胆管病变的诊断。

（四）放射性核素检查

^{99m}Tc-PMT 肝肿瘤阳性显像可协助原发性肝癌的诊断。静脉注射^{99m}Tc 标记红细胞对不明原因消化道出血的诊断有特殊价值。放射性核素检查还可用于研究胃肠运动，如胃排空、肠转运时间等。

（五）正电子发射体层显像（PET）

PET 反映人体的生理功能而非解剖结构，根据示踪剂的摄取水平能将生理过程形象化和数量化，用于消化系统肿瘤的诊断、分级和鉴别诊断，可与 CT 和 MRI 互补，提高诊断的准确性。

三、活组织检查和脱落细胞学检查

（一）活组织检查

取活组织进行组织病理学检查具有确诊价值，对诊断有疑问者尤应尽可能进行活检。消化系统的活组织检查主要是内镜窥下直接取材，如胃镜或结肠镜下钳取食管、胃、结直肠黏膜病变组织，或腹腔镜下对病灶取材。超声或 CT 引导下细针穿刺取材也是常用的方法，如对肝、胰或腹腔肿块的穿刺。也可较盲目地穿刺取材，如采用 1 秒钟穿刺吸取法行肝穿刺活检、经口导入活检钳取小肠黏膜等。手术标本的组织学检查也属于此范畴。

（二）脱落细胞学检查

在内镜直视下冲洗或擦刷胃肠道、胆道和胰管，检查所收集的脱落细胞，有利于发现该处的肿瘤。收集腹水查找癌细胞也属于此范畴。

（三）其他检查

1. 脏器功能试验

脏器功能试验有胃液分泌功能检查、小肠吸收功能检查、胰腺外分泌功能检查、肝脏储备功能检查等，可分别用于有关疾病的辅助诊断。

2. 胃肠动力学检查

胃肠动力学检查对胃肠道动力障碍性疾病的诊断有相当的价值。目前临床上常做的胃肠动力学检查有食管、胃、胆道、直肠等处的压力测定，食管 24h pH 监测，胃排空时间及胃肠经过时间测定等。

3. 剖腹探查

对于疑似重症器质性疾病而各项检查又不能肯定诊断者，可考虑剖腹探查。

■■■■第二节　常见的消化系统疾病检验■■■■

一、大便常规检查

（一）大便常规检查

大便常规检查是临床常用化验方法之一，可以了解消化道及消化系统的一些病理现象。食物的种类、质和量以及胃肠、胰腺、肝、胆的功能状态或某些器质性病变可影响粪便的颜色、性状与组成。大便常规检查包括肉眼检查和显微镜检查。送检标本要新鲜，尽量取肉眼观察异常部分送检。

（二）粪便隐血试验

当红细胞被破坏，血红蛋白释放出来并变性，此时用肉眼或显微镜都不能从粪便中查出血液，只有用化学方法才能在粪便中检出血液时，称为"隐血"。常用的粪便隐血试验（Fecal Occult Blood Test，FOBT）有联苯胺法、愈创木酚法和匹拉米洞法。联苯胺法敏感性好，易受多种因素的影响，假阳性率高；愈创木酚法敏感性低，受干扰因素少，假阴性率低；匹拉米洞法的敏感性介于两者之间。近来常用反向被动血凝法检测粪隐血，该法较其他方法更为优越，特异性高，几乎为100%。检测的正常值为阴性。

（三）粪胆素定性试验

正常情况下，胆红素随胆汁进入肠道后转变为粪胆原，粪胆原氧化为粪胆素，使粪便着色。粪胆素定性试验（Fecal Urobilin Qualitative Test，FUQT）可用于检测阻塞性黄疸。

二、胃分泌功能检查

（一）胃液分析

胃液分析（Gastric Analysis）是研究胃的基础分泌和受刺激状态下胃的分泌情况，主要是盐酸分泌量，通过胃液分析可帮助诊断胃疾病和判断手术治疗的效果等。目前，胃液分析时使用的胃液分泌刺激剂有组织胺、五肽胃泌素（Pentagastrin）和试餐（馒头或面包）。

（二）血清胃蛋白酶原检查

胃分泌功能检查除需测定壁细胞的泌酸功能外，尚可检查血清胃蛋白酶原（Serum Pepsinogen，SPG）含量，以了解主细胞分泌胃蛋白酶原的能力。应用琼脂电泳法可从胃黏膜提取液中分离出7种胃蛋白酶原（同丁酶原），按其免疫原性不同可分为两个亚群，即 PGⅠ（包括 PG 1～5）和 PGⅡ（包括 PG 6～7），PGⅠ来源于胃底腺黏膜的主细胞和腺体颈黏液细胞。除上述部位外，胃窦幽门腺细胞、贲门腺细胞及十二指肠的 Brunner 腺细胞均能分泌 PGⅡ，此外，PGⅡ还可以由异位胃黏膜分泌，前列腺亦可分泌 PGⅡ并释放入精液内。用放射免疫法可测定血清 PGⅠ和 PGⅡ含量。

三、十二指肠引流液检查

从十二指肠、胆总管、胆囊和肝脏管引流出来的液体称"十二指肠引流液"。十二指肠引流液分析（Duodenal Content Analysis）可以了解肝、胆、胰的分泌功能和胆道情况，对肝胆疾病的诊断有重要意义。对慢性胆道部分阻塞或感染的某些患者，引流能起到一定的治疗作用。

四、小肠吸收功能试验

（一）3 天粪便脂肪测定（3-days Stool Analysis for Lipid）

小肠吸收不良的重要依据是患者粪便中排出大量脂肪。正常人的脂肪吸收率达94％，每日进食 100g 脂肪时，由粪便排出的脂肪量应小于 6g。若粪便排出脂肪量每日大于 6g，应视为异常。

（二）右旋木糖试验（D-xylose Test）

右旋木糖是一种戊糖，很容易在正常人的小肠上段被吸收。虽然右旋木糖的吸收机制尚未明确，但右旋木糖的吸收和整个小肠黏膜上皮功能有密切关系。右旋木糖分布于细胞外液，自肾脏排泄。

（三）胆汁酸呼气试验（Bile Acid Breath Test）

小肠内细菌过度生长和末端回肠病变可使胆盐的吸收出现障碍，在结肠内增多。正常人口服^{14}C-甘氨酸后，大部分在回肠被吸收，循环至肝脏再排入胆道，仅小部分被排至结肠，其中一部分从粪便排出，另一部分代谢成$^{14}CO_2$并通过肺排出。

（四）呼气氢测定（Hydrogen Breath Test，HBT）

人类仅结肠中的细菌具有使糖发酵产氢的能力，只要有 2g 左右未被小肠吸收的糖进入结肠，即可受结肠中细菌的作用而发酵产氢，氢弥散入血，经肺呼出。小肠吸收功能正常时，可将糖全部吸收，呼气中氢含量极微；小肠吸收功能障碍时，呼气中氢含量则会明显增加。因此，测定呼气中氢的含量可准确地反映某种糖的吸收情况。

第三节　消化系统常见症状与体征

一、慢性腹痛

腹痛为患者就诊最常见的症状之一。临床上根据腹痛的起病缓急、病程长短等分为急性腹痛和慢性腹痛。慢性腹痛是指起病缓慢、病程长，或急性发病后时发时愈的腹痛。临床上对于慢性腹痛病例的诊断与鉴别诊断，可参考下列几方面的临床表现。

（一）既往史

急性阑尾炎、急性胆囊炎、急性胰腺炎、腹部手术等病史，对提供慢性腹痛的病因诊断有帮助，但仍须注意有无慢性腹痛的其他原因并存。

（二）腹痛的部位

慢性腹痛患者就诊时通常能明确指出腹痛的部位，这对病变的定位有一定的意义。

（三）腹痛的性质

溃疡病多呈节律性周期性中、上腹痛；肝癌疼痛常进行性加剧；肠寄生虫病多为发作性隐痛或绞痛，常可自行缓解；结肠、直肠疾病常为阵发性痉挛性腹痛，排便后疼痛常可缓解。直肠炎常伴有里急后重。

（四）腹痛与体位的关系

胃黏膜脱垂症患者左侧卧位常可使疼痛减轻或缓解，而右侧卧位可使疼痛加剧；胃下垂、肾下垂与游走肾患者，站立过久及运动后疼痛出现或加剧，仰卧或垫高髋部仰卧时减轻或消失；胰体部疾病患者仰卧时疼痛加剧，在前倾坐位或俯卧位时减轻；膈疝患者的上腹痛在餐后卧位时出现，而在站立位时缓解；良性十二指肠梗阻或胰体癌时，上腹胀痛可于俯卧位时缓解。

（五）腹痛与其他症状的关系

（1）慢性腹痛伴有发热，提示有炎症、脓肿或恶性肿瘤的可能性。

（2）慢性腹痛伴有呕吐，呕吐胃内容物伴有宿食，伴或不伴有胆汁，常见于胃十二指肠的梗阻性病变，如消化性溃疡病合并梗阻、胃黏膜脱垂症、胃癌、十二指肠壅积症、胰腺肿瘤等。反射性呕吐可见于慢性胆道疾病、慢性盆腔疾病等。

（3）慢性腹痛伴有腹泻，多见于肠道慢性炎症，也可见于慢性肝与胰腺疾病。

（4）慢性腹痛伴有血便，脓血便者应多考虑慢性感染性肠炎（如慢性痢疾等）与慢性非特异性肠炎（如溃疡性结肠炎等）；便血者应注意肠肿瘤、肠结核、炎症性肠病等。

（5）慢性腹痛伴有包块，应注意炎症性包块、肿瘤、胃黏膜脱垂症、痉挛性结肠、慢性脏器扭转等疾病。

根据慢性腹痛的部位与特点，结合有关的病史、体征、实验室检查与器械检查，如大便常规＋隐血、胃液分析、十二指肠引流液、血清生化学检查和超声检查、X 线检查、电子胃镜与结肠镜、胶囊内镜、双气囊小肠镜、电子计算机 X 线体层扫描（CT）、磁共振（MRI）、正电子发射体层扫描（PET）检查等，必要时实行腹腔镜或剖腹探查，进行全面分析，对疑难慢性腹痛患者可作出正确的诊断。

（六）慢性广泛性与不定位性腹痛

1. 结核性腹膜炎

结核性腹膜炎是临床常见病之一，可发生于任何年龄，以 21～30 岁为多见。本病是继发性，原发病灶最多为肠系膜淋巴结结核、肠结核、输卵管结核、肺结核、胸膜结核等。

本病在病理学上可分为渗出型、粘连型与干酪型 3 种类型，干酪型病情较重。本病起病可急可缓，缓起者占大多数。主要症状是发热、腹部包块、腹痛、腹泻，有时腹泻与便秘相交替。腹痛多呈持续性隐痛或钝痛，粘连型有时可出现剧烈的阵发性绞痛。约 1/3 病例有腹水征。

2. 腹型恶性淋巴瘤

腹部恶性淋巴瘤以发生于小肠者最多，常引起慢性腹痛，多为钝痛或隐痛。如发生不完全性肠梗阻，则引起阵发性肠绞痛。本病主要须与癌性腹膜炎及结核性腹膜炎相鉴别，往往须经探查方能明确鉴别。

3. 消化道多发性息肉综合征

Peutz-Jeghers 综合征即色素沉着息肉综合征，约 40% 有家族史。癌变率 2%～3.8%，可引起肠套叠、肠梗阻等并发症。

Canada-Cronkhite 综合征即卡纳达-克朗凯特综合征，常以慢性隐性腹痛为临床特点。本病特征：①胃肠道错构瘤息肉病；②有外胚层病变（如脱发、指甲萎缩）；③无家族史；④成年发病。

Gardner 综合征（即加德纳综合征）三联征：①大肠多发性息肉病；②骨瘤；③皮肤及皮下组织病变。本病为罕见的常染色体显性遗传疾病，肠外病变以皮肤及软组织肿瘤最多见，骨瘤次之。

4. 腹型肺吸虫病

腹型肺吸虫病症状以腹痛为主，有时腹部可触及肿块，可伴有腹泻、便血。当肺吸虫病患者有腹痛、压痛或肿块等症状时，应警惕腹型肺吸虫病的可能。如经肺吸虫病药物治疗无效，可考虑剖腹探查。

5. 胃肠血吸虫病

患者常有腹部隐痛，一旦出现剧痛，应考虑并发症存在。大肠血吸虫病癌变并发率高，癌破溃时有脓血便。

6. 腹膜粘连

手术后引起的肠粘连很常见，外伤后或腹膜炎后也常发生肠粘连。粘连程度可轻可重，轻者可无症状或仅有轻微的腹部不适，重者可发生机械性肠梗阻。腹膜粘连的腹痛，严重时为绞痛性，多在食后发作，发作时腹部听诊可发现肠鸣音亢进。X线或腹腔镜检查有助于诊断。

7. 腹膜癌

腹膜癌是继发性，也可引起腹痛，但一般程度较轻。

8. 慢性假性肠梗阻

假性肠梗阻是一种无机械性肠腔阻塞而具有肠梗阻症状和体征的无效性肠推进运动造成的临床综合征，可呈急性或慢性起病。发病机制尚未明确。

慢性病例可为原发性或继发性。原发性者又称为慢性特发性假性肠梗阻（CIIP），继发性者则继发于进行性系统性硬皮病（PSS）、淀粉样变、美洲锥虫病（Chagas病）、使用某些药物如氯丙嗪后等。CIIP病程长，亦未发现有基础病，主要临床表现为中、上腹痛，腹胀，体重减轻，便秘或腹泻、呕吐等。腹部X线平片显示小肠和（或）结肠扩张，严重者可见液平面。

9. 血卟啉病

血卟啉病也可反复出现腹部疼痛，持续时间由几小时至数天甚至数周不等。间隔期可长可短。

10. 肠寄生虫病

钩虫、蛔虫、绦虫、姜片虫、粪类圆线虫、缩小膜壳绦虫等肠道寄生虫均可引起慢性不定位腹痛，腹痛性质可为隐痛或绞痛；后者由蛔虫性肠梗阻引起。

11. 腹型过敏性紫癜

腹型过敏性紫癜可反复出现不定位的腹部疼痛。

12. 内分泌功能紊乱

垂体前叶功能减退症与慢性肾上腺皮质功能减退症均可出现痉挛性腹痛。甲状旁腺功能亢进或减退症也可引起不同程度的痉挛性腹痛，有时与消化性溃疡病腹痛相似，但前者一般无规律性。

13. 系统性肥大细胞增多症

系统性肥大细胞增多症亦称系统性肥大细胞病，病因不明。组织肥大细胞分布于全身各种组织，故患病时症状繁多。本病主要临床表现：①皮肤症状，皮肤潮红、色素性荨麻疹等；②消化系症状，恶心、呕吐、腹痛、腹泻等，常伴有肝大；③心血管症状，心动过速、低血压等；④其他症状，发热、头痛、乏力、贫血、抽搐等。反复发作的不明原因腹痛（可蔓延及全腹）提示本病诊断的可能。骨髓呈组织嗜碱性细胞增生，血和尿液组胺浓度明显增高，可确定诊断。

14. 结缔组织病

结节性多动脉炎引起腹痛者常见。系统性红斑狼疮约 50％病例有腹痛，部位大多局限于脐周。

15. 巨大淋巴结增生症

巨大淋巴结增生症是一种临床较为罕见的疾病，极易误诊。组织学特点主要为血管玻璃体样改变的血管透明型（HV 型）、以浆细胞增生为主的浆细胞型（PC 型）及混合型（MIX 型）。主要以间歇性腹痛伴反复不完全性肠梗阻为特点（肠镜检查未发现异常），查体腹部无肿块，仅有压痛。腹腔淋巴结行免疫组化可确诊巨大淋巴结增生症。

16. 肠易激综合征

肠易激综合征是一组包括腹痛、腹胀、排便习惯和大便性状异常，常伴有黏液便，持续存在或反复发作，而又缺乏形态学和生化学异常者的综合征，其发病原因尚未完全明了。病程呈慢性经过，常长期反复发作，但对患者健康情况一般无大影响。主要症状是阵发性痉挛性肠绞痛，部位通常在左下腹与下腹部，而甚少在脐周。情绪激动、劳累可诱发腹痛发作，排气或排便后症状缓解。腹痛发作时常伴有大便形状和（或）次数的改变，可表现为便秘或腹泻，或便秘与腹泻交替。结肠镜检查、X 线钡剂灌肠检查正常或仅见局部肠痉挛而无其他异常。值得注意的是，本病的诊断需先排除其他消化系统和全身器质性疾病所致的这一综合征。

17. 功能性腹痛

功能性腹痛综合征（FAPS）是一种以腹痛为主要表现、与胃肠道功能异常无关或关系不大的功能性疾病。国外流行病学研究报道其发病率为 0.5％～2％，女性患者多见。在"罗马Ⅱ标准"中，FAPS 患者的总病程为确立诊断前症状出现至少 6 个月，目前符合 FAPS 诊断标准的症状持续存在超过 3 个月。FAPS 的诊断必须符合以下所有条件：①持续或近乎基本持续的腹痛；②疼痛与生理事件（如进食、排便或月经）无关或仅偶尔有关；③日常活动能力部分丧失；④疼痛并非伪装（如诈病）；⑤症状不满足其他能解释疼痛的功能性胃肠病的诊断标准。

由于排除诊断较繁琐，且消耗大量医疗资源，对符合上述 FAPS 诊断标准临床上找不到其他能解释其症状的疾病且无报警症状的患者，目前国外多建议采用经济的排除诊断方法，主要检查内容包括血常规、红细胞沉降率、血生化、C 反应蛋白和大便隐血。在治疗上要建立成功的医患关系并制订治疗计划。如果疼痛持续存在并且严重，有中枢镇痛作用的影响精神行为的药物〔例如三环类抗抑郁药物（TCAs）阿米替林，或选择性 5-羟色胺再摄取抑制药（SSRIs）氟西汀〕可能有所帮助。心理干预是治疗疼痛并减轻症状的最好的治疗措施之一。

二、消化不良

"消化不良"这一术语用于描述各类不同的上腹部症状。患者很少真的使用消化不良来描述腹部症状，而更常使用诸如"不适""疼痛""反酸""胀气""胀满""烧灼感"或"不消化"等字眼。

功能性消化不良（functional dyspepsia，FD）不是一个症状，而是一组症状。每个患者各不相同，在不同的情况下出现。消化不良通常是指上腹部出现的疼痛或不适，可同时伴有胀气、早饱、餐后胀满感、恶心、纳差、胃灼热、反胃和嗳气，患者常常主诉数个症状。即使在临床研究中，消化不良的定义也各不相同，影响了其研究进展。对于功能性胃肠道疾病有一个全面的分类系统，即"罗马Ⅲ标准"，已被全球的临床研究者所接受，并在不断更新。根据罗马Ⅲ标准，消化不良为"定位在上腹部的疼痛或不适"；不适可表现为上腹饱满、早饱、胀气或恶心，上腹痛或上腹烧灼感；消化不良患者可有胃灼热，即胸骨后的烧灼感，可作为症候群的一部分，胃灼热如果成为主要症状，那么应该归类到胃食管反流病（GERD）而不是消化不良，即使存在其他消化不良症状。尽管如此，对于同时具有消化不良和胃灼热症状者，将 GERD 患者从其他原因的消化不良中准确区分出来是比较困难的。

（一）病因

消化不良可由很多食物、药物、系统疾病和胃肠道疾病引起。约 40％ 前来就诊的消化不良患者可以找到"器质性"（结构或生理）病因。常见病因包括消化性溃疡和 GERD，比较少见的病因是胃癌。一半以上的患者不能找到明显的原因，这种消化不良被定义为特发性或"功能性"。

（二）病理生理学

根据罗马Ⅲ的诊断标准，患者有以下一点以上：①餐后饱胀不适；②早饱；③上腹痛；④上腹烧灼感，经过内镜及其他检查并没有发现有可以解释症状的器质性疾病，诊断前症状出现至少 6 个月，近 3 个月有症状。这部分患者被定义为功能性消化不良（functinonal dyspesia，FD）。在罗马Ⅲ诊断标准中 FD 分为溃疡样消化不良、动力障碍样消化不良、非特异性消化不良 3 个亚型。在罗马Ⅳ诊断标准中改为 2 个亚型，餐后不适综合征（post prandial distress syndrome）和上腹疼痛综合征（epigas-tric pain syndrome）。餐后不适综合征的主要表现为早饱及餐后饱胀感，而上腹痛综合征主要为位于上腹部的疼痛或烧灼感，FD 是一种排他性诊断。

　　FD 的病理生理机制并不十分清楚，很多患者的症状与其他功能性胃肠道疾病如功能性胃灼热、肠易激综合征（IBS）和非心源性胸痛的症状相重叠。高达 2/3 的 IBS 患者有消化不良，与之相似，高达 2/3 的 FD 患者有 IBS 的症状。此外，功能性胃肠道疾病患者常常有肠外症状和疾病，如偏头痛、泌尿系或妇科不适。

　　与其他功能性胃肠道疾病一样，FD 如果采用疾病的生物—心理—社会模式可能更加容易理解，症状的出现是由于胃肠道异常生理和社会心理因素之间复杂作用的结果，并最终引起胃肠道生理改变。通过"脑-肠轴"，高级神经中枢可能调整胃肠道的感觉、运动和分泌。为了评估 FD 患者，医师必须同时考虑可能导致症状的生理和心理因素。

　　1. 胃十二指肠动力异常

　　高达 60％的 FD 患者存在胃蠕动功能异常。有数种试验方法可以检查胃排空、顺应性和肌电活动异常，但是这些异常对引起症状的重要性存在争议一部分是因为还没有在这些异常和症状之间建立比较一致的可靠关系。

　　胃排空延迟：胃排空检查评估胃神经肌肉活动对一次进餐的整体作用。可以通过闪烁扫描术、呼吸试验或超声造影法进行检测，结果发现 25％～40％的消化不良患者有固体胃排空延迟。胃排空延迟更多见于女性和主诉有严重餐后胀满和呕吐的患者。尽管如此，其他研究并没有发现某些特殊的消化不良症状和胃排空延迟之间有何联系。治疗性的试验显示症状的改善和胃排空的改善之间关系不大，因此对于胃排空延迟在引起症状的重要性方面仍有疑虑。

　　胃顺应性受损：胃的顺应性是一种迷走神经介导的反射，指近端胃在进餐后出现的松弛来适应食物容积，避免胃内压力明显升高。这个反射的传入支位于分布在胃壁的机械性张力受体和胃或十二指肠的化学性受体。输出部分通过非肾上腺素非胆碱能抑制神经元释放的一氧化氮进行介导。这些神经元可以被结前交感 α2 肾上腺素受体和血清素 5-羟色胺（5-HT）受体调节。超声造影、磁共振成像和胃内闪烁扫描术检查发现高达 40％的 FD 患者的近端胃的顺应性受损。胃底松弛性受损或早期胃窦的充盈可能导致患者出现进餐后的消化不良。部分有胃顺应性受损的 FD 患者被证实存在迷走神经自主功能异常。

2. 内脏敏感性增高

来自胃肠道的主要刺激（源于顺应性、胃排空、扩张或收缩）并不会被有意识地感觉到，但是这种感觉阈值可能在 FD 患者中降低，结果导致患者对一些微小刺激的敏感性增加。可以通过改变放置在胃内的恒压器气球的体积、压力或张力直到患者出现感觉来检查患者初始感觉、不适或疼痛的阈值。40％的 FD 患者存在对位于近端胃的气球扩张存在超敏现象。对十二指肠内注射酸或高脂营养液的敏感性也可能增加。通过在扩张胃或十二指肠气球的过程中，采用功能性磁共振成像和正电子发射断层成像（PET）扫描可以观察到脑干和大脑中枢的脑诱发电位和血流分布发生了改变，因此提示消化不良患者其中枢神经系统在处理内脏传入信息时发生了改变。目前，除了临床研究性试验，还没有可用于临床的内脏超敏性的试验方法。

3. 心理社会因素

据人格调查表评估，FD 患者与 IBS 患者类似，焦虑、抑郁、癔症和疑病的评分要高于正常人。心理疾病，包括焦虑、抑郁和躯体化症状在 FD 患者中的频率高于正常对照组。近期以人群为基础的社区调查显示，心理苦恼的基线可以预测慢性腹痛，但是与患者的就医行为无关。这一结果提示，心理苦恼可能是引起症状的一个重要因素。

急性生活应激在促发消化不良和其他胃肠道症状的过程中起重要作用。与健康无症状社区个体相比，消化不良患者在近 6 个月内发生应激性或威胁生命的生活事件的数量增加（如家庭成员死亡、失业、严重疾病、离婚等），这些事件对个人的生活有负面影响。

4. 幽门螺杆菌（Helicobacter pylori, Hp）

Hp 感染与 FD 之间的关系一直存在争议。有的学者认为其在 FD 中并不起主要作用，因为 Hp 阳性的 FD 患者如果经内镜检查几乎均有慢性、活动性胃炎，但慢性胃炎患者多数可无任何症状，有症状者主要表现为非特异性消化不良，有无症状及其严重程度与内镜下所见和组织学分级无明显相关性。FD 患者 Hp 感染流行率与整个人群接近。另外，还没有证实慢性 Hp 感染引起消化不良的病理生理机制。

根除 Hp 确实可改善一部分患者消化不良症状和胃黏膜组织学、预防消化性溃疡的发生，可有效防止萎缩和肠上皮化生的进展，很大程度上降低胃癌的发病率。有些研究认为，感染"高毒力的"Hp 菌株，如 cagA 阳性菌株，可能与消化不良有关。美国胃肠病学会（AGA）在评估 FD 治疗方案时认为，根除 Hp 具有费用—疗效比优势。国内共识意见为 Hp 感染是慢性活动性胃炎的主要病因，有消化不良症状的 Hp 感染者可归属 FD 的范畴。中国消化不良诊治指南认为，Hp 感染是慢性、活动性胃炎的主要病因，但是否为 FD 的发病因素尚存在争议。根除 Hp 可使部分 FD 患者的症状得到长期改善，对合并 Hp 感染的 FD 患者，若应用抑酸药、促动力药治疗无效时，建议向患者充分解释根除的利弊关系，在征得患者同意后予以根除治疗。

5. 功能性消化不良（FD）与慢性胃炎

FD 是罗马Ⅲ标准工作委员会通过循证医学的方法，经过严格的科学论证，提出的以症状学为主的诊断标准。

中国慢性胃炎共识意见（2006，上海）指出，FD 患者可伴有或不伴有慢性胃炎，根除 Hp 后慢性胃炎的组织学改善显著，但多数组织学改善的消化不良症状并不能消除，提示慢性胃炎与 FD 症状并非密切相关。另外，FD 患者除了具有与慢性胃炎患者相似的餐后上腹饱胀、上腹痛、早饱及上腹疼痛等消化不良症状外，患者还具有不同程度的心理调节障碍，临床上表现为抑郁和（或）焦虑状态，在病理生理学方面具有中枢神经系统的高敏感性、脑-肠轴调控功能的异常和某些神经介质及神经肽类物质分泌的异常。同时，FD 患者还可能显示有遗传特征。

三、恶心和呕吐

（一）病生理学

恶心（nausea）是一种想将胃内容物经口呕出的紧迫不适的主观感觉。呕吐（vomiting）是用力将胃或肠内容物经食管从口腔排出的半自主过程。恶心常是呕吐的前驱症状。如恶心同时伴有呕吐动作，但未将胃内容物吐出则称为干呕（retch）。恶心、干呕与呕吐可以单独发生，也可以伴随出现。呕吐反射需要呕吐中枢参与，而恶心和干呕单独出现时，不一定需要激活呕吐反射。

另外，必须区分呕吐与反食（regurgitation），后者是指胃内容物不经用力就反流到食管，有时到达口腔，通常不伴有恶心以及呕吐常见的喷射过程。反食与呕吐的临床意义不同。

呕吐过程是需要中枢神经参与的复杂的反射动作。呕吐中枢位于延髓的外侧网状结构的背部，迷走神经核附近。接受来自包括皮质、脑干和前庭系统等中枢神经系统传入的冲动，以及来自心脏、消化系统、泌尿系统等内脏神经末梢的传入冲动，后者在孤束核中转后到达呕吐中枢，完成呕吐反射。

呕吐中枢也接受来自呕吐触发区（vomiting trigger zone，VTZ）传来的冲动。VTZ 也称化学感受器触发区（chemoreceptor trigger zone，CTZ），位于第四脑室底部的后极区，感受血液循环中的某些药物、化学或代谢物质信号，激活呕吐中枢。有些药物，如多巴胺受体激动药阿扑吗啡、左旋多巴、溴隐亭等；某些代谢产物，如酮中毒或尿毒症时的代谢产物，均可以通过刺激 VTZ 引起呕吐。通过血液循环或直接作用 VTZ 的神经递质有多巴胺、5-羟色胺（5-HT）、去甲肾上腺素、γ-氨基丁酸、P 物质、脑啡肽等。

呕吐反射的通路涉及多种受体。刺激 5-HT$_3$ 受体引起多巴胺的释放，后者进一步激活呕吐中枢的多巴胺 D$_2$ 受体，引发呕吐过程。临床中常用的昂丹司琼是 5-HT$_3$ 受体的抑制药，用于治疗化疗引起的呕吐。另一临床常用的止吐药甲氧氯普胺是多巴胺 D$_2$ 受体的拮抗药。前庭中枢和孤束核有大量的组胺 H 受体和毒蕈碱 M 受体，这为治疗晕动症、前庭性恶心和妊娠呕吐提供了一条极好的药理学途径。另外，大麻素（cannabinoids）受体也抑制呕吐反射。

呕吐中枢被激活后，通过传出神经，如支配咽、喉的迷走神经，支配食管和胃的内脏神经，支配膈肌的膈神经，支配肋间肌和腹肌的脊神经，将呕吐信号传至各有关效应器官，完成呕吐的全过程。恶心可发生在呕吐之前，常伴有胃张力降低、蠕动减弱、排空延缓、小肠逆蠕动等。接着腹肌、膈肌和肋间肌收缩，腹压增高，下食管括约肌松弛，空肠逆蠕动，胃窦收缩，使胃肠内容物逆流到食管经口腔排出体外。与此同时，保护性的反射也被激活，如软腭抬举防止胃内容物进入鼻腔；屏住呼吸、声门关闭以防止呼吸道吸入胃内容物。其他伴随现象还包括唾液分泌增加、出汗、心率减慢等迷走神经兴奋的表现。

（二）病因

恶心、呕吐的病因复杂多样，涉及多个系统，迅速确定病因对于正确施治十分重要。

1. 腹部病变

各种原因导致的消化道机械性梗阻、胃轻瘫、慢性假性肠梗阻、胃及十二指肠溃疡、胰腺炎和胰腺肿瘤、肝炎、胆囊炎及胆囊结石、阑尾炎、腹膜炎和腹膜肿瘤、肠系膜血管病变、肠系膜上动脉综合征、泌尿系统结石、卵巢囊肿扭转等。

2. 神经系统病变

偏头痛、颅内肿瘤、脑出血、脑梗死、脓肿、脑积水、脑膜炎、自主神经系统疾病、脱髓鞘疾病、迷路病症，如晕动症、迷路炎、梅尼埃病、中耳炎等。

3. 代谢和内分泌系统疾病

糖尿病、糖尿病酮症、甲状旁腺功能亢进、高钙血症、甲状旁腺功能减退、低钠血症、甲状腺功能亢进、肾上腺皮质功能低下、急性间歇性卟啉病、尿毒症等。

4. 感染

急性胃肠炎、全身感染性疾病、病毒性肝炎等。

5. 药物和毒物

肿瘤化疗药物、解热镇痛药、麻醉药、口服避孕药、心血管系统用药（如地高辛、抗心律失常药）、抗生素、中枢神经系统用药（如左旋多巴和其他多巴胺激动药等，治疗帕金森病的药物和抗癫痫药物）、茶碱类药物。其他还有酒精滥用、维生素 A 中毒、吸毒等。

6. 妊娠期恶心、呕吐

早期妊娠反应、妊娠剧吐、妊娠期急性脂肪肝。

7. 其他

术后状态、放射治疗、系统性红斑狼疮、硬皮病、心肌缺血、心肌梗死、饥饿以及精神疾患等。

8. 功能性恶心、呕吐

罗马Ⅲ型诊断标准将没有器质性病变（有明确的结构和生理学异常）的功能性恶心、呕吐，分为慢性特发性恶心、功能性呕吐及周期性呕吐综合征。

（1）慢性特发性恶心　慢性特发性恶心病因不明，但临床经验显示某些顽固恶心可能与中枢或精神疾病有关，对经验治疗无反应。其诊断必须符合以下所有条件：①每周至少发生数次恶心；②不经常伴有呕吐；③上消化道内镜检查无异常或没有可以解释恶心的代谢性疾病。诊断前症状出现至少 6 个月，近 3 个月症状符合以上标准。

（2）功能性呕吐　必须符合以下所有条件：①呕吐平均每周发生 1 次或 1 次以上；②无进食障碍、反刍或依据 DSM-Ⅳ 未发现主要精神疾病；③无自行诱导的呕吐和长期应用大麻史，没有可以解释反复呕吐的中枢神经系统疾病或代谢性疾病。诊断前症状出现至少 6 个月，近 3 个月症状符合以上标准。

（3）周期性呕吐　必须符合以下所有条件：①同样的呕吐症状反复急性发作，每次发作持续不超过 1 周；②前 1 年间断发作 3 次或 3 次以上；③发作间期无恶心和呕吐。诊断前症状出现至少 6 个月，近 3 个月症状符合以上标准。支持诊断标准为有偏头痛病史或家族史。

周期性呕吐常见于儿童，成人也可发生，但发病率低，主要见于中年人群。该病以反复类似的发作而区别于功能性呕吐。约 1/4 的成人患者有偏头痛病史，约 20% 的患者合并焦虑或其他精神异常。

四、腹泻

腹泻指排便次数增多，粪质稀薄，或带有黏液、脓血或未消化的食物。如排便次数每日 3 次以上，或每天粪便总量大于 200g，其中粪便含水量大于 85%，则可认为是腹泻。腹泻可分为急性与慢性两种,超过3周者属慢性腹泻。

(一) 病因病理

1. 急性腹泻

(1) 肠道疾病,常见的是由病毒、细菌、真菌、原虫、蠕虫等感染所引起的肠炎、抗生素相关性肠炎、急性肠道缺血等。

(2) 急性中毒,食用毒蕈、桐油、河豚、鱼胆及化学药物如砷、磷、铅、汞等引起。

(3) 全身性感染,如败血症、伤寒或副伤寒、钩端螺旋体病等。

(4) 其他,如变态反应性肠炎、过敏性紫癜,服用某些药物如氟尿嘧啶、利舍平、新斯的明等;某些内分泌疾病,如肾上腺素皮质功能减退危象、甲状腺危象等。

2. 慢性腹泻

(1) 消化系统疾病 ①胃癌、胃切除术后;②感染性疾病,如慢性菌痢、肠结核、假膜性小肠结肠炎、慢性阿米巴结肠炎、结肠血吸虫病、憩室炎等;③炎症性肠病:溃疡性结肠炎、克罗恩病、显微镜下结肠炎;④结肠息肉、结肠癌、肠淋巴瘤、类癌;⑤嗜酸性粒细胞性胃肠炎、放射性肠炎、缺血性肠炎;⑥肠运动紊乱(失调),如迷走神经切断术后、交感神经切断术后、回盲部切除术后、肠易激综合征、盲祥综合征;⑦吸收不良综合征,如惠普尔病、短肠综合征、乳糜泻、小肠细菌过度生长;⑧慢性肝炎、长期梗阻性黄疸、肝硬化、慢性胰腺炎、肝癌、胆管癌、胰腺癌、胃泌素瘤、血管活性肠肽瘤等。

(2) 全身性疾病 ①甲状腺功能亢进、糖尿病、类癌综合征、嗜铬细胞瘤、慢性肾上腺皮质功能减退、甲状旁腺功能减退、腺垂体功能减退;②尿毒症;③系统性红斑狼疮、结节性多动脉炎、混合性风湿免疫疾病;④食物过敏、烟酸缺乏等。

(3) 滥用泻药、长期服用某些药物 如制酸药(如含有镁的制剂)、抗心律失常药(如奎尼丁)、大多数抗生素、抗高血压药物(如β-肾上腺素能受体阻断药)、抗炎药(如非甾体抗炎药、金制剂、5-氨基水杨酸)、抗肿瘤药、抗逆转录病毒药物、抑酸药(如组胺受体拮抗药、质子泵抑制药)、秋水仙碱、前列腺素类似物(如米索前列醇)、茶碱、维生素和矿物质补充剂、中药制剂等。

(二) 发病机制

腹泻是人体对各种肠道损伤和攻击的保护性反应。感染性病原体、毒素或其他有毒物质出现在肠道中,刺激肠道的分泌和运动功能以排出这些物质,从而导致腹泻。在急性期这种保护性反应在一定程度上是有保护作用的,但是,慢性腹泻则是机体的过度反应。

肠道中水转运异常可导致腹泻。一般情况下，经口摄入以及由唾液腺、胃、肝、胰等内源性分泌的液体总量为每天 9～10L，小肠和结肠吸收了其中的 99%。肠道中水的吸收减少 1% 即可导致腹泻。

腹泻的发病机制相当复杂，有些因素又互为因果，从病理生理角度可归为下列几个方面。

1. 渗透性腹泻

渗透性腹泻是由于肠腔内存在大量高渗食物或药物，大量液体被动进入高渗状态的肠腔而引起的腹泻。摄入难吸收物、食物消化不良及黏膜转运机制障碍均可导致渗透性腹泻。

渗透性腹泻多由糖类吸收不良引起，而糖类吸收不良的主要病因是双糖酶缺乏。食物中的糖类在小肠上部几乎全部被消化成为各种单糖，然后由肠绒毛的吸收细胞迅速吸收。在双糖酶或单糖转运机制缺乏时，这些小分子糖不能被吸收而积存于肠腔内，使渗透压明显升高，形成渗透梯度，大量水分被动进入肠腔而引起腹泻。如先天性葡萄糖-半乳糖吸收不良、先天性果糖吸收不良、先天或获得性双糖酶缺乏吸收不良综合征等。

肝、胆、胰疾病导致消化不良时，常伴有脂肪和蛋白质的吸收不良，亦可导致腹泻。临床表现为粪便含有大量脂肪，常伴有多种物质吸收障碍所致的营养不良综合征。

摄入难以吸收的糖类，如乳果糖、山梨醇、甘露醇、果糖、纤维（水果、蔬菜）；含酶制药，如抗酸药、轻泻药；含有聚乙二醇的药物；含钠的轻泻药，如枸橼酸钠、磷酸钠、硫酸钠等亦可导致渗透性腹泻。

渗透性腹泻的特点为禁食 48h 后腹泻停止或显著减轻，粪便渗透压差扩大。

2. 分泌性腹泻

分泌性腹泻是由于肠黏膜受到刺激而致水、电解质分泌过多或吸收受抑制所引起的腹泻。肠绒毛细胞具有吸收功能，而肠黏膜的隐窝细胞顶膜有 Cl^- 传导通道，调节 Cl^- 的外流和分泌，其关键作用是分泌水和电解质至肠腔。当肠细胞分泌功能增强、吸收功能减弱或二者并存时，均可引起水和电解质的净分泌增加而引起分泌性腹泻。

分泌性腹泻最常见的原因是感染。感染源（病毒、细菌、寄生虫）产生的肠毒素与其受体相互作用，影响肠道转运，从而导致阴离子分泌增加。除刺激分泌外，肠毒素还可阻断特定的吸收途径。大多数肠毒素抑制 Na^+-H^+ 在小肠和结肠的交换，从而抑制水分吸收。

内分泌肿瘤释放的多肽，如血管活性肠肽或降钙素，通过刺激上皮细胞分泌以及上皮下神经元和炎性细胞释放多肽导致分泌性腹泻。神经递质如乙酰胆碱和血清素（5-羟色胺，5-HT），以及其他调节因子如组胺和炎症因子，也能刺激分泌。大部分调节肠道转运的内源性物质，通过改变细胞内信使，如环磷酸腺苷（cAMP），环磷酸鸟苷以及钙离子来控制特定的转运途径而引起腹泻。此外，多肽和其他调节因子可能会影响个别转运蛋白的合成、定位和降解。药品和某些有毒物质可能通过与肠上皮细胞内的调节因子或细胞内信使的相互作用而导致分泌性腹泻。

广泛小肠淋巴瘤、肠结核、克罗恩病等可导致肠道淋巴引流障碍从而造成腹泻。直肠或乙状结肠绒毛腺瘤亦可引起分泌性腹泻。

为了完成液体和电解质的吸收，肠道必须有足够的表面积及与腔内容物足够的接触时间。口炎性腹泻、炎症性肠病（IBD）或切除手术后肠道表面积的明显减少，可能会影响水分的吸收。尽管小肠和结肠的吸收能力强大，但切除过多的肠管仍会不可避免地造成腹泻。在某些情况下，这种问题是暂时的，因为随着时间的推移，肠道可经过适应过程提高其吸收能力。而在切除某些具有高度特异的吸收功能、无法由其他部分肠道替代的肠段后，即使经过较长时间，这种代偿也是不可能实现的。例如，回盲部切除后导致永久性的氯化钠逆浓度梯度吸收障碍；回肠切除后导致维生素 B_{12} 和结合胆汁酸吸收障碍。

特异性吸收途径的缺乏或破坏可能会导致腹泻。如罕见的先天性综合征、先天性高氯性腹泻和先天性钠腹泻，是由于缺乏特异的转运分子而引起的。高氯性腹泻中，Cl^--HCO_3^- 在回肠和结肠的交换存在缺陷，将氯化物转化为不易吸收的离子。通过限制氯化物的摄入量抑制氯离子的分泌（即通过质子泵抑制药减少胃酸分泌）或提高短链脂肪酸的吸收（如应用外源性丁酸盐）以刺激氯化物在结肠的吸收，可减轻高氯性腹泻。先天性钠腹泻是由于 Na^+-H^+ 交换机制缺陷导致的。

分泌性腹泻具有如下特点：每日大便量超过 1L（多达 10L 以上），大便为水样，无脓血，血浆-粪质渗透压差＜50mOsm/L，这是由于粪便主要来自肠道过度分泌，其电解质组成和渗透压与血浆十分接近，粪便的 pH 多为中性或碱性，禁食 48h 后腹泻仍持续存在，大便量仍大于 500mL/24h。

3. 渗出性腹泻

渗出性腹泻是由于肠黏膜的完整性受到破坏而大量渗出所致。此时，炎性渗出占重要地位，同时还存在肠壁组织炎症及其他改变而导致的肠分泌增加、吸收不良和运动加速等病理生理过程。渗出性腹泻可分为感染性和非感染性两类，前者的病原体可为细菌、病毒、寄生虫、真菌等，后者则为自身免疫、炎症性肠病、肿瘤、放射线、营养不良等导致黏膜坏死。

渗出性腹泻的特点是粪便含有渗出液和血。结肠特别是左半结肠病变多有肉眼脓血便。小肠病变渗出物及血均匀的与粪便混在一起，除非有大量渗出或蠕动过快，一般无肉眼脓血，需显微镜检查发现。

4. 胃肠动力失常

部分药物、疾病和胃肠道手术可改变肠道正常的运动功能，促进肠蠕动，使肠内容物过快地通过肠腔，与黏膜接触时间过短，从而影响消化和吸收，发生腹泻。

引起肠道运动加速的原因有药物（如西沙比利、普萘洛尔等）、肠神经病变（如糖尿病等）、促动力性激素（如甲状腺素、生长抑素、5-HT、P物质、前列腺素等）、胃肠手术（如胃次全切除或全胃切除，回盲部切除，胃结肠、小肠结肠瘘或吻合术）。

由肠运动加速引起腹泻的常见病因有肠易激综合征、甲状腺功能亢进症、糖尿病、胃肠手术、甲状腺髓样癌、类癌综合征等。单纯胃肠运动功能异常性腹泻的特点是粪便不带渗出物，往往伴有肠鸣音亢进，腹痛可有可无。

临床上大多数腹泻不是由单一的病理生理机制所造成，涉及多种机制，可能包括肠道内分泌细胞释放的物质、局部和远处免疫反应细胞释放的细胞因子、肠神经系统活动以及外周释放的多肽和激素的影响（旁分泌、免疫、神经和内分泌系统）。

五、腹胀

腹胀是常见的临床症状，系指腹部肿胀（膨胀）的主观感觉；也可指腹腔充满，腹压或腹壁张力增加，或过多气体的感觉；可以发生在部分腹部或全腹，常有腹部隆起。像很多其他腹部症状一样，腹胀可能是一异质性的症状，由不同的病理生理学机制联合产生，在每个患者中是不同的。

腹胀的病理生理学中包括4种因素，即主观感觉、客观腹围改变、腹内内含物的量和腹壁肌肉的活动，后3个因素均可是引起主观腹胀的诱发因素，或可能与知觉异常有关。这些机制可能独立或联合起作用。

（一）知觉异常

与认知解释、腹壁感觉或内脏的敏感性有关的知觉异常对腹胀感觉可能是一个关键性的促成因子。

（二）客观腹部膨胀和腹内容量增加

腹部膨胀是客观检查所见，系指腹部膨隆，可为弥漫性或局限性，可伴或不伴随主观腹胀的感觉；可能是由于腹内内含物量的增加或重新分布所引起。胃肠腔内内含物积滞（如吞气症、急性胃扩张、幽门梗阻、肠梗阻、肠麻痹、顽固性便秘等）、内脏组织液增多（如心力衰竭、腹腔内脏静脉血栓形成等）、腹腔内巨大新生物、妊娠子宫或腹内游离内含物（如腹水等）是引起腹胀的常见原因。在腹腔内的所有因素中，管腔内的气体是最重要的。

1. 气体与腹胀

任何原因导致胃肠气体增多和（或）清除受阻均可导致腹胀发生。

（1）胃肠道气体量及构成　气体进入胃肠道的途径包括吞咽空气（N_2、O_2）、血液扩散（N_2、O_2、CO_2）、碳酸氢盐中和（CO_2）、细菌代谢（H_2、CO_2、CH_4、其他微量气体）。这些气体的清除方式包括嗳气、经黏膜扩散、细菌代谢及肛门排泄。上述作用决定了胃肠道内气体的构成，气体在肠内通过的速度及经肛门排泄是决定某一时刻肠内气体总量的主要因素。

（2）胃肠道气体的来源

① 吞咽的空气：吞咽的空气是胃内气体的主要来源。通常每吞咽 1 次有 $2\sim 3mL$ 空气进入胃内。如进食过快，唾液分泌过多，嚼口香糖，则咽下的空气增加。N_2 在肠道内很少被吸收，但每天经肛门排出的 N_2 只有约 $500mL$，说明大部分吞咽的空气还是通过嗳气经口排出。

② 肠内气体的产生：肠道内可产生一定量的 CO_2、H_2、CH_4 和很多微量的其他气体，如产气量增加，可发生腹胀。

CO_2：在上消化道，碳酸氢盐与酸反应产生二氧化碳。酸的来源有胃酸和脂肪酸，前者在餐后的分泌量约为 $0mmol/h$，后者由三酰甘油分解而来，每 $30g$ 脂肪能够产生 $100mmol$ 脂肪酸。理论上，$1mmol$ 碳酸氢盐被中和后能够产生 $22.4mL$ CO_2。研究发现，正常人和十二指肠溃疡患者十二指肠气体中 CO_2 分别占 40％、70％，而且吸收迅速，因而上消化道释放的 CO_2 在肛门排出气体中占很少的比例。肛门排出的气体中 CO_2 与 H_2 具有很强的相关性，说明二者均来自细菌发酵。

H_2：细菌代谢是肠道 H_2 的唯一来源。产生 H_2 的细菌主要分布在结肠，而且这些细菌需要肠道中存在吸收不良的可发酵的饮食底物（如乳糖）才能产生大量 H_2。当小肠细菌过度增长，在小肠中也可以产生 H_2。

CH_4：人体内 CH_4 的主要来源是结肠微生物的代谢，如史氏甲烷短杆菌（methanobrevibacter smithii），它需要利用其他细菌产生的 H_2 将 CO_2 还原为 CH_4（$4H_2 + CO_2 \rightarrow CH_4 + 2H_2O$）。这一反应消耗了 $5mol$ 的气体从而生成 $1mol$ 的甲烷，因而减少肠道内气体的量。尽管成年人粪便中几乎都有产甲烷细菌，但是只有 40％的人拥有足够多的细菌量（$10^6/g$）使得在呼气中能够检测到 CH_4。

③ 肠腔与血液之间气体的扩散：气体在肠腔和黏膜血流之间的扩散是一个被动过程，净流向由分压差决定。由于肠腔内 H_2 和 CH_4 分压常常高于二者在血液中的分压，因而这两种气体常是从肠腔向血液扩散。相反，扩散对 CO_2、N_2 和

O_2 在肠腔内含量的影响是不确定的。比如，吞咽的空气中含有很少量 CO_2，因而这种气体就由血液扩散至胃泡。在十二指肠二氧化碳分压（PCO_2）迅速升高，CO_2 又由肠腔扩散到血液。在十二指肠，N_2 则由于 CO_2 的增多而被稀释，肠腔内的氮气分压（PN_2）低于血液中的 PN_2，N_2 由血液扩散入肠腔。同样原理，结肠内 CO_2、H_2 和 CH 的产生增加会引起 PN_2 的降低，使 N_2 由血液向肠腔扩散。因而肠道内 N_2 的主要来源是扩散而不是吞咽的空气。吞咽至胃内的气体氧分压（PO_2）高于血中的 PO_2，O_2 在胃内可被吸收。相反，肠道中 PO_2 降低，血中的 O_2 就会扩散入肠腔。当呼吸功能衰竭时，血中 PCO_2 可大于肠道内 PCO_2，血中 CO_2 反而向肠腔内弥散可发生腹胀。

（3）气体在肠道内的通过　肠道将气体向肛门方向推进的速度是决定某一时刻肠道内气体量的重要因素。有人向小肠内以 12mL/min 的速度连续注入气体，然后通过计算注入气体量与经肛门排出的气体量之差来代表肠内存留的气体，同时记录症状和腹围，分析其与存留气体的相关性。在健康志愿者，向肠内灌注气体的速度在某一很大范围内变化时，经肛门排出的气体量近似等于灌入的气体量，说明肠道存在有效的蠕动以减少肠内气体积聚。与正常对照相比，IBS 患者气体灌入速度与肠内气体潴留和症状发生的关系更密切。当肠内气体潴留超过 400mL 时就会出现很多腹部症状。对肠腔内气体量增加的感觉依赖于气体灌入的部位和肠壁的张力。当肛门排气被主动抑制后，空肠灌入的气体引起的症状比经直肠灌气更显著，尽管潴留在肠内的气体量（720mL）和腹围增加值都相似。当用胰高血糖素抑制空肠气体运动后，气体潴留就与症状发生无关，说明肠道活动的抑制能够降低患者对肠内气体增加的感觉。这些研究显示随食物吞咽的空气比肠内发酵产生的同等量气体可能诱发更多的症状，特别是高脂饮食，而且这些症状在 IBS 患者表现得比正常对照者更显著。

2. 胃肠运动功能障碍与腹胀

胃肠道运动功能改变可导致腹部膨胀和腹胀。胃轻瘫患者常主诉腹胀，是由固体、液体和气体在胃内潴留引起；慢性假性梗阻患者由于肠通过延迟和小肠细菌过度生长而出现小肠扩张和腹胀；慢性便秘患者也可出现腹胀；急性肠梗阻常伴随明显腹胀。

消化不良患者的餐后腹胀可能起源于胃部。正常情况下，进餐后主要在近端胃进行调节，部分是因为胃窦充盈诱发胃底松弛反射。感觉及运动功能联合障碍导致高度敏感的胃窦过度膨胀，可能是消化不良性腹胀的发生机制，不依赖肠道气体通过。

（三）腹壁活动度与腹壁肌肉张力障碍

腹内容积即使没有增加，腹壁相对位置改变可产生可见的、客观的腹部膨胀。

此外，来自腹壁的信号（如由于肌肉张力障碍）可能诱发腹胀的主观感觉，包括那些腹胀患者显示腹壁对腹内容积增加的反应异常（张力障碍）。

六、便秘

便秘是指大便次数减少，一般每周少于 3 次，伴排便困难、粪便干结或不尽感，是临床上常见的症状，多长期持续存在，症状扰人，影响生活质量。

（一）病因

1. 功能性便秘

（1）进食量少或食物缺乏纤维素或水分不足，对结肠运动的刺激减少。

（2）因工作紧张、生活节奏过快、工作性质和时间变化、精神因素等打乱了正常的排便习惯。

（3）结肠运动功能紊乱所致，常见于肠易激综合征，系由结肠及乙状结肠痉挛引起，部分患者可表现为便秘与腹泻交替。

（4）腹肌及盆腔肌张力不足，排便推动不足，难于将粪便排出体外。

（5）滥用泻药，形成药物依赖，造成便秘。

（6）老年体弱、活动过少、肠痉挛导致排便困难，或由于结肠冗长所致。

2. 继发性便秘

（1）直肠与肛门病变引起肛门括约肌痉挛，排便疼痛造成惧怕排便，如痔疮、肛裂、肛周脓肿和溃疡、直肠炎等。

（2）结肠机械性梗阻，如结肠良、恶性肿瘤，克罗恩病，先天性巨结肠症，各种原因引起的肠粘连、肠扭转、肠套叠等。

（3）代谢及内分泌疾病，如妊娠、糖尿病、甲状腺功能减退、甲状腺功能亢进、低钾血症、高钙血症、嗜铬细胞瘤、垂体功能减退、卟啉症、重金属中毒（如铅、汞、砷）等。

（4）神经系统疾病及肌病，如系统性硬化症、肌营养不良、脑卒中、帕金森病、多发性硬化、皮肌炎、假性肠梗阻、脊髓损伤、自主神经病变等。

（5）应用吗啡类药、抗胆碱能药、钙通道阻滞药、神经阻滞药、镇静药、抗抑郁药以及含钙、铝的制酸药等。

（二）病理生理

健康人排便习惯多为每天 1～2 次或 1～2 天排便 1 次，粪便多为成形或软便（如 Bristol 4、5 型），少数健康人的排便可每天 3 次，或 3 天 1 次。粪便呈半成形或呈腊肠样硬便（如 Bristol 6、3 型）。正常排便需要肠内容物以正常速度通过各肠段，及时抵达直肠，并能刺激直肠肛门，引起排便反射，排便时盆底肌群协调活动，完成排便。以上任一个环节障碍均可引起便秘。

1. 慢传输型便秘

慢传输型便秘最常见于年轻女性，在青春期前后发生，其特征为排便次数减少（每周排便少于1次），少便意，粪质坚硬，因而排便困难；直肠指检时无粪便或触及坚硬粪便，而肛门外括约肌的缩肛和用力排便功能正常；全胃肠或结肠传输时间延长；缺乏出口梗阻型的证据，如气囊排出试验和肛门直肠测压正常。非手术治疗方法如增加膳食纤维摄入与渗透性通便药无效。慢传输型便秘是由于结肠运动功能障碍所致。

糖尿病、硬皮病合并的便秘及药物引起的便秘，多是慢传输型。

2. 出口梗阻型便秘

出口梗阻型便秘是由于腹部、肛门直肠及骨盆底部的肌肉不协调导致粪便排出障碍。很多出口梗阻型便秘患者也合并存在慢传输型便秘。出口梗阻型便秘可能是获得性的，在儿童期为了避免大而硬粪便排出时产生的不适，或者肛裂或痔疮发作时产生的疼痛，逐渐学会在排便时肛门括约肌出现不适当收缩。一些出口梗阻型便秘患者的直肠内压力不够，不能排出粪便，临床上主要表现为用力排便时盆底不能下降。

出口梗阻型便秘很少与结构异常（比如直肠套叠、巨直肠或会阴过度下降）有关。在老年患者中尤其常见，其中许多患者经常规内科治疗无效。

出口梗阻型可有以下表现：排便费力、不尽感或下坠感，排便量少，有便意或缺乏便意；直肠指检时直肠内存有不少泥样粪便，用力排便时肛门外括约肌可能呈矛盾性收缩；全胃肠或结肠传输时间显示正常，多数标记物可潴留在直肠内；肛门直肠测压显示，用力排便时肛门外括约肌呈矛盾性收缩或直肠壁的感觉阈值异常等。

IBS便秘型的特点是排便次数少，排便常艰难，排便、排气后腹痛或腹胀减轻，可能有出口功能障碍合并慢传输型，如能结合有关功能检查，则能进一步证实其临床类型。

3. 传输时间正常型便秘

传输时间正常型便秘为粪便在结肠以正常速度推进。大部分患者胃肠传输试验正常。这些患者对自己的排便频率有错觉并且常常出现心理社会因素。一些患者存在肛门直肠感觉和运动功能障碍，很难与慢传输型便秘患者区别。

七、消化道出血

（一）消化道出血概念

消化道是指从食管到肛门的管道，包括胃、十二指肠、空肠、回肠、盲肠、结肠及直肠。

上消化道出血是指十二指肠悬韧带（Treize 韧带）以上的消化道出血，包括食管、胃、十二指肠、胰管和胆管、胃空肠吻合术后吻合口附近疾病引起的出血。

下消化道出血是指十二指肠悬韧带（Treize 韧带）以下的肠段出血，包括空肠、回肠、结肠以及直肠病变引起的出血，习惯上不包括痔、肛裂引起的出血。

也有人利用新的内镜检查技术，不再以 Treitz 韧带为标志区分上、下消化道，而改为上、中、下消化道：十二指肠乳头以上、胃镜可探及的范围称为上消化道；自十二指肠乳头至回肠末端、胶囊内镜以及双气囊小肠镜可探及的范围为中消化道；结肠至直肠，结肠镜可探及的范围为下消化道。

不明原因的消化道出血（obscure gastrointestinal bleeding，OGIB）指通过常用的消化道内镜（包括胃镜、结肠镜）和小肠造影等检查仍未找到出血来源的持续或反复发作的消化道出血。依据是否出现明显的临床出血症状，OGIB 分为隐匿性和显性消化道出血。OGIB 的病变包括常规胃镜、结肠镜可能忽略的病变，以及小肠造影检查不能发现的病变。上消化道内镜检查容易漏诊的病变有 Cameron 糜烂、胃底静脉曲张、血管扩张畸形、Dieulafoy 病等。结肠镜检查容易漏诊的病变包括血管扩张畸形和异常新生物。

（二）消化道出血的鉴别

1. 其他部位的鉴别

（1）呼吸道出血在医学上称为咯血，肺结核、支气管扩张、肺癌、风湿性心脏病、二尖瓣狭窄都可以咯血，为咳出，非呕出，此时血液呈鲜红色，或痰中带有血丝或有气泡和痰液，常呈碱性，患者有呼吸道病史和呼吸道症状。而呕血多数呈咖啡色（食管出血多为鲜红色），混有食物，呈酸性，患者有消化道病史和症状。

（2）鼻腔和口腔疾病、手术出血时，血液也可从口腔流出，血液被吞下后也可以出现黑粪，但可根据有无口腔和鼻咽部疾病和手术病史加以识别。

（3）口服铋剂、炭、铁剂等也可以引起黑粪，此类黑粪颜色较消化道出血颜色浅，大便隐血试验阴性。食用动物肝脏、血制品和瘦肉以及菠菜等也可引起黑粪。大便隐血试验（愈创木脂法）可以阳性，但单克隆法阴性。

（4）若消化道出血引起的急性周围循环衰竭征象先于呕血和黑粪出现，必须与中毒性休克、过敏性休克、心源性休克、急性出血坏死性胰腺炎、子宫异位妊娠破裂、自发性或创伤性脾破裂、动脉瘤破裂等其他病因引起的疾病相鉴别。有时尚需进行上消化道内镜检查和直肠指检，借以发现尚未呕出或便出的血液，而使诊断得到及早确立。

2. 消化道出血部位的鉴别

（1）呕血（hematemesis）是血液经上消化道从口腔呕出，呕血时出血的部位应该在空肠屈氏韧带以上。食管少量急性出血即可呕血。短时间内胃内积血超过250mL 就会出现呕鲜血。

如果出血后血液在胃内潴留时间较久，在胃酸的作用下，血红蛋白变成酸性血红蛋白，所呕吐物可以表现为咖啡色。一般来说，上消化道出血必有黑粪，多为柏油便。大量出血时，也可排出暗红色大便，甚至呈鲜红色大便。

（2）下消化道出血主要表现为便血。一般来说，病变位置越低、出血量越大、出血速度越快，便血颜色越鲜红；反之，病变部位高、出血量较少、速度慢、在肠道停留时间长，大便可呈黑色。血量多、粪质少、血与粪便均匀混合者，说明消化道出血位置较高。空肠屈氏韧带以下的小肠出血多为暗红色血水，肛门直肠的病变多为鲜红色便血，多不与粪便相混而附着于大便表面，或便后滴血。

第三章

消化系统疾病病因病理

第一节　食管疾病

一、胃食管反流病

胃食管反流病（gastroesophageal reflux disease，GERD）是指胃内容物异常反流至食管而引起慢性症状和（或）组织损伤。与之相关的典型症状是烧心和反酸。胃食管反流病的蒙特利尔全球共识定义为：胃内容物反流所引起的一系列不适症状或并发症。轻度症状每周发作 2 次或以上，或中（重）度症状每周发作 1 次以上，通常被认为患者有不适症状。这一定义的主要特点在于依靠患者的主观感受，而非外部的仪器检测来进行诊断。GERD 包括食管黏膜有破损表现和无破损表现。其中，前者通常称为反流性食管炎（reflux esophagitis，RE），而后者通常称为非糜烂性或内镜阴性胃食管反流病（non-erosive GERD，non-erosive reflux disease，negative-endoscopy reflux disease，NERD）。Barrett 食管是指食管鳞状上皮被柱状上皮所取代，可以伴有或不伴有肠上皮化生，也属于 GERD 的范畴。

（一）病因和发病机制

GERD 是由多种因素造成的消化道动力障碍性疾病。主要发病机制是抗反流防御机制减弱和反流物对食管黏膜攻击作用的结果。

1. 抗反流屏障

抗反流屏障指食管和胃交接的解剖结构，包括食管下括约肌（lower esophageal sphincter，LES）、膈肌脚、膈食管韧带、食管与胃底间的锐角（His 角）等，其各部分结构和功能上的缺陷均可造成胃食管反流，其中最主要的是 LES 的功能状态。抗反流屏障的损伤是 GERD 病理生理学最重要的方面。食管裂孔疝大小、食管下端括约肌（LES）压力、食管酸暴露，以及反流发作持续>5min 的次数均与食管炎的严重程度显著相关。与有持续膈压力峰和 LES 压力峰组相比，表现为平缓食管裂孔疝压力峰值的患者更易发生反流性疾病。

2. 食管廓清能力降低

正常情况下，食管廓清能力是依靠食管的推动性蠕动、唾液的中和作用、食团的重力和食管黏膜下分泌的碳酸氢盐等多种因素发挥其对反流物的清除作用以缩短反流物和食管黏膜的接触时间。其中推进性蠕动最为重要，当食管蠕动振幅减弱，或消失，或出现病理性蠕动时，食管通过蠕动清除反流物的能力下降，同时也延长了反流的有害物质在食管内的停留时间，增加了对黏膜的损伤；当蠕动强度降低30mmHg 以下时反流物无法被排空。食管裂孔疝患者因 LES 位于膈上，膈肌松弛时发生反流，而收缩时反流物又不易排空，不可复性裂孔疝尤为明显。

3. 食管黏膜的屏障功能破坏

食管黏膜防御屏障包括：①上皮前因素，黏液层、黏膜表面的 HCO_3^- 浓度；②上皮因素，上皮细胞间连接结构和上皮运输、细胞内缓冲系统、细胞代谢功能等；③上皮后因素，组织的基础酸状态和血液供应情况。任何导致食管黏膜屏障作用下降的因素（长期吸烟、饮酒以及抑郁等），将使食管黏膜不能抵御反流物的损害；当黏膜防御屏障受损时，即使正常反流也可导致 GERD。因此，食管黏膜屏障作用下降在反流性食管炎发病中起着重要作用。反流物中的某些物质（主要是胃酸、胃蛋白酶，次为十二指肠反流入胃的胆盐和胰酶）使食管黏膜的屏障功能受损，黏膜抵抗力减弱，引起食管黏膜炎症。

4. 反流物对食管黏膜攻击作用

在食管抗反流防御机制下降的基础上，反流物刺激和损害食管黏膜，其受损程度与反流物的质和量有关，也与反流物与黏膜接触的时间、部位有关。胃酸与胃蛋白酶是反流物中损害食管黏膜的主要成分。典型的 GERD 症状更多地与胃酸反流有关。健康人和 GERD 患者反流发作总数相似。但是，GERD 患者胃酸反流发作次数较多，而健康人非胃酸反流较多。近年对胃食管反流病监测证明存在胆汁反流，其中的非结合胆盐和胰酶成为主要的攻击因子，损害食管黏膜。十二指肠胃管反流在 GERD 的发病中不仅起协同作用，而且可能起着独立和重要的作用，尤其是在 Barrett 食管中。

5. 胃、十二指肠功能失常

①胃排空功能低下使胃内容物和压力增加，当胃内压增高超过 LES 压力时可诱发 LES 开放；胃容量增加又导致胃扩张，致使贲门食管段缩短，使抗反流屏障功能降低。缓慢的近端（而非全胃）排空与反流发病次数增加和餐后酸暴露之间显著相关。②十二指肠病变时，十二指肠胃反流可增加胃容量，贲门括约肌关闭不全导致十二指肠胃反流。

6. 食管感觉异常

研究发现 GERD 患者有食管感觉过敏，特别是 NERD 患者食管对球囊扩张感知阈和痛阈降低、酸敏感增加，抗酸治疗后食管对酸的敏感性恢复。

7. 其他因素

婴儿、妊娠易发生胃食管反流，硬皮病、糖尿病、腹水、高胃酸分泌状态也常有胃食管反流。心理因素：对只有胃灼热症状患者的问卷调查表明，60%的患者认为应激是致病的主要因素，因此推测心理因素在本病中起着一定的作用。对胃食管反流病的患者进行放松训练，不但反酸的症状明显减轻，而且食管酸暴露的时间也缩短；患者的焦虑、抑郁、强迫症等发病率与健康对照组比较显著升高。目前推测本病和心理因素之间的关系可能存在两种机制，即内源性心身因素的影响，心理因素导致胃肠道的敏感性增加，食管内感觉神经末梢对酸的敏感性增加；以及免疫和内分泌系统异常激活的机制。

8. 幽门螺杆菌（Helicobacter pyIori，Hp）感染

有重要证据表明，Hp 感染与胃食管反流疾病无关。幽门螺杆菌感染相关的炎症并不影响括约肌动力功能，即幽门螺杆菌阳性患者有正常 LES 压力及正常频率的短暂 LES 松弛。感染 Hp 的患者长期应用质子泵抑制药（PPI）治疗可以加重萎缩性胃炎的病情。对于胃食管反流疾病患者，如果 Hp 感染阳性，建议在进行长时间的 PPI 治疗前先进行根除 Hp 治疗。

9. NERD 的病因和发病机制

与 RE 患者相比较，NERD 患者胃食管反流的病理生理学变化机制应该与 RE 患者没有不同。食管功能异常可以导致反流事件持续时间延长。这对于理解有很严重的反流症状而没有食管黏膜损伤是很重要的。食管远端的酸暴露会导致食管上皮细胞间隙扩大，从而使酸性物质进入到上皮层刺激了感觉神经细胞。有学者报道 NERD 患者有三种情况导致有症状而无黏膜损伤：①伴有生理性反流而食管敏感性增强；②伴有病理性反流而食管黏膜抵抗力增强；③其他病理情况导致的非酸性物反流，如糖尿病所致胃排空障碍、心理疾患等。

10. Barrett 食管的病因和发病机制

主要有两种学说。①先天性异常：Barrett 上皮的发生系先天性异常所致，即由胚胎期食管上皮发育障碍引起，胚胎期由前肠演变而来，表面被覆的单层柱状上皮，在胚胎 4～6 个月从食管中段逐渐向胃及口侧由鳞状上皮取代，至出生前完成，在发育过程中这种取代停止即形成 Barrett 上皮。依此假设则当食管下段表现柱状上皮时相应的食管上段亦应有此上皮，但临床上并不支持。儿童期 BE 可能并非是

先天性而与慢性胃食管反流有关。②获得性异常：多数学者认为本病是因胃食管反流造成食管下段黏膜长期处于酸性环境下的一种适应性变化，由耐酸的柱状上皮取代鳞状上皮，因此它是反流性食管炎的后期表现。

24h pH 监测显示 BE 患者的食管廓清能力下降及基础胃酸分泌增加导致食管接触酸的总时间延长，因此高酸和酸反流是 BE 形成的重要原因。有学者提出 BE 的发生顺序是：①多种原因的食管反流；②食管呈现炎症和糜烂；③柱状上皮而不是鳞状上皮再生；④异常的被覆上皮累及食管下段。

（二）病理

GERD 的组织学异常包括一系列提示上皮损害和修复的特征。这些改变进行过广泛的研究，虽然不具有特异性，但足以表现出 GERD 的特征。上皮增生表现为基底层增厚超过整个上皮厚度的 15%（增生超过 3 层）和固有膜乳头状隆起延长大于上皮厚度的 2/3。这些改变提示上皮增生和更新加快。这种改变可以见于正常个体食管远端 2~3cm，可以是健康人短暂反流的表现。上皮损害的另外一个指征是气球状细胞，即肿胀的胞浆浅染的圆形鳞状细胞的存在。GERD 黏膜固有膜的反应包括毛细血管的明显扩张和充血，在表浅乳头处形成血管湖或出血。上皮内嗜酸粒细胞是 GERD 的另外一个指征，但仅见于 30%~50% 的 GERD 患者。上皮内淋巴细胞是食管黏膜的一个正常指征，但作为 GERD 炎症反应的一个部分，淋巴细胞数量可能增加，有时显著增加。通常，正常标本每个高倍视野大约少于 10 个淋巴细胞，而 GERD 可以超过 20 个。中性粒细胞浸润是一个不敏感的诊断指标，仅见于 15%~30% 的病例。黏膜糜烂和溃疡是食管黏膜有破损的表现。

最近研究表明，NERD 虽然在内镜下食管黏膜未见损伤，但可能存在超微结构方面的变化。食管细胞间隙扩大很可能是食管内酸、胆汁、胃蛋白酶损伤，造成细胞的钠泵功能障碍，通透性降低，水钠潴留所导致。细胞间隙增宽（DIS）是反流病发生的形态学上的早期表现。具有反流症状的患者较无反流症状的正常人，其鳞状细胞间隙扩大 2~3 倍，并且差异极具显著性。这种改变在 NERD 患者中也有表现，但其程度与 RE 无差异。经 PPI 治疗 3 个月后 DIS 可以明显减小，它与反流症状的改善相关。PPI 治疗延长到 6 个月，患者症状完全缓解，DIS 可恢复正常。这表明食管黏膜在酸和胃蛋白酶暴露下，黏膜屏障受到损害，细胞间隙扩大，H^+ 可以渗透到上皮内及上皮下，从而刺激黏膜感觉神经末梢，产生症状。而且这一改变在黏膜产生破损前已经出现。随着酸刺激的减少和控制，这种改变逐渐减轻，症状消失，细胞间隙恢复正常。

Barrett 食管是指食管与胃交界的齿状线以上出现柱状上皮替代鳞状上皮。Barrett 上皮的本质系食管黏膜的胃上皮化生或肠上皮化生性变化，上皮病理组织学特点将其分为 3 型：①胃底型上皮（完全胃上皮化生），与胃底上皮相似，有胃小凹、黏液腺、壁细胞、主细胞，分泌胃酸和蛋白酶原，然而与正常胃黏膜相比，Barrett 上皮比较萎缩，腺体较少而且短小；②交界性上皮（不完全胃上皮化生），与贲门上皮相似，有胃小凹、黏液腺，但无壁细胞和主细胞；③特殊型上皮（不完全型肠上皮化生），与小肠上皮相似，表面有绒毛和凹陷，有杯状细胞、潘氏细胞等，但无小肠吸收功能，此型最常见而且癌变率高，其黏液组化显示化生细胞内含大量硫酸黏蛋白，可作为一种癌前特异标志。

二、食管癌

食管癌（esophageal carcinoma）是原发于食管的恶性肿瘤，以鳞状上皮癌多见。临床上最典型的症状是进行性吞咽困难。食管癌是世界一些国家和地区常见的恶性肿瘤。中国是世界上食管癌的高发国家，也是世界上食管癌高病死率的国家之一。本病具有地区性分布，男性高于女性，以及中老年人群易患的流行病学特点。

（一）病因

食管癌的确切病因目前尚不清楚。食管癌的发生与该地区的生活条件、饮食习惯、存在强致癌物、缺乏一些抗癌因素以及有遗传易感性有关。

（二）病理

食管癌的病变部位以中段居多，下段次之，上段最少。部分胃贲门癌延伸至食管下段，常与食管下段癌在临床上不易区别，故又称为食管贲门癌。

1. 临床病理分期

（1）早期食管癌的分期　早期食管癌是指癌变局限于黏膜层内，而没有突破黏膜肌层。理论上可以分为 M_1（局限于上皮层内）、M_2（突破上皮层，而未累及黏膜肌层）、M_3（未突破黏膜肌层），而依靠内镜检查很难分清楚。

（2）1976 年全国食管癌工作会议制定的临床病理分期标准见表 3-1。

表 3-1　1976 年全国食管癌工作会议制定的临床病理分期标准

分期		病变长度	病变范围	转移情况
早期	0	不规则	限于黏膜（原位癌）	（一）
	Ⅰ	<3cm	侵及黏膜下层（早期浸润）	（一）
中期	Ⅱ	3～5cm	侵犯部分肌层	（一）
	Ⅲ	>5cm	侵透肌层或外侵	局部淋巴结(＋)
晚期	Ⅳ	>5cm	明显外侵	局部淋巴结或器官转移(＋)

（3）食管癌的 TNM 分类系统见表 3-2。

表 3-2　基于 TNM 标准的食管癌分期

分期	肿瘤浸润深度	淋巴结侵犯	转移性疾病
0 期	Tis	N_0	M_0
Ⅰ 期	T_1	N_0	M_0
Ⅱ A 期	T_2 / T_3	N_0	M_0
Ⅱ B 期	T_1 / T_2	N_1	M_0
Ⅲ 期	T_3	N_1	M_0
	T_4	任何 N 期	M_0
Ⅳ 期	任何 T 期	任何 N 期	M_1

肿瘤浸润（T）——原发肿瘤浸润的深度：T_0 没有原发肿瘤的证据。Tis 原位癌，上皮内肿瘤。T_1 肿瘤只侵犯黏膜或黏膜下。T_2 肿瘤侵犯固有肌层。T_3 肿瘤侵犯外膜。T_4 肿瘤侵犯邻近脏器

区域性淋巴结受累（N）——恶性播散到局部或区域的淋巴结：N_0 没有局部或区域淋巴结的转移。N_1 发现一个或更多恶性淋巴结受累。N_x 不能评价淋巴结浸润。

远隔转移（M）——M_0 没有远隔转移（腹腔轴线的淋巴结被认为是近端和中段食管癌的转移）。M_1 有远隔转移。M_x 不能评价转移（例如因为食管阻塞）以及甚至不能评价胃。

2. 病理形态分型

（1）早期食管癌的病理形态分型　隐伏型、糜烂型、斑块型和乳头型。

（2）中晚期食管癌的病理形态分型　髓质型、蕈伞型、溃疡型、缩窄型和未定型。

3. 组织学分类

我国约占 90% 为鳞状细胞癌。少数为腺癌，另有少数为恶性程度高的未分化癌。

4. 食管癌的扩散和转移

（1）直接转移　早中期食管癌主要为壁内扩散，因食管无浆膜层，容易直接侵犯邻近器官。

（2）淋巴转移　食管癌的主要转移方式。

（3）血行转移　晚期可以转移到肝、肺、骨、肾、肾上腺、脑等处。

三、真菌性食管炎

真菌性食管炎，即真菌侵入食管黏膜造成的食管感染。病原菌以念珠菌最为多

见，其中最常见的是白色念珠菌，其次是热带念珠菌和克鲁斯念珠菌。其他少见的有放线菌、毛霉菌、组织胞浆菌、曲霉、隐球菌、芽生菌以及一些植物真菌等，这些菌是从外环境中获得的，而不是内生菌丛，其所引起的原发性食管感染仅见于严重免疫低下的患者。主要症状为咽痛、吞咽痛和咽下困难。其症状的轻重与炎症发生的缓急和程度有关。可有厌食、呕血甚至出血。婴儿常伴发口腔鹅口疮，成年念珠菌性食管炎可以在没有念珠菌性口炎的情况下发生。

（一）流行病学

真菌在自然界中广泛分布，在已经发现的几千种真菌中可对人类致病的不到100种，而感染食管者只占其中极少数。真菌作为机会致病菌常存在于人体皮肤、黏膜。35％～50％正常人及70％住院患者口咽部可培养出白色念珠菌，当机体抵抗力减弱或正常机体微生物丛间的拮抗作用失衡时便乘虚侵犯多系统引起深部真菌感染。食管是较常侵犯的器官。自1956年Amdren报道以来国内外文献均有不少报道，近年来由于抗生素、激素、免疫抑制药、抗肿瘤药物的广泛应用以及器官移植和慢性衰竭患者日益增多，同时也由于内镜检查的应用诊断水平的提高，因此食管真菌感染屡有报道，尤其是艾滋病、食管癌患者合并真菌性食管炎颇为常见，但本病的发病率尚不明了，因为许多感染而无症状的患者未做内镜检查。

有症状的真菌性食管炎发病率在艾滋病、白血病、淋巴瘤（特别是化疗后）以及一些先天性免疫缺陷综合征的患者中是很高的（艾滋病约占50％），而在一般的以胃肠病为主诉就诊患者中发病率低于5％。在器官移植的患者中有症状的真菌性食管炎发病率相对较低，这可能是由于这些患者进行免疫抑制治疗的同时又采取了有效的措施预防真菌感染。

例如，念珠菌性食管炎发病率在肾移植患者中为2.2％，心脏移植患者中为0％，骨髓移植患者中为10.9％。病因：念珠菌存在于正常人体的皮肤和黏膜，当机体全身和局部抵抗力降低或大量使用广谱抗生素，使其他微生物的生长受到抑制时，念珠菌便会大量生长而致病。因此，念珠菌食管炎多见于：①肿瘤患者，尤其是晚期肿瘤，并接受放射治疗或抗肿瘤药物治疗者；②长期接受抗生素或类固醇激素治疗者；③某些慢性病，如糖尿病或再生障碍性贫血患者；④反流性食管炎，食管黏膜有明显糜烂或溃疡者；⑤艾滋病或艾滋病病毒携带者等免疫缺陷性疾病患者。

（二）病因和发病机制

真菌是常存于人体皮肤、黏膜的条件致病菌，是否造成感染与其侵袭力和机体防御力有关。免疫功能低下或缺陷状态、激素或免疫抑制药治疗、长期使用广谱抗生素、慢性衰竭、糖尿病及一些内分泌疾病、肿瘤等均可增加机体对真菌的易感性，致真菌过度生长并侵犯食管等器官引起感染。食管梗阻或运动功能减弱及年老亦可能与真菌性食管炎的发病有关。真菌性食管炎的病原菌以白念珠菌最为常见，多来自口腔。此病确切发病率尚不明了，Kodsi 等发现其内镜检出率为 7%。有报道食管癌旁增生上皮中真菌侵犯率高达 50%，而真菌性食管炎患者食管癌发病率（17.3%）亦较正常人明显增高。

四、贲门失弛缓症

贲门失弛缓症是一种原因不明的以下食管括约肌（lower esophageal sphincter，LES）松弛障碍和食管体部无蠕动为主要特征的原发性食管动力紊乱性疾病，也被称为巨食管症或贲门痉挛。临床症状主要有吞咽困难、食物反流以及下段胸骨后疼痛或不适，可伴有体重减轻，甚至营养不良，严重影响患者的生活质量。在我国尚缺乏本病的大样本流行病学资料，在欧美等西方国家，该病的发生率有逐渐上升趋势，约 1/10 万，本病多见于 30~40 岁的成年人，男女发病比例大致相同，但其他年龄段也可发病，有 5% 的患者在成年前即已发病。

该病的发病原因尚不十分清楚。

发病机制有先天性、肌源性及神经源性三种学说。目前人们广泛接受的是神经源性学说，即贲门失弛缓症患者的病理改变主要在神经而不在肌肉。食管的正常运动和 LES 的正常舒缩功能受迷走神经、交感神经和食管壁内的肌间神经丛共同精细调节。食管远端包括 LES 壁内神经系统有两种重要神经元，一种为胆碱能神经元，释放乙酰胆碱兴奋食管平滑肌引起收缩，另一种是抑制环行肌层的非肾上腺能非胆碱能（NANC）神经元。NANC 神经元主要由氮能和肽能神经元构成。氮能神经释放的一氧化氮（NO）和肽能神经释放的血管活性肠肽（VIP）及降钙素相关肽（CGRP）等调节 LES 的松弛。

研究发现贲门失弛缓症患者食管及胃底部 NO 神经元明显减少，NO 神经元减少进一步使 VIP 减少，从而导致 LES 压力升高。徐恩斌等研究表明，贲门失弛缓症肌间神经丛的乙酰胆碱酯酶（AchE）阳性神经减少，同时伴有 LES 乙酰胆碱酯酶活力的降低，LES 细胞膜上的乙酰胆碱酯酶数量减少，进而降低乙酰胆碱的水解速度，使最终作用于平滑肌的乙酰胆碱量增加，平滑肌收缩能力升高，而导致贲门失弛缓症的发病。神经源性学说认为贲门失弛缓症的病变不在 LES 本身，而是支配 LES 的肌间神经丛中松弛 LES 的神经减少或缺乏引起。

继发性贲门失弛缓症是其他不同疾病所引起与贲门失弛缓症有相似症状的疾病，包括感染性疾病（如 Chagas 病）、神经肌肉变性（继发性假性小肠梗阻）及创伤性（胃底折叠术）等。其中 Chagas 病（美洲锥虫病）为寄生虫感染破坏肌间神经丛的节细胞导致食管体部扩张及贲门部失弛缓。另外，有一些贲门失弛缓症病例可继发于胃食管反流病。

五、 Barrett 食管

Barrett 食管是 1950 年由 Norman Barrett 首先描述出来的，他发现慢性食管下段溃疡的表面被覆着柱状上皮，Barrett 食管可以简单地定义为食管柱状上皮化生。1998 年美国胃肠病学会定义 Barrett 食管为内镜及病理证实食管上皮发生小肠上皮化生，但应除外贲门肠上皮化生。自 19 世纪 70 年代以来，美国食管腺癌的发病率升高了 350%，而 Barrett 食管在西方的发病率较高，并且与食管下端腺癌的发生有明确的关系，在美国每年约有 0.5% 的 Barrett 食管患者进展为食管腺癌。因此，对 Barrett 食管进行早期诊断和治疗，可以降低食管腺癌的发病率。

Barrett 食管的病因及发病机制尚不清楚，可能与以下因素相关。①能引起胃食管反流的疾病：食管上皮长期暴露于酸环境中导致慢性食管炎症，在食管上皮损伤修复过程中，食管鳞状上皮被柱状上皮所替代形成了 Barrett 食管。这种上皮的化生称为肠上皮化生，肠上皮化生可进一步发展成为异型增生，并最终进展为腺癌。因此胃食管反流病（gastroesphogeal refluxdisease，GERD）是 Barrett 食管的重要病因，其他还包括食管下括约肌缺如、食管裂孔疝、全胃切除术后等。②人种：白种人较其他人种 Barrett 食管的发病率要高。③其他：男性、肥胖、吸烟以及年龄与 Barrett 食管密切相关。

六、食管裂孔疝

食管裂孔疝是指胃底部通过增宽的膈食管裂孔进入胸腔，在某些患者，腹腔内的其他脏器也可以随同疝入胸腔。食管裂孔疝的发病率因为所应用的诊断技术和诊断标准的不同而有所差别。

食管裂孔疝可分为先天性（少见）和后天性（多见），先天性者因膈食管裂孔发育不全，比正常人的宽大松弛所致。后天性者可有以下几种原因：①随年龄增长而出现食管裂孔周围支持组织松弛和长期慢性疾病削弱了膈肌张力而使食管裂孔扩大。②腹内压增高（如肥胖、腹水、妊娠、便秘等）。③可继发于长期反流性食管炎，是由于食管纤维化而缩短以及炎症引起继发性食管痉挛导致部分胃囊拉向胸腔而引起。

▪ ▪ ▪ ■ 第二节　胃部疾病 ■ ▪ ▪ ▪ ▪

一、幽门螺杆菌感染

幽门螺杆菌（Helicobacter pylori，Hp）是定植于胃黏膜上皮表面的一种微需氧革兰氏阴性菌。幽门螺杆菌属螺菌科，由活动的螺旋形菌体和数根带鞘鞭毛组成。1982 年澳大利亚学者 Marshall 和 Warren 首先从人胃黏膜中分离培养出幽门螺杆菌，并证明其与胃、十二指肠疾病，尤其是慢性胃炎和消化性溃疡的发病相关。此后的 20 多年，全世界范围内大量的研究结果进一步证明了幽门螺杆菌对慢性胃炎和消化性溃疡的致病性，而且这种细菌与胃腺癌和胃黏膜相关淋巴组织淋巴瘤（gastric mucosa-associated lymphoid tissue lymphoma，GMALT）发病也密切相关。澳大利亚学者 Warren 和 Marshall 因为他们对幽门螺杆菌的发现，并证明该细菌感染会导致胃炎和消化性溃疡，获得了 2005 年诺贝尔生理学或医学奖。

（一）流行病学

流行病学资料表明，幽门螺杆菌在全球自然人群中的感染率超过 50%，但各地差异甚大，发展中国家幽门螺杆菌感染率明显高于发达国家。儿童幽门螺杆菌的感染率为 10%～80%。10 岁前，超过 50% 的儿童被感染。我国不同地区、不同民族的人群胃内幽门螺杆菌检出率在 30%～80%。年龄、种族、性别、地理位置和社会经济状况都是影响幽门螺杆菌感染率的因素。其中首要因素为人群之间社会经济状况的差异。基础卫生设施、安全饮用水和基本卫生保健的缺乏以及不良饮食习惯和过于拥挤的居住环境均会增加幽门螺杆菌的感染率。

幽门螺杆菌主要通过口-口或粪-口途径传播。污染的胃镜可造成医源性传播。幽门螺杆菌感染者大多无症状。细菌的自发性清除也很少见。所有幽门螺杆菌感染者最终均会发展成胃炎；15%～20% 的感染者会发展成消化性溃疡；少于 1% 的感染者会发展成胃癌，但存在地区差异。在慢性胃炎、胃溃疡和十二指肠溃疡患者，幽门螺杆菌的检出率显著超过对照组的自然人群，分别为 50%～70%、70%～80% 以及 90%。

（二）致病机制

感染幽门螺杆菌后，机体难以自身清除，往往造成终身感染。幽门螺杆菌通过其独特的螺旋形带鞭毛的形态结构，以及产生的适应性酶和蛋白，可以在胃腔酸性环境定植和生存。定植后的幽门螺杆菌可产生多种毒素和有毒性作用的酶破坏胃、十二指肠黏膜屏障，它的存在还使机体产生炎症和免疫反应，进一步损伤黏膜屏障，最终导致一系列疾病的形成。需要指出的是虽然人群感染幽门螺杆菌相当普遍，但感染后的结局却大相径庭：所有幽门螺杆菌感染者最终均会发展成胃炎，但仅少部分发展为消化性溃疡，极少数发展为胃癌或 GMALT。目前认为引起这种临床结局巨大差异的原因包括：①宿主因素，如年龄、遗传背景、炎症和免疫反应的个体差异等；②环境因素，如亚硝胺、高胃酸分泌、高盐饮食、吸烟和非甾体抗炎药（nonsteroldal anti-inflammatory drug，NSAID）等与幽门螺杆菌感染的协同作用；③幽门螺杆菌本身的因素，包括不同菌株的毒力、感染的不同阶段对感染者出现何种临床表现均有影响。

二、胃炎

胃炎是各种病因导致的胃黏膜急性或者慢性炎症。幽门螺杆菌的发现，使胃炎的病因学、病理生理学和治疗学发生革命性的转折。某些患者的胃黏膜炎症细胞浸润非常轻微，却有明显的柱状上皮和血管的变化，该种情况可称为"胃病"而并非胃炎的范畴。

（一）急性胃炎

急性胃炎是由多种不同的病因引起的急性胃黏膜炎症，包括急性单纯性胃炎、急性糜烂出血性胃炎（acute erosive and hemorrhagic gastritis）和吞服腐蚀物引起的急性腐蚀性胃炎（acute corrosivegastritis）与胃壁细菌感染所致的急性化脓性胃炎（acute phlegmonous gastritis）。其中，临床意义最大和发病率最高的是以胃黏膜糜烂、出血为主要表现的急性糜烂出血性胃炎。

迄今为止，目前国内外尚缺乏有关急性胃炎的流行病学调查。

1. 病因

急性胃炎的病因众多，大致有外源和内源两大类，包括急性应激、化学性损伤（如药物、乙醇、胆汁、胰液）和急性细菌感染等。

（1）外源因素

① 药物：各种非甾体抗炎药（NSAID），包括阿司匹林、吲哚美辛、吡罗昔康和多种含有该类成分的复方药物。另外，糖皮质激素和某些抗生素及氯化钾等均可导致胃黏膜损伤。

② 乙醇：主要是大量酗酒可致急性胃黏膜胃糜烂甚或出血。

③ 生物性因素：沙门氏菌、嗜盐菌和葡萄球菌等细菌或其毒素可使胃黏膜充血水肿和糜烂。

Hp 感染可引起急、慢性胃炎，致病机制相似，将在慢性胃炎中叙述。

④ 其他：某些机械性损伤（包括胃内异物或胃柿石等）可损伤胃黏膜。放射疗法可致胃黏膜受损。偶可见因吞服腐蚀性化学物质（强酸或强碱或来苏尔及氯化汞砷、磷等）引起的腐蚀性胃炎。

（2）内源因素

① 应激因素：多种严重疾病如严重创伤、烧伤或大手术及颅脑病变和重要脏器功能衰竭等可导致胃黏膜缺血缺氧而损伤。通常称为应激性胃炎（stress-inducedgastritis），如果系脑血管病变、头颅部外伤和脑手术后引起的胃、十二指肠

急性溃疡称为库欣（Cushing）溃疡，而大面积烧灼伤所致溃疡称为柯林（Curling）溃疡。

② 局部血供缺乏：主要是腹腔动脉栓塞治疗后或少数因动脉硬化致胃动脉的血栓形成或栓塞引起供血不足。另外，还可见于肝硬化门静脉高压并发上消化道出血者。

③ 急性蜂窝织炎或化脓性胃炎：甚少见。

2. 病理学

（1）病理生理学　胃黏膜防御机制包括黏膜屏障、黏液屏障、黏膜上皮修复、黏膜和黏膜下层丰富的血流、前列腺素和肽类物质（表皮生长因子等）和自由基清除系统。上述结果破坏或保护因素减少，使胃腔中的 H^+ 逆弥散至胃壁，肥大细胞释放组胺，则血管充血甚或出血、黏膜水肿及间质液渗出，同时可刺激壁细胞分泌盐酸、主细胞分泌胃蛋白酶原。若致病因子损及腺颈部细胞，则胃黏膜修复延迟、更新受阻而出现糜烂。

严重创伤、大手术、大面积烧伤、脑血管意外和严重脏器功能衰竭及其休克或者败血症等所致的急性应激的发生机制：急性应激皮质→垂体前叶→肾上腺皮质轴活动亢进→交感、副交感神经系统失衡→机体的代偿功能不足→不能维持胃黏膜微循环的正常运行→黏膜缺血、缺氧→黏液和碳酸氢盐分泌减少以及内源性前列腺素合成不足→黏膜屏障破坏和氢离子反弥散→降低黏膜内 pH 进一步损伤血管与黏膜→糜烂和出血。

NSAID 所引起者则为抑制环氧合酶（cyclooxygenase，COX）致使前列腺素产生减少，黏膜缺血缺氧。氯化钾和某些抗生素或抗肿瘤药等则可直接刺激胃黏膜引起浅表损伤。

乙醇可致上皮细胞损伤和破坏、黏膜水肿、糜烂和出血。另外，幽门关闭不全、胃切除（主要是 BillrothII 式）术后可引起十二指肠-胃反流，则此时由胆汁和胰液等组成的碱性肠液中的胆盐、溶血卵磷脂、磷脂酶 A 和其他胰酶可破坏胃黏膜屏障，引起急性炎症。

门静脉高压可致胃黏膜毛细血管和小静脉扩张及黏膜水肿，组织学表现为只有轻度或无炎症细胞浸润，可有显性或非显性出血。

（2）病理学改变　急性胃炎主要病理和组织学表现以胃黏膜充血水肿，表面有片状渗出物或黏液覆盖为主。黏膜皱襞上可见局限性或弥漫性陈旧性或新鲜出血与糜烂，糜烂加深可累及胃腺体。

显微镜下则可见黏膜固有层数量不等的中性粒细胞、淋巴细胞、浆细胞和少量嗜酸性细胞浸润，可有水肿。表面的单层柱状上皮细胞和固有腺体细胞出现变性与坏死。重者黏膜下层亦有水肿和充血。

对于腐蚀性胃炎若系接触了高浓度的腐蚀物质且时间长，则胃黏膜出现凝固性坏死、糜烂和溃疡，重者穿孔或出血甚至腹膜炎。

另外，少见的化脓性胃炎可表现为整个胃壁（主要是黏膜下层）炎性增厚，大量中性粒细胞浸润，黏膜坏死。可有胃壁脓性蜂窝织炎或胃壁脓肿。

（二）慢性胃炎

慢性胃炎（chronic gastritis）是由各种病因引起的胃黏膜慢性炎症。由内镜及病理组织学变化，可将慢性胃炎分为非萎缩性（浅表性）胃炎及萎缩性胃炎两大基本类型和一些特殊类型胃炎。

1. 流行病学

幽门螺杆菌（Hp）感染为慢性非萎缩性胃炎的主要病因。大致上说来，慢性非萎缩性胃炎发病率与 Hp 感染情况相平行，慢性非萎缩性胃炎流行情况因不同国家、不同地区 Hp 感染情况而异。一般 Hp 感染率发展中国家高于发达国家，感染率随年龄增加而升高。我国属 Hp 高感染率国家，估计人群中 Hp 感染率为 40%～70%。慢性萎缩性胃炎是原因不明的慢性胃炎，在我国是一种常见病、多发病，在慢性胃炎中占 10%～20%。

2. 病因

（1）慢性非萎缩性胃炎的常见病因

① Hp 感染：Hp 感染是慢性非萎缩性胃炎最主要的病因，二者的关系符合 Koch 提出的确定病原体为感染性疾病病因的 4 项基本要求（Koch'spostulates），即该病原体存在于该病的患者中，病原体的分布与体内病变分布一致，清除病原体后疾病可好转，在动物模型中该病原体可诱发与人相似的疾病。研究表明，80%～95%的慢性活动性胃炎患者胃黏膜中有 Hp 感染，5%～20%的 Hp 阴性率反映了慢性胃炎病因的多样性；Hp 相关胃炎者，Hp 胃内分布与炎症分布一致；根除 Hp 可使胃黏膜炎症消退，一般中性粒细胞消退较快，但淋巴细胞、浆细胞消退需要较长时间；志愿者和动物模型中已证实 Hp 感染可引起胃炎。

Hp 一般生物学特性和致病性详见专门章节。其感染引起的慢性非萎缩性胃炎中胃窦为主全胃炎患者胃酸分泌可增加，十二指肠溃疡发生的危险度较高；而胃体为主全胃炎患者胃溃疡和胃癌发生的危险性增加。

② 胆汁和其他碱性肠液反流：幽门括约肌功能不全时含胆汁和胰液的十二指肠液反流入胃，可削弱胃黏膜屏障功能，使胃黏膜遭到消化液作用，产生炎症、糜烂、出血和上皮化生等病变。

③ 其他外源因素：酗酒、服用 NSAID 等药物、某些刺激性食物等均可反复损伤胃黏膜。这类因素均可各自或与 Hp 感染协同作用而引起或加重胃黏膜慢性

炎症。

（2）慢性萎缩性胃炎的主要病因　1973 年 Strickland 将慢性萎缩性胃炎分为 A、B 两型，A 型是胃体弥漫萎缩，导致胃酸分泌下降，影响维生素 B_2 及内因子的吸收，因此常合并恶性贫血，与自身免疫有关；B 型在胃窦部，少数人可发展成胃癌，与幽门螺杆菌、化学损伤（胆汁反流、非皮质激素消炎药、吸烟、酗酒等）有关。我国 80％以上的慢性萎缩性胃炎属于第二类。

胃内攻击因子与防御修复因子失衡是慢性萎缩性胃炎发生的根本原因。具体病因与慢性非萎缩性胃炎相似，包括 Hp 感染；长期饮浓茶、烈酒、咖啡，食用过热、过冷、过于粗糙的食物，可导致胃黏膜的反复损伤；长期大量服用非甾体抗炎药如阿司匹林、吲哚美辛等可抑制胃黏膜前列腺素的合成，破坏黏膜屏障；烟草中的尼古丁不仅影响胃黏膜的血液循环，还可导致幽门括约肌功能紊乱，造成胆汁反流；各种原因的胆汁反流均可破坏黏膜屏障造成胃黏膜慢性炎症改变。比较特殊的是壁细胞抗原和抗体结合形成免疫复合体在补体参与下，破坏壁细胞；胃黏膜营养因子（如胃泌素、表皮生长因子等）缺乏；心力衰竭、动脉硬化、肝硬化合并门脉高压、糖尿病、甲状腺病、慢性肾上腺皮质功能减退、尿毒症、干燥综合征、胃血流量不足以及精神因素等均可导致胃黏膜萎缩。

3. 病理学

（1）病理生理学

① Hp 感染：Hp 感染途径为粪-口或口-口途径，其外壁靠黏附素而紧贴胃上皮细胞。Hp 感染的持续存在，致使腺体破坏，最终发展成为萎缩性胃炎。而感染 Hp 后胃炎的严重程度则除了与细菌本身有关外，还取决于患者机体情况和外界环境。如带有空泡毒素（VacA）和细胞毒相关基因（CagA）者，胃黏膜损伤明显较重。患者的免疫应答反应强弱、其胃酸的分泌情况、血型、民族和年龄差异等也影响胃黏膜炎症程度。此外患者饮食情况也有一定的相关性。

② 自身免疫机制：研究早已证明，以胃体萎缩为主的 A 型萎缩性胃炎患者血清中，存在壁细胞抗体（parietal cell antir body，PCA）和内因子抗体（intrinsic factor antibody，IFA）。前者的抗原是壁细胞分泌小管微绒毛膜上的质子泵 H^+-K^+-ATP 酶，它破坏壁细胞而使胃酸分泌减少。而 IFA 则对抗内因子（壁细胞分泌的一种糖蛋白），使食物中的维生素 B_{12} 无法与后者结合被末端回肠吸收，最后引起维生素 B_{12} 吸收不良，甚至导致恶性贫血。IFA 具有特异性，几乎仅见于胃萎缩伴恶性贫血者。造成胃酸和内因子分泌减少或丧失，恶性贫血是 A 型萎缩性胃炎的终末阶段，是自身免疫性胃炎最严重的标志。当泌酸腺完全萎缩时称为胃萎缩。另外，近年发现 Hp 感染者中也存在着自身免疫反应，其血清抗体能与宿主胃黏膜上皮以及黏液起交叉反应，如菌体 LewisX 和 LewisY 抗原。

③ 外源损伤因素破坏胃黏膜屏障：碱性十二指肠液反流等，可减弱胃黏膜屏障功能。致使胃腔内 H^+ 通过损害的屏障，反弥散入胃黏膜内，使炎症不易消散。长期慢性炎症，又加重屏障功能的减退，如此恶性循环使慢性胃炎久治不愈。

④ 生理因素和胃黏膜营养因子缺乏：萎缩性变化和肠上皮化生等皆与衰老相关，而炎症细胞浸润程度与年龄关系不大。这主要是老龄者血管发生退行性变导致胃黏膜小血管扭曲，小动脉壁玻璃样变性，管腔狭窄导致黏膜营养不良、分泌功能下降。新近研究证明，某些胃黏膜营养因子（胃泌素、表皮生长因子等）缺乏或胃黏膜感觉神经终器（end-organ）对这些因子不敏感可引起胃黏膜萎缩。如手术后残胃炎原因之一是 G 细胞数量减少，而引起胃泌素营养作用减弱。

⑤ 遗传因素：萎缩性胃炎、低酸或无酸、维生素 B_{12} 吸收不良的患病率和 PCA、IFA 的阳性率很高，提示可能有遗传因素的影响。

（2）病理学　慢性胃炎病理变化是由胃黏膜损伤和修复过程所引起。病理组织学改变包括活动性慢性炎症、萎缩和肠上皮化生及异型增生等。此外，在慢性炎症过程中，胃黏膜也有反应性增生变化，如胃小凹上皮过形成、黏膜肌增厚、淋巴滤泡形成、纤维组织和腺管增生等。

（三）特殊类型慢性胃炎

1. 疣状胃炎

疣状胃炎（verrucosal gastritis）即痘疮性胃炎（variolifrom gastritis）或慢性糜烂性胃炎。

（1）流行病学　有关报道提示发病率为 $1.22\% \sim 3.3\%$。

（2）病因学　至今未明，可能与免疫异常和胃酸分泌过高有关，而与 Hp 感染的关系尚无定论。

（3）病理学和病理生理学　在该病发展中，存在变态反应异常情形。其胃黏膜中有含有 IgE 的免疫细胞浸润（远高于萎缩性胃炎和正常胃黏膜）。另外与高酸分泌和 H^+ 逆弥散有关。

显微镜下可见糜烂中心覆有渗出物，周围的腺管和胃小凹上皮增生，部分再生腺管常有一定程度异型性。黏膜肌层常增厚。其实，现今不少疣状胃炎同时伴有萎缩性胃炎，或者在萎缩甚至肠上皮化生的基础上有疣状变化。

2. 淋巴细胞性胃炎

淋巴细胞性胃炎（lymphocytic gastritis）为一原因不明的特殊类型胃炎，其病理特征是表面上皮和胃小凹上皮中有大量上皮内淋巴细胞（intraepithelial lymphocyte，IEL）浸润。

（1）流行病学　有关报道较少，为 1.22%～3.3%。

（2）病因学　本病原因不明，可能与 Hp 感染有关。一项多中心研究表明，Hp 阳性的淋巴细胞性胃炎在根除 Hp 后绝大多数患者（95.8%）的胃炎得到显著改善，而服用奥美拉唑或安慰剂的对照组仅 53.8% 得到改善，未改善者在根除 Hp 后均得到改善。此外，在乳糜泻临床表现和小肠组织学变化患者中，胃黏膜活检 45% 有本病的组织学变化，提示该病可能与乳糜泻有关。

（3）病理学和病理生理学　伴有固有膜显著的慢性炎性细胞浸润，有活动性和局灶性糜烂，或者相反只有少量慢性炎细胞浸润。

每 100 个上皮细胞只有 25～40 个淋巴细胞。诊断的界限是上皮内淋巴细胞（IEL）数每 100 个上皮细胞大于 25 个。IEL 几乎都是 T 淋巴细胞，且 90% 左右是 CD8 阳性的 T 抑制细胞。胃体和胃窦都可累及，但前者明显。

三、消化性溃疡

消化性溃疡（peptic ulcer，PU）是最常见的消化疾病之一，主要包括胃溃疡（gastric ulcer，GU）和十二指肠溃疡（duodenal ulcer，DU），亦可发生于食管下段、小肠、胃肠吻合口及附近肠袢以及异位胃黏膜。本书中胃溃疡特指胃消化性溃疡，区别于胃溃疡性病灶的总称，后者可包括各种良、恶性病灶。溃疡的黏膜缺损超过黏膜肌层，与糜烂不同。

消化性溃疡是全球性多发性疾病，但在不同国家、地区的患病率可存在不同差异。通常认为大约 10% 的个体一生中曾患消化性溃疡。近年来消化性溃疡发病率有逐渐下降趋势，而随着药物与诊断技术的不断发展，严重并发症的发病率亦有降低。

本病好发于男性，十二指肠溃疡常较胃溃疡常见。国内统计资料显示男女消化性溃疡发病率之比在十二指肠溃疡为 4.4～6.8：1，胃溃疡为 3.6～4.7：1。消化性溃疡可发生于任何年龄，但十二指肠溃疡多见于青壮年，而胃溃疡多见于中老年，两者的发病高峰可相差 10 岁。统计显示我国南方发病率高于北方，城市高于农村，可能与饮食习惯、工作精神压力有关。自 20 世纪 80 年代以来，随着社会老龄化与期望寿命的不断延长，中老年溃疡患者的比率呈增高趋势。溃疡病发作有季节性，秋冬和冬春之交是高发季节。

（一）病因和发病机制

消化性溃疡的发生是由于对胃、十二指肠黏膜有损害作用的侵袭因素和黏膜自身防御、修复因素之间失衡的综合结果。具体在某一特例可表现为前者增强，或后者减弱，或兼而有之。

十二指肠溃疡与胃溃疡在发病机制上存在不同，表现为前者主要是防御、修复因素减弱所致，而后者常为胃酸、药物、幽门螺杆菌（Helicobacter pylori，Hp）等侵袭因素增强。所以说，消化性溃疡是由多种病因导致相似结果的一类异质性疾病。

1. Hp 感染

大量研究证明 Hp 感染是消化性溃疡的重要病因。规范化试验证实十二指肠患者的 Hp 感染率超过 90%，而 80%～90% 的胃溃疡患者亦存在 Hp 感染。因此，对于 Hp 感染阴性的消化性溃疡，应积极寻找原因，其中以 Hp 感染检测手法不当造成假阴性、非甾体抗炎药（NSAID）应用史为常见，其他原因尚包括胃泌素瘤、特发性高酸分泌、克罗恩病、心境障碍等。反之，在存在 Hp 感染的个体中亦观察到了消化性溃疡发病率的显著上升。Hp 感染可使消化性溃疡出血的危险性增加 1.79 倍。若合并 NSAID 应用史，Hp 感染将使罹患溃疡的风险增加 3.53 倍。

Hp 凭借其黏附因子与黏膜表面的黏附因子受体结合，在胃型黏膜（胃黏膜，尤其是幽门腺黏膜和伴有胃上皮化生的十二指肠黏膜）上定植；凭借其毒力因子的作用，诱发局部炎症和免疫反应，损害黏膜的防御修复机制；通过增加胃泌素分泌形成高酸环境，增加了侵袭因素，此两者在十二指肠溃疡和胃溃疡的发生中各有侧重。空泡毒素 A（vacuolating cytotoxin A，VacA）和细胞毒相关基因 A（cyto-toxin-associated gene A，Cag A）是 Hp 的主要毒力标志，而其黏液酶、尿素酶、脂多糖、脂酶/磷脂酶 A、低分子蛋白及其自身抗原亦在破坏黏膜屏障、介导炎症反应方面各具作用。在 Hp 黏附的上皮细胞可见微绒毛减少、细胞间连接丧失、细胞肿胀、表面不规则、胞内黏液颗粒耗竭、空泡样变、细菌与细胞间形成黏着蒂和浅杯样结构等改变。

2. 非甾体抗炎药

一些药物对消化道黏膜具有损伤作用，其中以 NSAID 为代表。其他药物包括肾上腺皮质激素、治疗骨质疏松的双膦酸盐、氟尿嘧啶、甲氨蝶呤等均有类似作用。一项大型荟萃分析显示，在服用 NSAID 的患者中，Hp 感染将使罹患溃疡的风险增加 3.53 倍；反之，在 Hp 感染的患者中，服用 NSAID 将使罹患溃疡的风险增加 3.55 倍。Hp 感染和 NSAID 可相互独立地显著增加消化性溃疡的出血风险（分别增加 1.79 倍和 4.85 倍）。目前 NSAID 和 Hp 已被公认为互相独立的消化性溃疡危险因素，在无 Hp 感染、无 NSAID 服用史的个体发生的消化性溃疡终究是少见的。比较公认的 NSAID 溃疡风险因素除了与药物的种类、剂量、给药形式和疗程有关外，还与既往溃疡病史、高龄患者、两种以上 NSAID 合用、与华法林合用、与糖皮质激素合用、合并 Hp 感染、嗜烟酒和 O 型血有关。

NSAID 损伤胃肠黏膜的机制包括局部直接作用和系统作用。NSAID 药物具有弱酸性的化学性质，其溶解后释放 H^+ 破坏胃黏膜屏障。环氧合酶（cyclooxygen-ase，COX）和 5-脂肪加氢酶在花生四烯酸生成前列腺素（PG）和白三烯的过程中起核心催化作用，而 PG 对胃肠道黏膜具有重要的保护作用。传统 NSAID 抑制 COX-1 较明显，使内源性前列腺素合成受阻，大量花生四烯酸通过脂肪加氢酶途径合成为白三烯，局部诱导中性粒细胞黏聚和血管收缩。COX-2 选择性/特异性抑制药减轻了对 COX-1 的抑制作用，但近来研究发现 COX-2 与内皮生长因子、转化生长因子的生成关系密切，提示其对胃肠道的细胞屏障亦可能存在一定保护作用。NSAID 可促进中性粒细胞释放氧自由基增多，导致胃黏膜微循环障碍，还通过一系列途径引起肠道损伤，导致小肠和结肠的糜烂、溃疡等病变。NSAID 溃疡多发生于胃窦部、升结肠和乙状结肠，亦可见于小肠，多为单发，溃疡较表浅，边缘清晰。

3. 胃酸和胃蛋白酶

消化性溃疡被定义为由胃液中的胃酸和胃蛋白酶对胃壁的自身消化而引起，这一论点直到今天仍被广泛认同。尽管 Hp 和 NSAID 在溃疡的发病中非常重要，但其最终仍通过自我消化的途径引起溃疡，只是上游机制在不同个体中不尽相同，即消化性溃疡的异质性。胃蛋白酶原由胃黏膜主细胞分泌，经胃酸激活转变为胃蛋白酶而降解蛋白质分子。由于胃蛋白酶的活性受到胃酸分泌的制约，因而探讨消化性溃疡的发病机制时重点讨论胃酸的作用。无胃酸的情况下罕见溃疡发生；胃泌素瘤患者好发消化性溃疡；抑酸药物促进溃疡愈合；难治性溃疡经抑酸治疗愈合后，一旦停用药物常很快复发，这些事实均提示胃酸的存在是溃疡发生的重要因素。

高酸环境在十二指肠溃疡的发病机制中占据重要地位，而胃溃疡则更多地表现为正常胃酸分泌或相对低酸。十二指肠溃疡患者对五肽胃泌素、胃泌素、组胺、氨乙吡唑、咖啡因等刺激产生的平均最大胃酸分泌量（maximal acid out put，MAO）高于正常个体，但变异范围较广。约 1/3 的患者平均基础胃酸分泌量（basic acid output，BAO）亦较高。消化间期胃酸分泌量反映基础胃酸分泌能力，该指标通常用 BAO 和 MAO 的比值来反映。十二指肠溃疡患者具有较高的基础胃酸分泌能力，其原因尚不甚明了。

4. 胃十二指肠运动异常

主要包括胃排空过速、排空延缓和十二指肠液反流。前者可使十二指肠球部酸负荷显著增加而促使十二指肠溃疡发生，而后二者可通过胃窦局部张力增加、胃泌素水平升高、反流的胆汁和胰液对胃黏膜产生损伤而在胃溃疡的发病机制中起重要作用。

5. 环境和生活因素

相同药物治疗条件下，长期吸烟者溃疡愈合率较不吸烟者显著降低。吸烟可刺激胃酸分泌增加，引起血管收缩，抑制胰液和胆汁的分泌而减弱其在十二指肠内中和胃酸的能力；烟草中烟碱可使幽门括约肌张力减低，导致胆汁反流，从而破坏胃黏膜屏障。食物对胃黏膜可引起物理和化学性损害。暴饮暴食或不规则进食可能破坏胃分泌的节律性。咖啡、浓茶、烈酒、高盐饮食、辛辣调料、泡菜等食品，以及偏食，饮食过快、太烫、太凉、不规则等不良饮食习惯，均可能是本病发生的相关因素。

6. 精神因素

根据现代的心理-社会生物医学模式观点，消化性溃疡属于典型的心身疾病。心理因素如精神紧张、情绪波动、过分焦虑可直接导致胃酸分泌失调、胃黏膜屏障削弱。消化性溃疡病的人格特征表现为顺从依赖、情绪不稳、过分自我克制、内心矛盾重重等。此类性格特点倾向于使患者在面对外来应激时，情绪得不到宣泄，从而迷走神经张力提高，胃酸和胃蛋白酶原水平上调，促进消化性溃疡的发生。

7. 遗传因素

争论较多，早年的认识受到 Hp 感染的巨大挑战而变得缺乏说服力。尽管如此，在同卵双胎同胞中确实发现溃疡发病一致性高于异卵双胎，而消化性溃疡亦为一些遗传性疾病的临床表现之一。

（二）病理学

1. 部位

胃溃疡可发生于胃内任何部位，但大多发生于胃窦小弯与胃角附近。年长者则多发生于胃体小弯及后壁，而胃大弯和胃底甚少见。组织学上，胃溃疡大多发生在幽门腺区与胃底腺区移行区域靠幽门腺区一侧。该移行带在年轻人的生理位置位于胃窦近幽门 4~5cm。随着患者年龄增长，由于伴生理性胃底腺萎缩和幽门腺上移[假幽门腺化生和（或）肠上皮化生]，幽门腺区黏膜逐渐扩大，此移行带位置亦逐渐上移，伴随胃黏膜退行性变增加，黏膜屏障的防御能力减弱，高位溃疡的发生机会随年龄而增加。老年人消化性溃疡常见于胃体后壁及小弯侧。Billroth Ⅱ式胃肠吻合术后发生的吻合口溃疡则多见于吻合口的空肠侧。

2. 数目和大小

消化性溃疡大多为单发，少数可为 2 个或更多，称多发性溃疡。

十二指肠溃疡的直径一般<1cm；胃溃疡的直径一般<2.5cm。巨大溃疡尤需与胃癌相鉴别。

3. 形态

典型的胃溃疡呈类圆形，深而壁硬，于贲门侧较深呈潜掘状，在幽门侧较浅呈阶梯状。切面因此呈斜漏斗状。溃疡边缘常有增厚而充血水肿，溃疡基底光滑、清洁、表面常覆以纤维素膜或纤维脓性膜而呈现灰白或灰黄色。溃疡亦可呈线状或不规则形。

4. 深度

浅者仅超过黏膜肌层，深者可贯穿肌层甚至浆膜层。

5. 并发病变

溃疡穿透浆膜层即引起穿孔。前壁穿孔多引起急性腹膜炎；后壁穿孔若发展较缓慢，往往和邻近器官如肝、胰、横结肠等粘连，称为穿透性溃疡。当溃疡基底的血管特别是动脉受到侵蚀时，会引起大出血。多次复发或肌层破坏过多，愈合后可留有瘢痕，瘢痕组织可深达胃壁各层。瘢痕收缩可成为溃疡病变局部畸形和幽门梗阻的原因。

6. 显微镜下表现

慢性溃疡底部自表层至深层可分为 4 层：①渗出层，最表层有少量炎性渗出（中性粒细胞、纤维素等）覆盖；②坏死层，主要由坏死的细胞碎片组成；③新鲜的肉芽组织层；④陈旧的肉芽组织——瘢痕层。瘢痕层内的中小动脉常呈增殖性动脉内膜炎，管壁增厚，管腔狭窄，常有血栓形成，有防止血管溃破的作用，亦可使局部血供不良，不利于组织修复。溃疡边缘可见黏膜肌和肌层的粘连或愈合，常伴慢性炎症活动。

四、胃癌

胃癌（gastric cancer）系指源于胃黏膜上皮细胞的恶性肿瘤，主要是胃腺癌。占胃部恶性肿瘤的 95%。

（一）分子生物学

1. 癌基因的异常表达

癌基因并非肿瘤所特有的，这类基因广泛存在于生物界中，从酵母到人的细胞里都存在着原癌基因。在正常细胞中癌基因可以有低水平的表达，是细胞生长、分化和信息传递的正常基因。只有在其发生突变或异常表达时，才会导致肿瘤发生。十多年来的研究表明，胃癌的发生涉及 *ras*、*c-myc*、*met*、*c-erb-2*、*bcl-2*、*k-sam* 等多种癌基因，而且在不同阶段具有不同基因表达的改变，这些癌基因表达的改变影响着胃癌的生物学和临床特点。

2. 抑癌基因的失活

胃黏膜正常上皮转化成癌是一个多步骤的过程，涉及多种癌基因、抑癌基因、生长因子及其受体、细胞黏附分子及 DNA 修复基因等的异常和积累。而抑癌基因是与癌基因的作用完全相反的一组基因，由于抑癌基因的失活或缺失，正常细胞就向恶性方向发展。因此，可以说肿瘤的形成和发展总是伴随着癌基因的激活和抑癌基因的失活这两种相关但又截然不同的变化。所以抑癌基因的研究，对于探索肿瘤的发病机制，寻找预防肿瘤和治疗肿瘤的新措施都具有重要的意义。胃癌是人类常见的肿瘤之一，研究抑癌基因与胃癌的关系已逐渐引起人们的广泛关注。现已发现与胃癌的发生发展有一定关系的抑癌基因有 $P53$、APC、MCC、DCC、$P21^{wAFI}$、$P16^{INK4A}$ 和 $P15^{INK4B}$ 等。

3. 胃癌相关基因表达的表观遗传修饰异常

表观遗传改变是指在细胞分裂过程中进行非基因序列改变所致基因表达水平的变化，如 DNA 甲基化、组蛋白修饰以及染色质重建等，在基因表达调控中起重要作用。DNA 甲基化是研究最多最深入的一种表观遗传机制，不仅在胚胎发育和细胞分化过程中起关键作用，而且在癌变过程中扮演重要角色。DNA 甲基化通常发生在胞嘧啶和鸟嘌呤 CpG 二核苷酸的胞嘧啶残基上，多种基因的启动子区和第一外显子富含 CpG，而 CpG 相对集中的区域称为 CpG 岛，生理情况下，CpG 岛多为非甲基化。DNA 甲基化参与细胞基因表达的调控，并与 DNA 构象的稳定、基因突变或缺失有关。基因组整体低甲基化以及特定区域（如启动子区）过甲基化，都将破坏基因组的正常甲基化模式，从而影响基因正常表达，最终导致癌变发生。

虽然有关癌基因低甲基化的研究开始较早，但近年来有关抑癌基因高甲基化的研究发展更为迅速。随着在不同肿瘤中发现更多的沉默基因，已认识到许多基因启动子区的 CpG 岛存在甲基化，且只有一部分是抑癌基因。较为极端的例子就是一个胃癌细胞系拥有 421 个沉默基因，其中大多数不是抑癌基因。

4. 细胞凋亡和胃癌

近年来，随着对胃肠上皮细胞凋亡的深入研究，人们发现细胞凋亡是胃肠道上皮细胞丢失的主要途径。胃肠道上皮细胞凋亡异常，便会导致胃肠疾病的发生。在正常状态下，胃黏膜上皮细胞增殖缓慢，凋亡也缓慢，两者保持着动态平衡。胃黏膜上皮细胞的增殖与凋亡之间的动态平衡，维持着胃黏膜的正常生理功能，两者之间的平衡失调在胃癌的发生中起着重要的作用。因此，在研究胃癌的发生与发展时，应综合考虑细胞凋亡与增殖这一并存的矛盾。

（二）病因与发病机制

胃癌的病因和发病机制远远未明了，但肯定与多种因素相关。

1. 环境因素

不同种族和民族的胃癌发生率病死率明显不同。在夏威夷，来自日本等胃癌高发区的第一代移民与其本土居民相近，但第二代即有明显下降，第三代甚至与当地居民相差无几，说明胃癌的发病与环境因素密切相关，且其中重要的是饮食因素。

（1）亚硝胺致病说　胃癌的发病学说中最经典和最传统的是亚硝胺致病说。研究证实，胃液中亚硝胺前体物质亚硝酸盐的含量与胃癌的患病率明显相关。流调亦提示饮用水中该物质含量高的地区，胃癌发生率显著高于其他地区。天然存在的亚硝基化合物量甚微，腌制的鱼、肉和蔬菜含有大量硝酸盐和亚硝酸盐。但是，在食品加工过程中往往产生的亚硝基化合物，并非人类暴露于亚硝基化合物的主要来源。人类可以在胃内合成内源性亚硝基化合物。当慢性萎缩性胃炎出现胃酸分泌过低时，胃内细菌繁殖，后者加速硝酸盐还原为亚硝酸盐并催化亚硝化反应，生成较多的亚硝基化合物。

（2）多环芳烃化合物　熏鱼、熏肉等食物中含有较严重的包括 3,4-苯并芘在内的多环芳烃化合物。过去冰岛居民和我国福建沿海一带有食用熏鱼等习惯，其胃癌发病率较高。

（3）其他饮食相关因素　胃癌与高盐饮食、吸烟、低蛋白饮食和较少进食新鲜蔬菜、水果有关。一些抗氧化维生素和叶酸及茶多酚等摄入较少也与胃癌的发生有一定关系。

2. 感染因素

（1）幽门螺杆菌（Hp）感染　Hp 感染与胃癌发生相关，已经被 WHO 列为 I 类致癌物。然而，Hp 致癌的机制较复杂，主要是该菌在慢性非萎缩性胃炎向萎缩性胃炎伴肠上皮化生的起始阶段，使胃壁细胞泌酸减少，利于胃内细菌繁殖和亚硝基化合物形成。另外，Hp 可释放细胞毒素和各种炎症因子和氧自由基及 NO 等，使 DNA 损伤和基因突变。当然，也有学者认为 Hp 可引起胃黏膜上皮细胞凋亡与增殖失衡。cagA$^+$菌属感染可能与胃癌的关系更密切。

（2）EB 病毒感染　部分胃癌患者的癌细胞中 EB 病毒感染或在癌旁组织中检出 EB 病毒基因组。

3. 遗传因素

胃癌的发生有一定的家族聚集性。胃癌患者一级亲属中胃癌发生率比对照组高 2.9 倍，尤其是女性亲属发病风险高 4 倍，弥漫型胃癌具有更明显的家族聚集性，相对危险度为 7.0，而肠型仅为 1.4。

种族差异也提示了遗传因素在胃癌发生中的重要性。

关于血型与胃癌发生率关系，有研究称 A 型血胃癌危险度高于其他血型 20%～30%。

尽管如此，迄今为止尚未发现遗传与胃癌有关的分子学依据。况且，遗传因素与共同生活环境因素相互交错，难以将上述结果完全归咎于遗传因素。

肠型胃癌（病理组织学分类见后述）多伴萎缩性胃炎和肠上皮化生，发病与环境及饮食等因素关系密切。而弥漫型胃癌发病年龄较轻，女性较多见，癌旁黏膜一般没有萎缩性胃炎和肠上皮化生，或程度很轻，术后预后比肠型差，与环境及饮食因素关系不明显，遗传因素可能起主要作用。

五、胃良性肿瘤

胃良性肿瘤占胃肿瘤的 3%～5%，可分为上皮性肿瘤如腺瘤、乳头状瘤，间叶性肿瘤如平滑肌瘤、脂肪瘤、神经鞘瘤、神经纤维瘤、脉管性肿瘤、纤维瘤、嗜酸细胞性肉芽肿等。胃息肉是一个描述性的诊断，意指黏膜表面存在突向胃腔的隆起物，通常指上皮来源的胃肿瘤。

（一）胃息肉

胃息肉属临床常见病，目前随着高分辨率内镜设备的普及应用，微小胃息肉的检出率已有明显增加。国外资料显示胃息肉的发病率较结肠息肉低，占所有胃良性病变的 5%～10%。

1. 组织学分类

根据胃息肉的组织学可分为肿瘤性及非肿瘤性，前者即胃腺瘤性息肉，后者包括增生性息肉、炎性息肉、错构瘤性息肉、异位性息肉等。

（1）胃腺瘤性息肉　胃腺瘤性息肉即胃腺瘤，是指发生于胃黏膜上皮细胞，大都由增生的胃黏液腺所组成的良性肿瘤，一般起始于胃腺体小凹部。胃腺瘤性息肉约占全部胃息肉的 10%，多见于 40 岁以上男性患者，好发于胃窦或胃体中下部的肠上皮化生区域。病理学可分为管状腺瘤（最常见）、管状绒毛状和绒毛状腺瘤。可根据病变的细胞及结构异型性将其病理学分为低级别上皮内瘤变与高级别上皮内瘤变。80% 以上的高级别上皮内瘤变可进展为浸润性癌。

（2）增生性息肉　较常见，以胃窦部及胃体下部居多，好发于慢性萎缩性胃炎及 Billroth Ⅱ 式术后的残胃背景。组织学上由幽门腺及腺窝上皮的增生而来，由于富含黏液分泌细胞，表面可覆盖黏液条纹及白苔样黏液而酷似糜烂。多为单发且较小（<1cm），小者多为广基或半球状，表面多明显发红而光滑；大者可为亚蒂或有蒂，头端可见充血、糜烂等改变。有时可为半球形簇状。增生性息肉不是癌前病变，但发生此类病变的胃黏膜常伴有萎缩、肠上皮化生及上皮内瘤变等，且部分增生性息肉患者可在胃内其他部位同时发生胃癌，应予以重视。通常认为增生性息肉癌变率较低，但若息肉直径超过 2cm 应行内镜下完整切除。

（3）炎性息肉　胃黏膜炎症可呈结节状改变，凸出胃腔表面而呈现息肉状外观。病理学表现为肉芽组织，而未见腺体成分。胃炎性纤维性息肉是少见的胃息肉类型，好发于胃窦，隆起病灶的顶部缺乏上皮黏膜，其本质为伴有明显炎性细胞浸润的纤维组织增生。炎性息肉因不含腺体成分，无癌变风险，临床随诊观察为主。

（4）错构瘤性息肉　临床中错构瘤性息肉可单独存在，也可与黏膜皮肤色素沉着和胃肠道息肉病（Peutz-Jeghers 综合征、多发性错构瘤综合征）共同存在。单独存在的胃错构瘤性息肉局限于胃底腺区域，无蒂，直径通常小于 5mm。在 Peutz-Jeghers 综合征中，息肉较大，而且可带蒂或呈分叶状。组织学上，错构瘤性息肉表现为正常成熟的黏膜成分呈不规则生长，黏液细胞增生，腺窝呈囊性扩张，平滑肌纤维束从黏膜肌层向表层呈放射状分割正常胃腺体。

（5）异位性息肉　主要为异位胰腺及异位 Brunner 腺。异位胰腺常见于胃窦大弯侧，亦可见于胃体大弯，多为单发，内镜下表现为一孤立的结节，中央时可见凹陷。组织学上胰腺组织最常见于黏膜下层，深挖活检不易取得阳性结果；有时也可出现在黏膜层或固有肌层。如被平滑肌包围时即成为腺肌瘤。Brunner 腺瘤多见于十二指肠球部，亦可见于胃窦，其本质为混合了腺泡、导管、纤维肌束和 Paneth 细胞的增生 Brunner 腺。

2. 胃肠道息肉病

胃肠道息肉病是指胃肠道某一部分或大范围的多发性息肉，常多见于结肠。可见于胃的息肉病主要有以下几种。

（1）胃底腺息肉（fundic gland polyp，FGP）　较多见，典型者见于接受激素避孕疗法或家族性腺瘤性息肉（FAP）的患者，非 FAP 患者亦可发生但数量较少，多见于中年女性，与 Hp 感染无关。病变由泌酸性黏膜的深层上皮局限性增生形成。内镜下观察，息肉散在发生于胃底腺区域大弯侧，为 3～5mm，呈亚蒂或广基样，色泽与周围黏膜一致。零星存在的胃底腺息肉没有恶变潜能。需注意在那些 FAP 已经弱化的患者，其胃底腺息肉可发展为上皮内瘤变和胃癌。

（2）家族性腺瘤性息肉（familial adenomatous polyp，FAP）　FAP 为遗传性疾病，大多于青年期即发生，息肉多见于结直肠，55% 的患者可见胃-十二指肠息肉。90% 的胃息肉发生于胃底，大小为 2～8mm，组织学上绝大多数均为错构瘤性，少数为腺瘤性，后者癌变率较高。

（3）黑斑息肉病（Peutz-Jeghers 综合征，PJS）　PJS 为遗传性消化道多发息肉伴皮肤黏膜沉着病。息肉多见于小肠及直肠，亦可见于胃，为错构瘤性，多有蒂。癌变率低。

（4）Cronkhite-Canada 综合征（CCS）　CCS 为弥漫性消化道息肉病伴皮肤色素沉着、指甲萎缩、脱毛、蛋白丢失性肠病及严重体质症状。胃内密集多发直径

0.5～1.5cm 的山田Ⅰ型、Ⅱ型无蒂息肉，少数可恶变。激素及营养支持疗法对部分病例有效，但总体临床预后差，多死于恶病质及继发感染。

（5）幼年性息肉病（juvenile polyp，JP）　JP 为常染色体显性遗传病，多见于儿童，息肉病可见于全消化道，多有蒂，直径 0.5～5cm，表面糜烂或浅溃疡，切面呈囊状。镜下特征性表现为囊性扩张的腺体衬有高柱状上皮，黏膜固有层增生伴多种炎性细胞浸润，上皮细胞多发育良好。本病可合并多种先天畸形。

（6）多发性错构瘤综合征　为全身多脏器的化生性与错构瘤性病变，部分为常染色体显性遗传，全身表现多样、性质各异。诊断主要依靠全消化道息肉病、皮肤表面丘疹或口腔黏膜乳头状瘤、肢端角化症或掌化症确立。

（二）胃平滑肌瘤

胃平滑肌瘤在过去的大部分时间内均被认为是最常见的胃间叶性肿瘤。随着胃肠间质瘤（GISTs）的发现，绝大多数既往诊断的胃平滑肌瘤均被归入 GISTs 的范畴。尽管如此，胃平滑肌瘤仍是一类确实存在的疾病，但由于经病理证实的例数不多而缺乏人口统计学、临床特点或大体特点方面有意义的大宗资料。

组织病理学方面，胃平滑肌瘤由少量或中等量的温和梭形细胞构成，可能存在灶状的核异型性，核分裂象较少。细胞质嗜酸性，呈纤维状或丛状。胃平滑肌瘤患者通常一般情况良好，无特殊不适主诉，或可因并存的上消化道其他疾病而产生相应的非特异性症状。

内镜下胃平滑肌瘤多为 2～3mm，大者可达 20mm，多见于胃底及胃体上部，大多为单发，少数可为多发。表面黏膜几乎总是非常光滑地隆起，呈半球形改变。体积较大、黏膜表面出现明显溃疡应疑及恶性 GISTs 或平滑肌肉瘤。内镜检查的重要点在于从多个方向观察肿瘤，注意毛细血管透见的程度、用靛胭脂染色观察黏膜表面以排除上皮来源病变、用活检钳试探肿物的软硬程度及有无活动性，并与胃壁外压迫相鉴别。

（三）其他胃良性肿瘤

1. 胃黄斑瘤

较多见，通常认为是由于慢性黏膜炎症引起胃黏膜局灶性破坏，残留的含脂碎屑被巨噬细胞吞噬并聚集而成的泡沫细胞巢结构。内镜下表现为稍隆起的黄色病变，表面呈细微颗粒状变化，通常直径＜10mm。与高脂血症等疾病无特定关系，临床予观察随访。

2. 胃脂肪瘤

胃脂肪瘤是比较少见的黏膜下肿瘤，胃脂肪瘤的发病率低于结肠。多数起源于黏膜下层，呈坡度较缓的隆起性病变，亦可为带蒂息肉样病变，蒂常较粗，头端可伴充血。有时略呈白色或黄色。活检钳触之软，有弹性。超声内镜下呈均质中等偏高回声，多数来源于胃壁 5 层结构的第 3 层。临床通常无需处理，预后良好。

3. 胃神经鞘瘤

多见于老年人，可能来源于神经外胚层的施万细胞和中胚层的神经内膜细胞，免疫组化标记为 S-100 阳性，结蛋白、肌动蛋白及 KIT 均阴性。组织学上，通常位于胃壁的黏膜肌层或黏膜下层。内镜下观察，肿瘤多发于胃体中部，亦见于胃窦和胃底部，胃小弯侧较大弯侧多见。大多单发，表现为向胃腔内隆起的类圆形黏膜下肿瘤，外形规则，少数以腔外生长为主。

肿瘤生长缓慢，平均直径 3cm，有完整的包膜。CT 检查呈边缘光整的类圆形低密度影，肿瘤较大、发生出血、坏死时中央可呈不规则低密度灶，增强后无强化或边缘轻度强化。环状强化是神经鞘瘤的重要 MRI 征象。该肿瘤无特异性症状，或可因生长较大而产生溃疡、出血、梗阻、腹部包块等症状和体征。由于消化道神经鞘瘤存在一定的恶变概率，故需手术切除，预后佳。

4. 神经纤维瘤

起源于神经纤维母细胞，组织学上可见施万细胞、纤维母细胞和黏多糖基质。肿瘤通常为实质性、没有包膜，囊性变和黄色瘤变少见，CT 增强扫描常表现为均匀强化。肿瘤一般无特异性症状，常在上消化道钡剂或胃镜检查时偶尔发现，多位于胃体，小弯侧较大弯侧多见。由于肿瘤无包膜，故可侵犯周围邻近组织，但远处播散较少见。恶变率较低。除非肿瘤存在广泛播散，均应积极手术治疗，预后较佳。

5. 胃脉管性肿瘤

包括血管球瘤、淋巴管瘤、血管内皮瘤、血管外皮细胞瘤等，以血管球瘤最常见。该肿瘤由人体正常动静脉吻合处的血管球器结构中各种组织成分增生过度所致，好发于皮肤，发生于胃者少见。多见于胃窦，表现为直径 1～4cm、小而圆的黏膜下层来源肿瘤，由于含有大量平滑肌成分，故质地坚硬，易被误认为恶性肿瘤。临床症状如上腹疼痛不适、黑粪等多为肿瘤压迫胃黏膜所致。外科切除疗效良好，预后佳。

■■■■ 第三节　肝脏疾病 ■■■■

一、自身免疫性肝炎

自身免疫性肝炎（autoimmune hepatitis，AIH）是一种以不同程度的血清转氨酶升高、高丙种球蛋白血症和自身抗体阳性为主要临床特征的肝脏疾病，主要表现为慢性肝炎，但亦可以急性肝炎甚至急性肝衰竭起病。该病最初描述于 20 世纪 50 年代初，曾被称为狼疮样肝炎、慢性活动性自身免疫性肝炎、自身免疫性活动性肝炎等，1994 年国际胃肠病学大会上被正式定名为"自身免疫性肝炎"。

（一）病因和发病机制

自身免疫性肝炎的病因及发病机制尚不清楚，可能涉及遗传、病毒感染、药物、毒素及免疫等多种因素。遗传学研究发现Ⅰ类人白细胞抗原（HLA-Ⅰ）类分子关键部位的基因多态性是影响 AIH 发生的主要原因。例如，本病多见于 HLA-DR3（DRB1 * 0301）及 DR4（DRB1 * 0401）阳性者，但在不同种族人群中 MHC-Ⅱ类分子对 AIH 的影响有所不同。亦有研究认为，其他免疫分子的基因多态性如肿瘤坏死因子 α（TNF-α）基因、细胞毒 T 细胞抗原 4（CTLA-4）基因的改变会促使 AIH 发生。

虽然在Ⅰ型 AIH 患者中没有明确找到病原体，但 HCV 感染的患者中有 10% LKM-1 阳性，有研究提示 HCV 有可能通过分子模拟诱导自身反应性 $CD8^+$ CTL，产生病毒相关性 AIH。

在人体内，特异性自身抗原肽被 HLA-Ⅱ类分子识别，并被抗原呈递细胞（APC）呈递给 T 细胞从而激活 T 细胞，后者随后分化为 Th_1 和 Th_2 两个亚型，分泌重要的致炎性细胞因子从而引起自身免疫反应。

正常情况下，机体的免疫应答受到精细的调节和控制（主要通过免疫细胞的凋亡），因而不会发生自身免疫现象。而一旦免疫细胞的凋亡机制发生障碍，则已激活的免疫细胞可能持续不断地攻击肝细胞从而引发 AIH。最新动物实验研究表明，具有免疫抑制作用的调节性 T 细胞（Treg）活性低下和促进免疫细胞凋亡的分子 PD-1 信号通路受阻，可导致小鼠产生抗核抗体及致死性的肝炎伴肝脏中 $CD4^+$ 和 $CD8^+$ T 细胞浸润。以上证据均说明，负向免疫调节机制障碍是产生自身免疫性肝损伤的重要机制。

（二）病理学

AIH 在病理学主要表现为界面性肝炎（以前称为碎屑样坏死），中至重度的淋巴细胞特别是浆细胞浸润，伴或不伴小叶性肝炎，有些肝细胞呈玫瑰花结样排列，但无明显的胆管损伤、肉芽肿、铁沉积、铜沉积或提示其他病因的组织学变化。汇管区浆细胞浸润是该病的特征但并非诊断所必需；界面性肝炎伴或不伴小叶性肝炎是诊断 AIH 的必要条件，但界面性肝炎也可见于急慢性病毒性肝炎和药物性肝损害，因此需结合临床和其他实验室检查进行鉴别。

二、病毒性肝炎

（一）甲型病毒性肝炎

甲型病毒性肝炎旧称流行性黄疸或传染性肝炎，早在 8 世纪就有记载。近年对其病原学和诊断技术等方面的研究进展较大，并已成功研制出甲型肝炎病毒减毒活疫苗和灭活疫苗，可有效控制甲型肝炎的流行。

甲型肝炎传染源是患者和亚临床感染者。潜伏期后期及黄疸出现前数日传染性最强，黄疸出现后 2 周粪便仍可能排出病毒，但传染性已明显减弱。本病无慢性甲型肝炎病毒（HAV）携带者。

（二）乙型病毒性肝炎

慢性乙型病毒性肝炎是由乙型肝炎病毒感染致肝脏发生炎症及肝细胞坏死，持续 6 个月以上而病毒仍未被清除的疾病。我国是慢性乙型病毒性肝炎的高发区，人群中约有 9.09％为乙型肝炎病毒携带者。该疾病呈慢性进行性发展，间有反复急性发作，可演变为肝硬化、肝癌或肝功能衰竭等，严重危害人民健康，故对该疾病的早发现、早诊断、早治疗很重要。

传染源主要是有乙型肝炎病毒（HBV）DNA 复制的急、慢性患者和无症状慢性 HBV 携带者。

传播途径主要通过血清及日常密切接触而传播。血液传播途径除输血及血制品外，可通过注射、刺伤、共用牙刷和剃须刀及外科器械等方式传播，经微量血液也可传播。由于患者唾液、精液、初乳、汗液、血性分泌物均可检出 HBsAg，故密切的生活接触可能是重要传播途径。所谓"密切生活接触"可能是由于微小创伤所致的一种特殊经血传播形式，而非消化道或呼吸道传播。另一种重要的传播方式是母婴传播（垂直传播）。生于 HBsAg/HBeAg 阳性母亲的婴儿，HBV 感染率高达95％，大部分在分娩过程中感染，低于 10％～20％可能为宫内感染。医源性或非医源性经血液传播，是本病的传播途径。

易感人群：感染后患者对同一 HBsAg 亚型 HBV 可获得持久免疫力。但对其他亚型免疫力不完全，偶可再感染其他亚型，故极少数患者血清抗-HBs（某一亚型感染后）和 HBsAg（另一亚型再感染）可同时阳性。

（三）丙型病毒性肝炎

慢性丙型病毒性肝炎是一种主要经血液传播的疾病，是由丙型肝炎病毒（HCV）感染导致的慢性传染病。慢性 HCV 感染可导致肝脏慢性炎症坏死，部分患者可发展为肝硬化甚至肝细胞癌（HCC），严重危害人民健康，已成为严重的社会和公共卫生问题。

传染源主要为急、慢性患者和慢性 HCV 携带者。

传播途径与乙型肝炎相同，主要有以下 3 种。

（1）通过输血或血制品传播 由于 HCV 感染者病毒血症水平低，所以输血和血制品是最主要的传播途径。经初步调查，输血后非甲非乙型肝炎患者血清丙型肝炎抗体（抗-HCV）阳性率高达 80% 以上，已成为大多数（80%～90%）输血后肝炎的原因。但供血员血清抗-HCV 阳性率较低，欧美各国为 0.35%～1.4%，故目前公认，反复输入多个供血员血液或血制品者更易发生丙型肝炎，输血 3 次以上者感染 HCV 的危险性增高 2～6 倍。国内曾因单采血浆回输血细胞时污染，造成丙型肝炎暴发流行，经 2 年以上随访，血清抗 HCV 阳性率达到 100%。1989 年国外综合资料表明，抗 HCV 阳性率在输血后非甲非乙型肝炎患者为 85%，血源性凝血因子治疗的血友病患者为 60%～70%，静脉药瘾患者为 50%～70%。

（2）通过非输血途径传播 丙型肝炎亦多见于非输血人群，主要通过反复注射、针刺、含 HCV 血液反复污染皮肤黏膜隐性伤口及性接触等其他密切接触方式而传播。这是世界各国广泛存在的散发性丙型肝炎的传播途径。

（3）母婴传播 要准确评估 HCV 垂直传播很困难，因为在新生儿中所检测到的抗-HCV 实际可能来源于母体（被动传递）。检测 HCV RNA 提示，HCV 有可能由母体传播给新生儿。

易感人群：对 HCV 无免疫力者普遍易感。在西方国家，除反复输血者外，静脉药瘾者、同性恋等混乱性接触者及血液透析患者丙型肝炎发病率较高。本病可发生于任何年龄，一般儿童和青少年 HCV 感染率较低，中青年次之。男性 HCV 感染率大于女性。HCV 多见于 16 岁以上人群。HCV 感染恢复后血清抗体水平低，免疫保护能力弱，有再次感染 HCV 的可能性。

（四）丁型病毒性肝炎

丁型病毒性肝炎是由于丁型肝炎病毒（HDV）与 HBV 共同感染引起的以肝细胞损害为主的传染病，呈世界性分布，易使肝炎慢性化和重症化。

HDV 感染呈全球性分布。意大利是 HDV 感染的发现地。地中海沿岸、中东地区、非洲和南美洲亚马孙河流域是 HDV 感染的流行区。HDV 感染在地方性高发区的持久流行，是由 HDV 在 HBsAg 携带者之间不断传播所致。除南欧为地方性高流行区之外，其他发达国家 HDV 感染率一般只占 HBsAg 携带者的 5% 以下。发展中国家 HBsAg 携带者较高，有引起 HDV 感染传播的基础。我国各地 HBsAg 阳性者中 HDV 感染率为 0～32%，北方偏低，南方较高。活动性乙型慢性肝炎和重型肝炎患者 HDV 感染率明显高于无症状慢性 HBsAg 携带者。

传染源主要是急、慢性丁型肝炎患者和 HDV 携带者。

传播途径：输血或血制品是传播 HDV 的最重要途径之一。其他包括经注射和针刺传播，日常生活密切接触传播，以及围生期传播等。我国 HDV 传播方式以生活密切接触为主。

易感人群：HDV 感染分两种类型。①HDV/HBV 同时感染，感染对象是正常人群或未接受 HBV 感染的人群；②HDV/HBV 重叠感染，感染对象是已受 HBV 感染的人群，包括无症状慢性 HBsAg 携带者和乙型肝炎患者，他们体内含有 HBV 及 HBsAg，一旦感染 HDV，极有利于 HDV 的复制，所以这一类人群对 HDV 的易感性更强。

（五）戊型病毒性肝炎

戊型病毒性肝炎原称肠道传播的非甲非乙型肝炎或流行性非甲非乙型肝炎，其流行病学特点及临床表现颇像甲型肝炎，但两者的病因完全不同。

戊型肝炎流行最早发现于印度，开始疑为甲型肝炎，但回顾性血清学分析，证明既非甲型肝炎，也非乙型肝炎。本病流行地域广泛，在发展中国家以流行为主，发达国家以散发为主。其流行特点与甲型肝炎相似，传染源是戊型肝炎患者和阴性感染患者，经粪口传播。潜伏期末和急性期初传染性最强。流行规律大体分两种：一种为长期流行，常持续数月，可长达 20 个月，多由水源不断污染所致；另一种为短期流行，约 1 周即止，多为水源一次性污染引起。与甲型肝炎相比，本病发病年龄偏大，16～35 岁者占 75%，平均 27 岁。孕妇易感性较高。

三、药物性肝病

药物性肝病（drug induced liver disease，DILI）是指由于药物或其代谢产物引起的肝损害。药物引起的肝损害主要表现为肝细胞坏死，胆汁淤积，肝细胞内微脂滴沉积，并可演变为慢性肝炎、肝纤维化和肝硬化等。目前发现近 1000 种药物与肝损伤有关，包括中草药。随着药物应用的不断增加，医源性肝毒性已成为中毒性肝损害的一个重要因素。

（一）病因

1. 药物在肝脏中的代谢

肝脏是药物在体内代谢的最主要场所，药物在肝脏内经过一系列药物代谢酶的作用，经过生物转化后排出体外，因此，肝脏的病理状态可以影响药物在体内的代谢过程，从而影响药物的疗效并可产生不良反应，同时药物及其代谢产物也可造成肝脏损害。药物依赖药物代谢酶的作用经过氧化、还原、水解及结合等途径转化为具有极性的代谢物质，这一过程称为生物转化。药物代谢酶是光面内质网内一组混合功能性氧化酶，包括细胞色素 P450，单氨氧化酶、细胞色素 C 还原酶等，以及胞质中的辅酶Ⅱ（还原型 NADPH）。药物在肝内进行的生物转化过程分为两个阶段，分别称为Ⅰ相反应和Ⅱ相反应。

（1）Ⅰ相反应（phase Ⅰ reaction）　包括氧化、还原和水解3种途径，其中以氧化反应最为重要，其次为还原和水解反应。多数药物的第Ⅰ相反应在肝细胞表面内质网进行，经过表面内质网上微粒体内一系列药物代谢酶的作用，使非极化脂溶性化合物产生带氧的极性基团，如羟基（—SH）、羧基（—COOH）、氨基（—NH）等，从而增加其水溶性，羟化不稳定产物，还可进一步分解。一般药物经过第Ⅰ相的氧化、还原或水解后变为极性和水溶性较高而活性较低的中间代谢产物，为第2阶段提供可被药酶作用的合适底物。

（2）Ⅱ相反应（phase Ⅱ reaction）　通过结合反应途径以Ⅰ相反应所提供的极性代谢物为底物，在转移酶的作用下，底物极性基团分别与极性配体葡萄糖醛酸、谷胱甘肽、谷酰胺甘胺酸、乙酰基甲基等基团结合。结合作用不仅掩盖了某些药物分子上的某些功能基团，而且可改变其理化性质，增加水溶性，形成水溶性的最终产物，通过尿液或胆汁排出体外。因此，Ⅱ相反应为合成生物转化反应，通常是解毒反应，破坏化合物及其产物的生物活性，转化为葡萄糖醛酸、硫醛氨酸衍生物和其他化合物排出体外。

2. 肝脏对药物的排泄

肝脏对药物代谢的功能包括生物转化和将药物从胆汁排泄出体外，一般分子量大于400的化合物主要直接从胆汁排泄，而分子量小于300的化合物则进入血液从肾脏排出。大多药物通过Ⅰ相反应和Ⅱ相反应生物转化后形成的结合代谢物从胆汁中排出。肝脏对少数未经过转化或仍呈活性状态的药物的排泄能力直接影响该药在血液中的浓度。经胆汁排入肠道的结合代谢产物呈高度水溶性，不易被肠道吸收而随同肠内容物一起排出体外；但有些代谢产物在肠黏膜或肠内细菌分泌的葡萄糖醛酸苷酶等水解酶的作用下去掉结合酶又转为脂溶性，被肠黏膜吸收进入肝门静脉系统，即形成"肠肝循环"，从而延长了药物的作用时间。此外，当肾功能减退时会影响一些药物从肾脏排出，在此状态下肝脏对药物的排泄则成为重要的代偿途径。

3. 影响药物代谢的因素

（1）药物代谢的遗传多态性　肝脏药酶系特别是P450具有遗传多态性，从而形成药物代谢的个体差异，影响药物的药理作用，产生药物的不良反应、致癌性和易感性。在Ⅰ相反应中药物多态性以异奎胍为例，具有P450ⅡD变异。对异奎胍羟化作用有遗传性的个体，在应用抗高血压药、钙离子拮抗药、β受体拮抗药、膜抑制抗心律失常药等时会出现药物代谢异常，导致药效增强，时间延长，易发生不良反应。在Ⅱ相反应中药物代谢呈多态性，以异烟肼为例，分为乙酰化快型和乙酰化慢型，慢型乙酰化个体长期服用异烟肼可产生红斑狼疮综合征，易发生周围神经病变。P450I A1 和 P450I A2 能激活某些致癌源，其遗传变异与对某些癌的易患性有关。

（2）药酶的诱导和抑制

① 酶诱导作用：一些亲脂药物或外源性物质可使肝内药酶的合成显著增加，导致对其他药物的代谢增加，这种作用称为酶的诱导。目前，已知至少有 200 多种药物和环境中的化学物质具有酶诱导作用，例如苯巴比妥、苯妥英钠、螺内酯（安体舒通）、利福平等。药酶的诱导作用有时可造成药物性肝损害或化学性致癌。

② 酶抑制作用：某些药物可通过抑制药酶而使另一药物代谢延迟，使药物作用增强或延长。由于微粒体药酶专一性少，这种药物可作为同一酶系的底物导致多种药物之间对酶结合部位的竞争，因此某种药物受一种酶催化时，可以影响对其他药物的作用，例如氯霉素可抑制苯妥英钠、双香豆素、甲磺丁胺的代谢。

③ 其他因素：年龄、性别、营养状态、饥饿、妊娠、内分泌昼夜调节等，均可导致不同个体的药效和不良反应出现差异。

4. 肝脏疾病对药物代谢的影响

肝脏疾病影响肝脏药酶的结合作用，从而影响药物的代谢。此外，血液浓度、血浆蛋白浓度、肝脏有效血容量、有效肝细胞总数、门-体血液分流等发生改变，也会影响药物代谢和血液浓度。药物从肝门静脉进入肝脏后，被不同程度地清除，其他部分则通过肝脏进入体循环。肝脏清除率表示单位时间内血浆内药物被肝脏所清除的量，提示肝清除和进入肝脏药物浓度的关系。肝脏清除率（CIH）＝Q×ER，Q 代表肝脏血流量，ER 为肝脏摄取率。肝脏对各种药物摄取率不同，高摄取率的药物在肝脏内清除率高，这类药物的清除率受血流量影响大，受血浆蛋白结合影响小，成为流速限定性药物。低摄取率药物在肝脏内清除率低，受药酶和结合酶影响大，同时也受血浆蛋白结合影响，而受血流量影响小，称为能力限定性药物。药物代谢和清除能力与肝病的严重程度成正比，肝病时药物清除能力的改变与药物本身的理化特性也有一定的关系。在急性肝炎时药物清除率改变较短暂，而在肝硬化失代偿期药物清除率的改变显著而持久。例如在肝硬化时，地西泮、氯霉素、西咪替丁等药物的半衰期延长，肝脏的清除率降低。患严重肝病或慢性肝病时，由于有效血流量降低，使一些口服的高 ER 药物通过受阻，生物利用度增加，药物清除率减低导致血药浓度升高，例如吗啡、水杨酸类、氯丙嗪等。严重肝病时由于某些药物如吗啡、地西泮等受体增加或其敏感阈值降低，即使正常剂量的 1/3～1/2 也可能诱发肝性脑病。

（二）病理

依据临床表现和病变程度的变化，药物性肝病一般分为急性和慢性两大类，急性药物性肝病包括急性肝炎型、肝内胆汁淤积型、急性脂肪肝型和混合型等，临床以肝病表现为主或伴有肝外表现。慢性药物性肝病种类较多，若早期发现，停药后病变可逆转。

1. 急性药物性肝病

（1）肝细胞毒损害

① 肝炎型：多种药物可引起肝细胞损害和坏死，病理学改变轻重不一，轻者仅见点状坏死，重者表现为带状或大块性坏死伴有网状支架塌陷，汇管区和小叶内炎性细胞浸润、胆汁淤积和库普弗细胞增生。不同药物引起的病理改变有所不同，如异烟肼和甲基多巴引起急性弥漫性肝炎，而对乙酰氨基酚过量可引起大块性肝坏死，丙戊酸可引起小叶中心性坏死和微泡性脂肪变性。

② 脂肪肝型：使用某些药物可发生脂肪肝，如大剂量静脉滴注四环素、门冬酰胺酶、丙戊酸等，可引起肝细胞内大量脂肪小滴沉着，而甲氨蝶呤、硫唑嘌呤等可引起脂肪大滴沉着，电镜显示光面内质网呈蜂窝状变化。患微泡性脂肪肝时，转氨酶升高可达正常的 $5\sim20$ 倍，而患巨泡性脂肪肝时转氨酶为轻中度升高，为正常人的 $1\sim3$ 倍。凝血酶原时间延长，肾功能减退，亦可有代谢性酸中毒，血小板可正常或轻度增高。

（2）急性肝内胆汁淤积

① 毛胆管型：即为单纯胆汁淤积型，睾丸酮衍生物可引起此类肝病，在其 C17 的 a 位置均有烷基。通常在服药 $3\sim4$ 个月出现黄疸，丙氨酸转氨酶（ALT）增高，长期服用均可发生血小板（BPC）滞留。病理变化主要为肝小叶中心区肝内胆汁淤积，毛细胆管内有胆栓，肝细胞和库普弗细胞内有胆色素沉着，一般无肝实质细胞损害，亦无炎症反应。内镜下见毛细胆管扩大，微绒毛变短或消失，高尔基体肥大，毛细胆管周围溶酶体增多。

② 肝毛细胆管型：以胆汁淤积为主，伴轻度肝细胞损害（炎症），大多数含有卤素的环状化合物可引发肝内胆汁淤积伴炎症。黄疸发生率为 1％，黄疸的发生与药物剂量无关；70％病例再次服药时可再次发生黄疸或肝功能障碍。如果发生脱敏反应，继续服药后黄疸可消退。病理变化表现为毛细胆管肝细胞和星状细胞内有胆汁淤积，小叶中心尤为显著。汇管区有单核细胞、淋巴细胞和中性粒细胞浸润，早期有嗜酸性粒细胞浸润，肝细胞呈球状、羽毛状变形和灶状坏死。电镜可见毛细胆管扩张，微绒毛减少、消失和变性，内质网肿胀和破裂。

③ 胆管型：此型少见，一般见于动脉插管进行滴注和使用氟脱氧尿苷的患者导致的硬化性胆管炎。

（3）混合型 在病理和临床兼有胆汁淤积和肝细胞损害的药物性肝炎称为混合性肝损害。此种损害包括两种情况。一种以肝实质损害为主，伴有胆汁淤积，

ALT/AST 升高明显，ALP 及胆固醇相对升高，呈现胆汁淤积的临床表现，引起此类混合性肝损害的药物有磺胺类、对氨基水杨酸（PAS）、抗惊厥药等；另一种以胆汁淤积为主，伴有肝实质损害，ALT/AST 亦相对升高，血清 ALP 及胆固醇极度升高，引起此类混合性肝损害的药物有氯丙嗪、红霉素等。

（4）变态反应性肝炎　此类药物性肝损害是指药物所致的肝损害不易归类，一般认为此型肝炎与免疫机制有关。病理改变以肝实质损害为主，呈灶状、带状或大块坏死等，有时伴有不同程度的胆汁淤积，同时伴有肝外脏器损害，如淋巴结、皮肤病变，血液骨骼改变、心肌炎、间质性肾炎和关节炎等。

2. 慢性肝损害

（1）慢性肝炎　药物引起的慢性肝损害的临床表现轻重不一，往往无症状或仅有轻度转氨酶升高，肝活检可见轻度非特异局灶性肝炎，伴汇管区和小叶内炎症反应。可有库普弗细胞增生，假小胆管增生和纤维化等，如发生桥状坏死可进一步发展为多小叶性亚急性肝坏死。临床表现多为缓慢发病，有时可见急性发病，但病理上仍为慢性炎症。症状为乏力、食欲减退、上腹不适、肝区痛、黄疸、尿色深等，可见肝掌、蜘蛛痣、肝脾大。可有全身症状如皮肤黏膜病变、关节炎、痤疮、多毛、闭经等。血清转氨酶、胆红素、γ 球蛋白、ICG 和凝血酶原时间异常等。部分患者血清 IgG、IgM 增高，抗核抗体、抗平滑肌抗体、抗红细胞抗体可呈阳性，可找到狼疮（LE）细胞。如并发亚急性肝坏死时可出现明显厌食、恶心、呕吐、少尿、腹水和出血倾向；黄疸渐加深，肝浊音界缩小，出现肝性脑病和肝肾综合征，也可演变成肝硬化、门静脉高压等。药物肝损害所致慢性肝炎治疗的关键是立即停用有关药物，停药数周后临床症状和生化可明显改善。预后较慢性病毒性肝炎为好。

（2）肝硬化　药物可引起肝硬化，病理分为 4 种类型：①大结节性或坏死性肝硬化，由药物导致慢性活动性肝炎或亚急性肝坏死发展而来。②胆汁性肝硬化。③淤血性肝硬化，继发于肝内小静脉或肝静脉闭塞。④伴脂肪变性的肝硬化，为大结节或小结节性肝硬化，其病理改变与用药剂量、疗程和给药方式密切相关，如甲氨蝶呤可引起小结节性肝硬化，药物累积量超过 4g 时，肝纤维化和肝硬化发生率增高，肝脏病理学检查可见肝脏脂肪变性，肝细胞气球样变性、坏死和纤维化，最终为肝硬化。

（3）慢性肝内胆汁淤积　某些药物可引起急性和慢性肝内胆汁淤积，慢性胆汁淤积表现为皮肤瘙痒、长期黄疸、皮肤黄疣、大便色淡、有出血倾向和脂肪泻等。脾大、血清 ALP 和胆固醇明显升高，转氨酶和结合胆红素增高，凝血酶原时间延长。肝组织学检查可有毛细胆管内胆栓，肝细胞和库普弗细胞内胆色素沉着，小胆管增生和假小胆管形成。停药后，黄疸仍可持续数个月至 1 年以上逐渐消失，仅有极少数患者发展为胆汁性肝硬化。据文献报道，引起慢性肝内胆汁淤积的常见药物有氯丙嗪、甲磺丙脲、磺胺药、甲基睾酮、酮康唑和卡马西平等。

（4）肝硬化性胆管炎　卡马西平、动脉注射氟脱氧尿苷（FuDR）等可引起硬化性胆管炎。

（5）脂肪肝　药物引起的肝细胞脂肪变，一般无临床症状，但如引起弥漫性脂肪变性则可出现临床症状，如肝大、血转氨酶升高、碱性磷酸酶和胆红素轻至中度增高、清蛋白降低、凝血酶原时间延长等。肝组织学检查见弥漫性脂肪变性，同时可伴有胆汁淤积、肝生化异常。停药后2周内可恢复，但病理恢复较慢，须停药后逐渐恢复。

（6）肝血管病变

① 肝静脉血栓形成：据文献报道，某些药物长期服用后可引起肝静脉血栓形成，如长期服用避孕药物可影响凝血机制，导致肝静脉血栓形成和阻塞。肝组织学检查可见肝小叶、中央静脉扩张，肝窦充血、出血，肝小叶中央区坏死，最终致肝纤维化和淤血性肝硬化，并可演变成巴德-基亚里综合征。

② 肝小静脉闭塞病：硫鸟嘌呤、乌拉坦等药偶尔可导致肝小静脉、血管内皮下水肿，胶原形成，使管腔闭塞，肝小叶中央区充血和坏死，继之纤维化和肝硬化，其临床表现类似巴德-基亚里综合征。

（7）肝磷脂蓄积症　据报道，胺碘酮等药可引起肝磷脂蓄积，20%～40%服用胺碘酮的患者可有轻度 ALT 增高，部分肝大。肝组织学检查可见肝细胞内 Mallory 透明小体伴炎性细胞浸润，小胆管增生，巨泡性脂肪变性，镜下所见雷同于原发性磷脂沉着症，溶酶体内有明显的同心层状磷脂包涵体。

（8）肝肿瘤及肝癌

① 肝肉芽肿：在肝活检、腹部手术或尸检时发现。可见肝细胞损害和胆汁淤积，见于服用奎尼丁、甲基多巴和磺脲类降糖药，亦可见于使用青霉素、肼屈嗪、别嘌呤等药，一般无肝损害。

② 良性肿瘤：主要见于口服避孕药，其发生率与服药时间长短及剂量成正比，长期服雄激素也可引起肝肿瘤。

③ 恶性肿瘤：口服避孕药和雄激素偶尔可致腺瘤癌变为肝细胞癌或胆管细胞癌。此类肝癌特点为甲胎蛋白大致正常。

④ 特发性门静脉高压：长期服用含砷的 Fowler 溶液或长期接触石灰硫酸铜杀虫剂的专业人员因慢性砷中毒可引起本病。病理特点为肝内门静脉末梢分支闭塞，中等门静脉分支减少，门静脉内血栓形成，汇管区纤维化并延伸至小叶。临床表现为门静脉高压、脾大和脾功能亢进。

四、肝硬化

肝硬化是一种由不同病因引起的肝脏慢性、进行性、弥漫性病变。其主要病理变化是在肝细胞广泛变性坏死的基础上产生肝纤维组织大量增生，并形成再生结节和假小叶，导致正常肝小叶结构和血管解剖的破坏。临床上出现肝功能损害和门静脉高压的相应表现，晚期可出现多种并发症。肝硬化是一种全球性疾病，每年全世界有数十万人死于肝硬化；在中国、日本和欧美，肝硬化更是列于脑血管意外、心血管疾病、癌肿、慢性阻塞性肺疾病之后的主要死亡原因之一。

（一）病因

肝硬化的病因很多，包括病毒性肝炎、酒精性肝病、代谢性肝病、血吸虫病等。在我国以乙型病毒性肝炎最为常见，而在国外，尤其是欧美，则以酒精性肝病最为常见。

1. 病毒性肝炎

乙型、丙型和丁型病毒性肝炎均可能发展为肝硬化。我国70％以上肝硬化由病毒性肝炎发展而来，其中以乙型病毒性肝炎最为常见，其次为丙型病毒性肝炎。慢性乙型病毒性肝炎患者中有1/4～1/3可发展成肝硬化，而丙型病毒性肝炎患者发生肝硬化的比例更高。病毒性肝炎发展到肝硬化的病程长短不一，短至数月，长达数十年。少数情况下，急性病毒性肝炎由于出现大量肝细胞坏死和纤维化可不经过慢性肝炎阶段而直接发生肝硬化。丁型肝炎病毒或丙型肝炎病毒与乙型肝炎病毒重叠感染，均可加剧肝硬化发生，其中乙型、丙型肝炎病毒重叠感染的慢性肝炎有70％～80％发展到肝硬化。甲型和戊型病毒性肝炎一般不引起肝硬化。

2. 慢性酒精中毒

酒精性肝硬化是欧美国家最常见的肝硬化原因，近年来我国的发病率也有所增加。长期（10年以上）酗酒（每天摄入乙醇量≥80g）可因乙醇直接毒性作用及其氧化产物（乙醛）的间接毒性作用损害肝细胞膜，促进胶原合成致纤维化，继而发展为肝硬化。酒精还可加速乙型病毒性肝炎肝硬化的进展。

3. 非酒精性脂肪性肝炎

非酒精性脂肪性肝炎（nonalcoholic steatohepatitis，NASH）也是引起肝硬化的重要原因，目前认为，它是非酒精性脂肪性肝病发展到肝硬化的必经阶段。据统计，非酒精性脂肪性肝炎患者10～15年内肝硬化发生率高达15％～25％。年龄＞50岁、肥胖（内脏性肥胖）、高血压、2型糖尿病、ALT升高、AST/ALT＞1、血小板减少等均是非酒精性脂肪性肝炎发展到肝纤维化、肝硬化的危险因素。

4. 化学毒物或药物

长期服用或接触某些化学毒物或药物，如双醋酚酊、甲基多巴、四环素、异烟肼、磷、砷、四氯化碳等均可导致中毒性肝炎，引起肝硬化。

5. 遗传代谢性疾病

很多遗传代谢性疾病，如血色病、肝豆状核变性（Wilson病）、半乳糖血症、α1-抗胰蛋白酶缺乏症、糖原贮积症、酪氨酸血症等均可导致肝硬化。在我国以肝豆状核变性最为常见，它是一种由于先天性铜代谢异常引起铜在肝、脑等组织沉积而引起的疾病，常见于儿童和青少年，主要病理改变为双侧基底核变性和肝损害，临床上表现为精神异常、锥体外系症状、肝硬化表现，可出现角膜 K-F 环、血清铜蓝蛋白降低、铜代谢异常和氨基酸代谢异常等。血色病是一种铁代谢障碍导致的疾病，男性发病多于女性，临床主要表现为肝硬化、糖尿病、皮肤色素沉着和性腺萎缩等；其肝硬化主要由过多的含铁血黄素沉积在肝脏中所导致。

6. 肝淤血

巴德-基亚里综合征、慢性充血性心力衰竭、慢性缩窄性心包炎以及肝小静脉闭塞病均可引起肝脏长期淤血、缺氧，导致肝细胞坏死，网状支架塌陷和星芒状纤维化，并最终引起肝硬化。

7. 自身免疫性疾病

自身免疫性肝炎（autoimmune hepatitis，AIH）、原发性胆汁性肝硬化（primary biliary cirrhosis，PBC）、原发性硬化性胆管炎（primary sclerosing cholangitis，PSC）等免疫性疾病可最终发展成肝硬化。此外，系统性红斑狼疮等全身自身免疫性疾病在肝脏的损害也可表现为肝硬化。

8. 长期胆汁淤积

各种原发性和继发性因素导致的长期慢性肝内外胆管梗阻、胆汁淤积均可引起肝硬化。华支睾吸虫病导致的肝硬化常由继发性胆汁淤积引起。

（二）病理

肝硬化时肝脏明显变形，早期肿大，晚期则明显缩小，质地变硬、重量变轻，表面呈现高低不平的结节状。镜下可观察到弥漫性肝细胞变性坏死、肝细胞再生和结节形成以及纤维组织增生和间隔形成。大量肝细胞坏死后形成的纤维间隔将肝实质分为大小不等、圆形或类圆形的肝细胞团，称为假小叶。假小叶形成是肝硬化的基本病理特点，也是确定肝硬化病理诊断的主要依据。

根据病理形态，可将肝硬化分为大结节性、小结节性和混合结节性。小结节性肝硬化结节大小相仿，直径小于 3mm；结节失去正常肝小叶结构，被纤维间隔包绕；纤维间隔较窄而均匀；多见于酒精性和淤血性肝损害。大结节性肝硬化较为常见，乙型和丙型肝炎病毒所致肝硬化多为此类。该类型结节粗大且大小不均，直径大于 3mm，较大的可达数厘米；纤维间隔较宽，分布不均；大结节内可包含正常肝小叶。混合结节性则是上述两种病理形态的混合。

肝硬化时，脾脏、肾脏、胃肠道、性腺等也可出现相应的病理改变。脾脏常出现淤血、肿大，镜下可见脾窦扩张、脾髓增生、动静脉扩张迂曲，脾窦内网状细胞增生并可见吞噬红细胞。胃肠道黏膜淤血水肿而增厚，消化性溃疡发病率明显升高。胃黏膜血管扩张充血形成门静脉高压性胃病；食管、胃底、直肠静脉扩张迂曲，形成侧支循环，压力高时可破裂出血。

■ ■ ■ ■ 第四节　胆管疾病 ■ ■ ■ ■

一、胆石症

胆石症是指胆管系统（包括胆囊和胆管）任何部位发生结石的疾病，是世界范围内的常见病。女性好发，患病率随年龄递增，约 2/3 患者无症状。患者可出现胆绞痛、胆囊炎、胆管炎、胰腺炎等临床表现和并发症，严重者可出现胆囊坏疽和穿孔等严重并发症。

胆结石形成的机制尚未完全明了。胆结石分为胆固醇性结石和色素性结石。西方国家中 75% 以上的胆结石为胆固醇性，且多发生于胆囊，而在亚洲、非洲国家则以色素性结石常见，且胆结石常伴胆管结石。遗传因素及生活方式，如饮食习惯可能与胆结石的形成有关。胆固醇结石与胆色素结石的发病机制不同。

（一）胆固醇结石与脂质代谢有关

体内总胆固醇池是由自身从乙酰 CoA 合成或饮食中吸收的，多数溶解，且以原形分泌到胆汁中或转化为胆酸，形成肝内胆固醇池，约 20% 系肝脏新合成。

1. 代谢障碍

各种代谢障碍引起胆固醇池循环平衡失调，导致胆汁胆固醇绝对高分泌或胆汁酸相对低分泌，或两者并存。肝脏合成的胆固醇在胆汁中与胆汁酸、磷脂形成微胶粒后具有水溶性。胆汁中的胆固醇、胆汁酸与磷脂含量的比例对维持胆固醇的溶解状态很重要。肥胖、年老、药物效应、激素治疗均引起胆汁胆固醇分泌过多，而胆汁酸分泌相对减少，如广泛小肠切除或原发性硬化性胆管炎（PSC）等引起胆汁过度饱和，使胆固醇易从胆汁中析出成为胆固醇结晶。除了微胶粒，磷脂大泡也是一种胆固醇载体。大泡主要由磷脂及胆固醇组成，存在于所有胆汁中，是胆固醇从肝脏分泌至胆小管的原始形式。在胆盐浓度很低时，大泡携带肝胆汁中几乎所有的胆固醇，通常，大泡内胆固醇与磷脂的摩尔比例为 1：1，可达 5：2，而在微胶粒中胆固醇与磷脂的比例为 1：（2～5），因此大泡比微胶粒能更有效地携带胆固醇。大泡和微胶粒的平衡和两者所含胆固醇的比例与胆盐的浓度有关，在胆盐浓度很低时（如在肝胆汁中），大多数胆固醇由大泡携带，而在胆盐浓度高时（如在胆囊内），部分大泡因微胶粒的作用成为可溶性而转移至微胶粒。在胆固醇与磷脂的比例增高时（如在大泡内比例为 3：2，微胶粒中为 1：3），就超过了携带能力而达到亚稳态浓度，胆固醇就有沉淀的倾向。高胆固醇与磷脂比例缩短了成核时间，而大泡的积聚可能是胆固醇形成结晶的重要步骤，钙的存在可能有促进大泡积聚的作用。

2. 胆囊的作用

在胆固醇结石形成过程中，胆囊对成核晶体形成与结石成长具有重要意义。胆汁在胆囊中浓缩而使黏稠度增高，饥饿时胆汁排空减少而有胆汁潴留，机械或炎症因素使胆汁淤积，妊娠或服用避孕药使胆囊松弛而排空不全，以及胆汁在胆囊中不均匀的分层等都有利于结石的形成。此外，胆囊及胆管中分泌的糖蛋白对胆固醇结晶的形成有重要意义。糖蛋白是高分子蛋白，包括黏液、黏多糖与黏蛋白，黏蛋白是促核形成因子，不仅可增加胆汁的黏稠度，而且使呈饱和状态的胆固醇形成结晶。胆石症患者胆囊黏蛋白分泌亢进。

3. 其他

除上述因素外，细菌感染、年龄增加、女性、遗传、肥胖、高胆固醇饮食等也与胆结石形成有关。

（二）胆色素结石

胆色素结石分为黑色和棕色。黑色胆色素结石可发生于无诱发因素者，与黑色胆色素结石有关的因素包括慢性溶血、珠蛋白生成障碍性贫血、心脏瓣膜病、高龄、长期肠外营养及肝硬化，黑色胆色素结石很少，与胆固醇性结石共存。亚洲多见胆囊及胆管棕色胆色素结石，与细菌感染有关，如胆石中含大肠埃希菌，胆汁分泌性 IgA 减少。

黑色和棕色色素性结石含胆红素钙，故色素性结石的发病机制包含胆红素的非结合和诱导。在慢性溶血患者，肝管分泌结合胆红素的能力增加 10 倍，肠道中的细菌释放出 β-葡萄糖醛酸酶，使结合胆红素水解出葡萄糖醛酸，其游离胆红素与钙盐结合发生沉淀。胆汁淤积能增加胆红素水解的机会，肠外营养可加重胆汁淤积。胆囊对形成色素性结石也有作用，胆囊上皮可酸化胆汁，增加碳酸钙溶解度，而胆囊炎症不能酸化胆汁有助于形成色素性结石。此外，胆囊上皮分泌一种糖蛋白黏液基质入胆汁，可结合胆红素及其他胆汁成分。

二、急性梗阻性化脓性胆管炎

急性梗阻性化脓性胆管炎（acute obstructive suppurative cholangitis，AOSC）为急性胆管炎的严重阶段，病程进展迅速，是良性胆管疾病死亡的主要原因。

（一）病因

许多疾病可导致 AOSC，如肝内外胆管结石、胆道肿瘤、胆道蛔虫、急性胰腺炎、胆管炎性狭窄、胆肠或肝肠吻合口狭窄、医源性因素等，临床以肝内外胆管结石为最常见。近年随着内腔镜和介入技术的普及，经皮肝穿胆管造影（PTC）、经皮肝穿胆管引流（PTCD）、经内镜逆行胰胆管造影（ERCP）、经 T 管胆道镜取石等操作所致的医源性 AOSC 发生率有所上升。

（二）病理生理

AOSC 的发生和发展与多个因素相关，其中起主要作用的是胆道梗阻和感染，两者互为因果、互相促进。当胆道存在梗阻因素时胆汁淤积，细菌易于繁殖，引起的感染常为需氧菌和厌氧菌混合感染，需氧菌多为大肠埃希菌、克雷伯菌、肠球菌等。胆汁呈脓性，胆管壁充血水肿，甚至糜烂。如果梗阻因素不解除，胆道压力将持续上升，当压力超过 2.94kPa（30cmH$_2$O）时，肝细胞停止分泌胆汁，脓性胆汁可经毛细胆管-肝窦返流进肝静脉。此外，脓性胆汁还可经胆管糜烂创面进入相邻的门静脉分支，或经淋巴管途径进入体循环。进入血循环的胆汁含有大量细菌和毒素，可引起败血症、全身炎症反应、感染性休克。病情进一步发展，将出现肝肾综合征、弥散性血管内凝血（DIC）、多器官功能障碍综合征（MODS）而死亡。

因梗阻位置不同，其病理特点也不一致。当梗阻位于胆总管时，整个胆道系统易形成胆道高压，梗阻性黄疸出现早。当梗阻位于肝内胆管时，局部胆管出现胆道高压并扩张，虽然局部胆血屏障遭受破坏，内毒素也会进入血内，但发生败血症、黄疸的概率较少。

三、急性胆囊炎

急性胆囊炎（acute cholecystitis）是胆囊发生的急性炎症性疾病，在我国腹部外科急症中位居第二，仅次于急性阑尾炎。

（一）病因

多种因素可导致急性胆囊炎，如胆囊结石、缺血、胃肠道功能紊乱、化学损伤、微生物感染、寄生虫、结缔组织病、过敏性反应等。急性胆囊炎中 90%～95% 为结石性胆囊炎，5%～10% 为非结石性胆囊炎。

（二）病理生理

胆囊结石阻塞胆囊颈或胆囊管是大部分急性结石性胆囊炎（acute calculous cholecystitis）的病因，其病变过程与阻塞程度及时间密切相关。结石阻塞不完全且时间较短者，仅表现为胆绞痛，阻塞完全且时间较长者，则发展为急性胆囊炎。按病理特点可分为四期：水肿期为发病初始 2～4 天，由于黏膜下毛细血管及淋巴管扩张，液体外渗，胆囊壁出现水肿。坏死期为发病后 3～5 天，随着胆囊内压力逐步升高，胆囊黏膜下小血管内形成血栓，堵塞血流，黏膜可见散在的小出血点及坏死灶。化脓期为发病后 7～10 天，除局部胆囊壁坏死和化脓，病变常波及胆囊壁全层，形成壁间脓肿甚至胆囊周围脓肿，镜下见大量中性粒细胞浸润和纤维增生；如果胆囊内压力持续升高，胆囊壁血管因压迫导致血供障碍，出现缺血坏疽，则发展为坏疽性胆囊炎，此时常并发胆囊穿孔。慢性期主要指中度胆囊炎反复发作以后的阶段，镜下特点是黏膜萎缩和胆囊壁纤维化。

严重创伤、重症疾病和大手术后发生的急性非结石性胆囊炎由胆囊的低血流量灌注引起，胆囊黏膜因缺血缺氧损害和高浓度胆汁酸盐的共同作用而发生坏死，继而发生胆囊化脓、坏疽甚至穿孔，病情发展迅速，并发症率和死亡率均高。

四、慢性胆囊炎

慢性胆囊炎是胆囊慢性炎症性病变。大多数合并胆囊结石，也有少数为非结石性胆囊炎。临床上可表现为慢性反复发作性上腹部隐痛、消化不良等症状。

（一）病因

慢性胆囊炎多发生于胆石症的基础上，且常为急性胆囊炎的后遗症。其病因主要是细菌感染和胆固醇代谢失常。常见的病因有下面几条。

1. 胆囊结石

结石可刺激和损伤胆囊壁，引起胆汁排泄障碍。约 70％慢性胆囊炎的患者胆囊内存在结石。

2. 感染

感染源常通过血源性、淋巴途径、邻近脏器感染的播散和寄生虫钻入胆道而逆行带入。细菌、病毒、寄生虫等病原体均可引起胆囊慢性感染。慢性炎症可引起胆管上皮及纤维组织增生，导致胆管狭窄。

3. 急性胆囊炎的延续

急性胆囊炎反复迁延发作，使胆囊纤维组织增生和增厚，病变较轻者，仅有胆囊壁增厚，重者可以显著肥厚、萎缩，囊腔缩小以至功能丧失。

4. 化学刺激

当胆总管和胰管的共同通道发生梗阻时，胰液反流进入胆囊，胰酶原被胆盐激活并损伤囊壁的黏膜上皮。另外，胆汁排泄发生障碍，浓缩的胆盐又可刺激囊壁的黏膜上皮造成损害。

5. 代谢紊乱

由于胆固醇的代谢发生紊乱，而致胆固醇沉积于胆囊的内壁上，引起慢性炎症。

（二）发病机制

1. 胆管嵌顿

胆囊是胆囊管末端的扩大部分，可容胆汁 30～60mL，胆汁进入胆囊或自胆囊排出都要经过胆囊管，胆囊管长 3～4cm，直径 2～3mm，胆囊管内黏膜又形成 5～7 个螺旋状皱襞，使得管腔较为狭小，这样很容易使胆结石、寄生虫嵌入胆囊管。嵌入后，胆囊内的胆汁就排不出来，这样，多余的胆汁在胆囊内积累，长期滞留和过于浓缩，对胆囊黏膜直接刺激而引起发炎。

2. 胆囊壁缺血、坏死

供应胆囊营养的血管是终末动脉，当胆囊的出路阻塞时，由于胆囊黏膜仍继续分泌黏液，造成胆囊内压力不断增高使胆囊膨胀积水。当胆囊缺血时，胆囊抵抗力下降，细菌就容易生长繁殖，趁机活动起来而发生胆囊炎。

3. 胆汁蓄积

由于胆囊有储藏胆汁和浓缩胆汁的功能，因此胆囊与胆汁的接触时间比其他胆道长，而且，接触的胆汁浓度亦高，当胆道内有细菌时，就会发生感染，形成胆囊炎的机会当然也就增多了。

五、胆系良性肿瘤

胆系良性肿瘤多见于胆囊，而胆管中则少见。胆囊中最常见为胆囊息肉。胆囊息肉或称胆囊息肉样病变、胆囊隆起样病变，是向胆囊腔内突出的局限性息肉样病变的总称。本病自 B 超广泛应用于临床后，发现率明显增加，其中以非肿瘤性息肉占绝大多数，如胆固醇息肉、炎性息肉、腺肌瘤样增生。

胆囊息肉可发生在胆囊黏膜上任何部位，大部分为多发，呈带状或疣状，向胆囊腔内突出，其基底部与正常胆囊黏膜相连，形态不一，大小不等，但大部分直径小于 10mm。

（一）胆固醇息肉

胆固醇息肉最为常见，特点为胆囊黏膜上可见众多的小结节，疣状或带小蒂的赘生物，有的聚集，有的分散；黄色透明、分叶状；质软易碎，直径一般小于10mm。镜检可见表面为柱状上皮细胞，极少有纤维成分。扫描电镜下可见黏膜表面微绒毛上附有胆固醇结晶。

（二）炎性息肉

炎性息肉单发或多发，有蒂或无蒂，呈乳头状，直径＜10mm；外观苍白，呈慢性炎症改变，周围胆囊壁有明显炎症。镜检见表面柱状上皮呈单层或少数呈多层覆盖，部分黏膜呈炎性坏死；黏膜下有淋巴细胞及单核细胞为主的炎性细胞浸润。扫描电镜下提示黏膜表面的绒毛减少、变短或缺损，呈"剥脱"状。

（三）腺瘤样增生

腺瘤样增生也叫增生性息肉，来源于上皮，通常无蒂，表面光滑，直径约5mm。单发或多发，多见于胆囊体、底部。组织学的特征以黏膜化生的上皮细胞增生为主，伴有上皮细胞增生，无异型性倾向。

（四）腺肌瘤样增生

腺肌瘤样增生多见于胆囊底部，呈一狭窄环，局部胆囊壁呈局限性增生、肥厚，直径平均为10mm。有的可见息肉样物向腔内突出，也有的仅呈颗粒状，肉眼所见有时很难与胆囊癌鉴别。切面呈蜂窝状结构；镜检胆囊黏膜及平滑肌均明显增厚，腺腔由柱状上皮细胞构成，周围有数量不等的平滑肌增生、环绕。

六、原发性胆管癌

原发性胆管癌主要指左右肝管、肝总管、胰腺上胆总管及胆管末端的原发性恶性肿瘤。一般将胆管末端癌肿归入壶腹周围癌中一并讨论，而由肝内胆小管发生的胆管细胞癌，则归入原发性肝癌中讨论。根据西方文献记载，胆管癌在常规尸检时的发现率为 0.01％～0.46％，胆管癌在胆管手术中的发病率为 0.29％～0.73％，但是胆管癌的发病率在日本和我国均较高；根据发病的部位，以上段胆管癌的发病率高，国内外均有共同特点。本病发病年龄多为 50～70 岁，40 岁以下少见，患者中以男性为多，男性与女性的比为（2～2.5）：1。

胆管癌的预后不佳。手术切除组一般平均生存期为 13 个月，很少存活 5 年。单纯胆管内引流或外引流，其平均生存期仅 6～7 个月，很少超过 1 年。一般认为作胆肠内引流的患者较外引流者生存率高。

（一）病因

胆管癌的确切病因尚不清楚。临床资料统计显示，胆管癌合并胆管结石者，国内文献统计报道为 16.9％，国外为 20％～57％。各类胆管癌中以中段胆管癌伴发结石较高，约占 35.3％。因此认为胆总管长时间受到结石的慢性刺激，上皮发生增生性改变，可能与胆管癌的发生有关。有人提出慢性溃疡性结肠炎、肝脏华支睾吸虫感染及先天性胆总管囊肿患者较易发生胆管癌。慢性溃疡性结肠炎约有9%的病例并发胆管癌，而先天性胆总管囊肿的癌变率为1%～5%，较正常人高20倍，尤其以Ⅰ型胆总管囊肿病例更多见。如做囊肿肠道内引流术，在残留的囊肿内继发癌肿的发生率可高达50%，5%～7%癌肿发生在囊肿的后壁。至于原发性硬化性胆管炎和胆管癌的关系，迄今仍无定论，据统计20%～30%的长期罹患PCC的患者可发生胆管癌，这可能与胆汁淤滞和感染有关，使胆管上皮长期遭受胆汁中的有毒物质、致癌物质，以及慢性炎症的反复损害和刺激，胆管上皮细胞可异型增生和肠上皮化生，甚至诱发癌变。但也有学者认为根本不存在原发性硬化性胆管炎，因经长期随访或术中多次的取样活检，最后结果都证实为癌肿，因而原发性硬化性胆管炎的本质就是一种进展缓慢的胆管癌。

（二）病理

胆管癌可发生在胆管的任何部位。①上段癌：癌肿位于肝总管和左右肝管汇总处及其近侧胆管的癌，又称Klastkin肿瘤，其发生率在胆管癌中占40%～76%。②中段癌：指癌肿位于胆囊管到十二指肠上缘一段的胆总管癌。③下段癌：癌肿位于十二指肠下缘一段的胆总管癌。

胆管癌通常表现为3种形态。①乳头状型：最少见，可发生于胆管的任何部位，癌组织除主要向管腔内生长外，亦可进一步向管壁浸润性发展，如能早期切除，成功率高，预后较好。但此型病灶有时波及胆管的范围较大，或呈多发性病灶。②管壁浸润型：可见于胆管的任何部位，此型最多见。癌肿可在肝内、外胆管广泛浸润，难以确定肿瘤的原发部位，切除困难，预后不佳。③结节型：较管壁浸润型少见。肿瘤呈结节状向管腔内突出，基底宽，向周围浸润程度较轻，手术切除率较高，预后较好。

胆管癌的组织学类型最主要为分化较好的腺癌。①高分化胆管腺癌：占胆管癌60%～70%，癌组织在胆管壁内缓慢而呈浸润性生长，可环绕整个管壁，也容易向胆管壁上下蔓延而无明显界限，或肿瘤呈团块状生长。②乳头状腺癌：占胆管癌15%～20%，多数为分化较好的腺癌，癌组织有同时向胆管腔内和胆管壁内浸润生长的现象。③低分化腺癌：少见，癌组织部分呈腺体结构，部分为不规则的实质肿块，亦可在管壁内浸润生长。④未分化腺癌：较少见，癌细胞在胆管壁内弥漫性浸润，间质少，癌组织侵袭性较大，常可浸及胆管周围脂肪组织或邻近器官。⑤印戒细胞癌：罕见。其他罕见的如鳞状细胞癌、类癌等。胆管癌的早期，多数生长缓慢，发生转移者少见，其转移主要是沿着胆管壁向上、向下缓慢地浸润，扩散。少数肿瘤生长迅速，早期即可发生转移，可累及整个胆管。上段胆管癌可直接侵及肝脏，中下段胆管癌可直接扩展至胆囊、肝总管、胆总管甚至整个胆囊，其部位有时难以确定。区域性胆管周围淋巴结常有侵犯，最常见的淋巴转移为肝门部淋巴结，并向胰、十二指肠和腹腔内以及肠系膜上血管的周围淋巴结扩散。高位胆管癌易侵犯门静脉，并可形成癌性血栓，导致肝内转移。胆管癌经血液发生远隔器官转移者较少。

■■■■ 第五节　肠道疾病 ■■■■

一、克罗恩病

克罗恩病（Crohn's disease，CD）是一种贯穿肠壁各层的慢性增殖性、炎症性疾病，可累及从口腔至肛门的各段消化道，呈节段性或跳跃式分布，但好发于末端回肠、结肠及肛周。临床以腹痛、腹泻、腹部包块、瘘管形成和肠梗阻为主要特征，常伴有发热、营养障碍及关节、皮肤、眼、口腔黏膜、肝脏等的肠外表现。本病病程迁延，有终身复发倾向，不易治愈。任何年龄均可发病，20～30 岁和 60～70 岁是 2 个高峰发病年龄段。无性别差异。

本病病因尚未明了，发病机制亦不甚清楚，推测是由肠道细菌和环境因素作用于遗传易感人群，导致肠黏膜免疫反应过高导致。

（一）遗传因素

传统流行病学研究显示：①不同种族 CD 的发病率有很大的差异。②CD 有家族聚集现象，但不符合简单的孟德尔遗传方式。③单卵双生子中 CD 的同患率高于双卵双生子。④CD 患者亲属的发病率高于普通人群，而患者配偶的发病率几乎为零。⑤CD 与特纳综合征、海-普二氏综合征及糖原贮积病Ⅰb 型等罕见的遗传综合征有密切的联系。

上述资料提示该病的发生可能与遗传因素有关。进一步的全基因组扫描结果显示易感区域分布在第 1、3、4、5、6、7、10、12、14、16、19 及 X 号染色体上，其中等 16、12、6、14、5、19 及 1 号染色体被分别命名为 IBD1-7，候选基因包括 CARD15、DLG5、SLC22A4 和 SLC22A5、IL-23R 等。

目前，多数学者认为 CD 符合多基因病遗传规律，是许多对等位基因共同作用的结果。具有遗传易感性的个体在一定环境因素作用下发病。

（二）环境因素

在过去的半个世纪里，CD 在世界范围内迅速增长，不仅发病率和流行情况发生了变化，患者群也逐渐呈现低龄化趋势，提示环境因素对 CD 易患性的影响越来越大。研究显示众多的环境因素与 CD 密切相关，有的是诱发因素，有的则起保护作用，如吸烟、药物、饮食、地理和社会状况、应激、微生物、肠道通透性和阑尾切除术。目前只有吸烟被肯定与 CD 病情的加重和复发有关。

(三) 微生物因素

肠道菌群是生命所必需，大量微生物和局部免疫系统间的平衡导致黏膜中存在大量的炎症细胞，形成"生理性炎症"现象，有助于机体免疫受到达肠腔的有害因素的损伤。这种免疫平衡有赖于生命早期免疫耐受的建立，遗传易感性等因素可致黏膜中树突状细胞、Toll 样受体 (TLRs)、T 效应细胞等的改变而参与疾病的发生与发展。小肠腺隐窝潘氏细胞和其分泌产物 (主要为防御素) 对维持肠道的内环境的稳定起着重要作用。有研究指出 CD 是一种防御素缺乏综合征。

多项临床研究亦支持肠道菌群在 CD 的发病机制中的关键环节，如一项研究显示小肠病变的 CD 患者切除病变肠段后行近端粪便转流可预防复发，而将肠腔内容物再次灌入远端肠腔可诱发炎症。

(四) 免疫因素

肠道免疫系统是 CD 发病机制中的效应因素，介导对病原微生物反应的形式和结果。CD 患者的黏膜 T 细胞对肠道来源和非肠道来源的细菌抗原的反应增强，前炎症细胞因子和趋化因子的产生增多，如 IFN-7、IL-12、IL-18 等，而最重要的是免疫调节性细胞因子的变化。CD 是典型的 Th1 反应，黏膜 T 细胞的增殖和扩张程度远超过溃疡性结肠炎，而且对凋亡的抵抗力更强。

最近有证据表明 CD 不仅与上述继发免疫反应有关，也可能与天然免疫严重缺陷有关。如携带 NOD2 变异的 CD 患者，其单核细胞对 MDP 和 TNF-α 的刺激所产生的 IL-1β 和 IL-8 显著减少。这些新发现表明 CD 患者由于系统性的缺陷导致了天然免疫反应的减弱，提示他们可能同时存在天然免疫和继发性免疫缺陷，但两者是否相互影响或如何影响仍不清楚。

二、溃疡性结肠炎

本病病因尚不十分明确，可能与基因因素、心理因素、自身免疫因素、感染因素等有关。

发病机制：肠道菌群失调后，一些肠道有害菌或致病菌分泌的毒素、脂多糖等激活了肠黏膜免疫和肠道产酪酸菌减少，引起易感患者肠免疫功能紊乱，造成肠黏膜损伤。

三、肠结核

肠结核是由结核分枝杆菌侵犯肠道引起的慢性特异性感染，绝大多数继发于肠外结核，过去在我国比较常见。现在由于人民生活水平的提高、卫生保健事业的发展及肺结核患病率的下降，本病已逐渐减少。据国内统计，本病约占综合医院收治患者总数的 0.49%。本病多见于青少年及壮年，年龄在 30 岁以下者占 71.5%，40 岁以下者占 91.7%，男女之比为 1∶1.85，男女分布的差别在 40 岁以下比较显著，而 40 岁以上大致相同。

（一）病因和发病机制

肠结核多由人型结核分枝杆菌引起，少数饮用未经消毒的带菌牛奶或乳制品，也可发生牛型结核分枝杆菌所致的肠结核。

结核分枝杆菌侵犯肠道主要是经口感染。患者多有开放性肺结核或喉结核，因经常吞下含结核分枝杆菌的痰液，可引起本病；或经常和开放性肺结核患者共餐，忽视餐具消毒隔离，也可致病。此外，肠结核也可由血行播散引起，见于粟粒性结核；或由腹腔内结核病灶，如女性生殖器结核的直接蔓延引起。结核病的发生是人体免疫系统和结核分枝杆菌相互作用的结果。结核分枝杆菌经各种途径进入人体，不一定致病。只有当入侵的结核分枝杆菌数量较多，毒力较大，并有机体免疫功能异常，肠功能紊乱引起局部抵抗力削弱时，才会发病。

结核分枝杆菌进入肠道后好发于回盲部，其次为升结肠，少见于空肠、横结肠、降结肠、十二指肠和乙状结肠等处，罕见于直肠。此外与下列因素有关：①含结核分枝杆菌的肠内容物在回盲部停留较久，结核分枝杆菌有机会和肠黏膜密切接触，增加了肠黏膜的感染机会。②回盲部有丰富的淋巴组织，而结核分枝杆菌容易侵犯淋巴组织，因此回盲部成为肠结核的好发部位，随着病变发展，感染可从回盲部向上、向下扩散。

（二）病理

本病的病理变化随人体对结核分枝杆菌的免疫力与变态反应的情况而定。如果人体的变态反应强，病变以渗出性为主；当感染菌量多、毒力大，可有干酪样坏死，形成溃疡，称为溃疡型肠结核。如果机体免疫状态良好，感染较轻，则表现为肉芽组织增生，进一步可纤维化，成为增生型肠结核。实际上，兼有这两种病变者并不少见，称为混合型或溃疡增生型肠结核，其病理所见是两型的综合。现将溃疡型和增生型病理特征分述如下。

1. 溃疡型肠结核

在肠壁的集合淋巴组织和孤立淋巴滤泡呈充血、水肿等渗出性病变，进一步发展为干酪样坏死，随后形成溃疡，常围绕肠周径扩展，其边缘不规则，深浅不一，有时可深达肌层或浆膜层，并累及周围腹膜或邻近肠系膜淋巴结。溃疡边缘与基底多有闭塞性动脉内膜炎，故引起出血的机会较少。在慢性发展过程中，病变肠曲和附近肠外组织紧密粘连，所以溃疡一般不发生急性穿孔。晚期患者常有慢性穿孔，形成腹腔脓肿或肠瘘。在修复过程中，因大量纤维组织增生和瘢痕形成，可使肠段收缩变形，从而引起肠管环形狭窄。但引起肠梗阻者仅为少数，由于动脉管壁增厚，内腔狭窄，甚至闭塞，因血管有闭塞性内膜炎，故因溃疡而致大出血者少见。

2. 增生型肠结核

病变多局限在盲肠，有时可涉及升结肠的近段或回肠末端，有大量结核肉芽肿和纤维组织增生，使肠壁有局限性增厚与变硬。往往可见瘤样肿块突入肠腔，使肠腔变窄，引起梗阻。

四、急性肠梗阻

肠内容物运行由于某些原因发生阻塞，继而引起全身一系列病理生理反应和临床症状。主要原因依次为肠粘连、疝嵌顿、肠道肿瘤、肠套叠、肠道蛔虫症、肠扭转等。据大宗资料报告，肠粘连引起的肠梗阻占 $70\%\sim80\%$。

急性肠梗阻病因繁多，但肠腔阻塞后的病理生理变化主要概括为以下几方面。

（一）肠腔积液积气

正常情况下，人体消化道内的少量气体随肠蠕动向下推进，部分由肠道吸收，其余最后经肛门排出。消化道气体约 70% 来自经口吞入的空气，约 30% 来自肠腔内细菌的分解发酵。这些气体在肠梗阻时不能被吸收和排除，再加上肠道细菌大量繁殖和发酵作用，肠腔胀气会越来越重。肠梗阻时肠道和其他消化腺分泌的大量消化液正常吸收循环途径被阻断，梗阻近端肠腔内大量积液，病程晚期还有肠壁病变引起的渗出，再加上呕吐丢失，将造成严重的水、电解质平衡紊乱，循环血量不足和休克。严重膨胀扩张的小肠还会引起腹腔压力增高，膈肌抬高，影响下腔静脉回流，加重心动过速和呼吸急促。

（二）细菌易位与毒素吸收

急性肠梗阻时肠道细菌迅速繁殖，产生大量有毒物质，并经损伤的肠黏膜屏障和通透性增高的末梢血管进入血液循环，肠腔内细菌发生易位，进入血液、淋巴循环和腹腔，引起全身中毒反应和感染。

（三）肠壁血运障碍

急性完全性肠梗阻的近端肠管扩张逐渐加重，肠壁逐渐变薄，张力增高，进而引起肠壁血运障碍，即绞窄性肠梗阻，肠黏膜可发生溃疡和坏死，肠壁出现出血点和瘀斑，肠腔和腹腔内均有血性液体渗出。随着时间延长，过度扩张的肠壁会因缺血而坏死，继而肠管破裂，引起急性腹膜炎。

以上病理生理改变持续进展将最终导致 MODS 和死亡。

五、肠易激综合征

肠易激综合征（irritable bowel syndrome，IBS）是一种常见的、病因未明的功能性疾病。好发于中青年，女性多见。其突出的病理生理变化为肠运动功能异常和感觉过敏。临床上以腹痛或腹部不适伴排便习惯改变为特征。本征患者的生活质量明显低于健康人，耗费大量的医疗资源。近年来，本征病理生理、诊断与治疗均取得了长足进展。

（一）病因

本征的病因不明。可能的高危因素有精神因素、应激事件、内分泌功能紊乱、肠道感染性病后、食物过敏、不良生活习惯等。

（二）发病机制

迄今，仍未发现 IBS 者有明显的形态学、组织学、血清学、病原生物学等方面的异常，但近来功能性磁共振及正电子体层扫描（PET）的研究发现，IBS 患者在脑功能代谢方面不同于对照组。目前认为 IBS 的主要病理生理改变可归纳为胃肠动力异常和感觉功能障碍两大类。

1. 胃肠动力异常

迄今为止，一方面，已发现的 IBS 胃肠动力异常有多种类型，但没有一种见于所有的 IBS 患者，也没有一种能解释患者所有的症状。另一方面，部分患者在不同时期可能出现不同的动力学异常。胃肠动力紊乱与 IBS 的临床类型有关。在便秘型 IBS 慢波频率明显增加；高幅收缩波减少；回-盲肠通过时间延长。而在腹泻型 IBS 则正好相反。

2. 感觉异常

IBS 感觉异常的研究涉及末梢、脊神经直至中枢神经系统。IBS 直肠容量感觉检查的结果表明，患者对容量的感知、不适感觉的阈值均明显低于正常对照组。脊髓对末梢传入的刺激可能存在泛化、扩大化、易化的作用。功能性磁共振和正电子体层扫描（PET）的研究表明，IBS 患者脑前扣带回、前额叶及边缘系统的代谢活性明显高于对照组，而这些区域与感觉功能密切相关。

六、蛋白丢失性胃肠病

蛋白丢失性胃肠病是由多种病因引起的过量血浆蛋白从胃肠道丢失的一种低蛋白血症性证候群。临床上以全身性水肿为主要表现，偶或伴有腹水和胸水。

引起蛋白丢失性胃肠病的原因或疾病，主要包括以下几类：①胃肠道黏膜炎症性、溃疡性、新生物性病变，如食管癌、胃炎、巨大或多发性胃溃疡、胃癌、胃泌素瘤、类癌、严重胃肠炎、肠结核、溃疡性结肠炎、克罗恩病、多发性胃肠道息肉等。②胃肠道其他病变，如胃黏膜巨大增生病（menetirer 病）、高分泌性肥大性胃炎、嗜酸细胞性胃肠病、麸质性肠病、热带口炎性肠病、钩虫病、缺血性肠病、肠淋巴管扩张症、肠非特异性肉芽肿、Whipple 病、肠和肠系膜淋巴结淋巴瘤、腹膜后纤维化等。③其他，如充血性心力衰竭、肝硬化、门静脉高压症、淀粉样变等。

胃肠道对血浆蛋白的代谢和降解起着显著作用。用标记清蛋白的研究结果提示正常 10%～20% 的清蛋白周转是由肠蛋白丢失来解释。血浆蛋白主要由肝脏合成，其中仅免疫球蛋白由免疫系统制造。据估计正常人每天合成清蛋白量约为 150mg/kg，而在清蛋白过度丧失时合成率最多能提高一倍。蛋白丢失性胃肠病患者从胃肠道丢失的血浆蛋白量远远超过正常丧失量；其每天蛋白的降解率可达循环血浆蛋白总量的 60% 以上，使肝脏合成难以代偿。

胃肠道丢失过量蛋白的机制：①黏膜炎症和溃疡可有大量血浆蛋白渗入胃肠道内，这是容易理解的。②黏膜结构异常，如麸质性肠病、嗜酸细胞性胃肠病、多发性息肉、癌、肥大性或萎缩性胃炎等，其黏膜上皮细胞层对血浆蛋白的通透性增高。③肠淋巴管扩张症、肠淋巴组织和系膜淋巴结病变（如结核、淋巴瘤等）及充血性心力衰竭和肝硬化所致淋巴管内压力增高，甚至破裂，可使含蛋白的淋巴液进入肠道。

七、嗜酸性胃肠炎

嗜酸性胃肠炎亦称嗜酸细胞性胃肠炎，是一种少见病，以胃肠道的某些部位有弥散性或局限性嗜酸性粒细胞浸润为特征，常同时伴有周围血嗜酸性粒细胞增多。

本病原因不明，可能与变态反应、免疫功能障碍有关。临床表现有上腹部痉挛性疼痛，可伴恶心、呕吐、发热或特殊食物过敏史。糖皮质激素治疗有效。青壮年好发，男女发病率基本相同，儿童少见。

本病病因迄今未明，一般认为是对外源性或内源性过敏原的变态反应所致。近半数患者个人或家族有哮喘、过敏性鼻炎、湿疹或荨麻疹病史；部分患者的症状可由某些食物，如牛奶、蛋类、羊肉、海虾或某些药物，如磺胺、呋喃唑酮和吲哚美辛等诱发；某些患者摄食某些特异性食物后，血中 IgE 水平增高，并伴有相应的症状，因而认为本病与特殊食物过敏有关。

本病的发病机制尚不清楚，一般认为，某种特殊过敏原与胃肠敏感组织接触后，在胃肠壁内发生抗原-抗体反应，释放出组织胺类血管活性物质，引起胃肠黏膜充血、水肿、嗜酸性粒细胞浸润及胃肠平滑肌痉挛和黏液分泌增加从而引起一系列胃肠症状。

八、十二指肠炎

十二指肠炎（duodenitis，DI）是指由各种原因引起的急性或慢性十二指肠黏膜的炎症性疾病。十二指肠炎可单独存在，也可以和胃炎、消化性溃疡、胆囊炎、胰腺炎、寄生虫感染等其他疾病并存。据统计，十二指肠炎的内镜检出率为10％～30％，临床将十二指肠炎分为原发性和继发性两类。

（一）原发性十二指肠炎

原发性十二指肠炎又称非特异性十二指肠炎，临床上我们一般所说的十二指肠炎就属该型。该疾病男性多见，男女比例为3∶1～4∶1，可发生于各年龄组，以青年最多见，城镇居民多于农村居民。原发性十二指肠炎发生于壶腹最多见，约占35％，其他依次发生于乳头部、十二指肠降部、纵行皱襞等部位。胃酸测定提示该病患者的基础胃酸分泌、最大胃酸分泌均低于十二指肠溃疡患者；预后也不形成瘢痕，随访发现患者多不发展为十二指肠溃疡。目前认为DI是一种独立的疾病。

1. 病因和发病机制

最新研究成果表明，幽门螺杆菌（Hp）与十二指肠炎的发病有着密切的关系。Hp感染、胃上皮化生、十二指肠炎三者之间有着高度相关性。研究表明，胃上皮细胞可能存在与Hp特异结合的受体，胃上皮细胞的化生反过来又为Hp的定植提供了条件；同时十二指肠炎是胃上皮化生的基础。Hp感染时，其产生的黏液酶、脂酶、磷脂酶及其他产物，破坏十二指肠黏膜的完整性，降解十二指肠的黏液，使黏膜的防御机制降低，胃液中的氢离子反弥散入黏膜，引起十二指肠炎症，有时甚至发生十二指肠溃疡。国内外许多学者研究发现，组织学正常的十二指肠黏膜未发现Hp感染，相反，活动性十二指肠炎患者的黏膜不仅可以发现Hp感染，而且与十二指肠炎的严重程度呈正相关。

同样，胃酸在DI发病过程中也发挥着重要的作用。有人观察，十二指肠炎患者的胃酸分泌是正常的，因此胃酸过多并不是DI的根本原因。研究显示，吸烟、饮酒、刺激性食物、药物、放射线照射及其他应激因素可以使十二指肠黏膜对胃酸的抵抗力下降，进入十二指肠的胃酸未被稀释和中和，发生反弥散，刺激肥大细胞释放组胺等血管活性物质，引起十二指肠黏膜的充血、水肿，炎性细胞浸润，发生炎症。

2. 病理

十二指肠炎光镜下可见充血、水肿、出血、糜烂、炎性细胞浸润，活动期时多以中性粒细胞为主。研究发现，DI的病理变化主要有绒毛缩短、肠腺延长和有丝分裂增加；上皮细胞核过度染色，呈假分层现象；周围层内淋巴细胞、浆细胞、嗜酸性细胞、中性粒细胞和上皮层内淋巴细胞及中性粒细胞数量增加。另外，胃上皮化生是 DI 的重要病理特征，常发生在矮小、萎缩的绒毛上。其中绒毛萎缩变短、十二指肠隐窝细胞活性增加、黏膜固有层炎症细胞浸润具有一定的诊断意义。

许多学者将多核细胞数增加作为组织学证实十二指肠炎的证据，当十二指肠黏膜上皮细胞中发现中性多核细胞时，更具诊断意义。绒毛的形态对于诊断也极为重要，重度十二指肠炎时绒毛可呈败絮状或虫蚀样改变。

（二）继发性十二指肠炎

继发性十二指肠炎，顾名思义是指继发于十二指肠以外的各类疾病，包括各种感染、十二指肠邻近器官及腹腔其他脏器疾病、烧伤、中毒、各种应激条件、全身性疾病等，可能由于邻近器官病变的直接影响或原发疾病的致病因素作用于十二指肠黏膜致黏膜损害引起。继发性十二指肠炎根据病程分为急性和慢性十二指肠炎；根据病因又分为感染性和非感染性十二指肠炎。

1. 急性感染性十二指肠炎

急性感染性十二指肠炎由细菌和病毒感染引起。细菌感染多为金黄色葡萄球菌、沙门氏菌、霍乱弧菌、痢疾杆菌等。病毒感染多见于轮状病毒、脊髓灰质炎病毒、诺瓦克病毒、肝炎病毒、鼻病毒等。儿童巨细胞病毒感染时，可并发十二指肠炎。

2. 急性非感染性十二指肠炎

急性非感染性十二指肠炎可见于急性心肌梗死、急性肝衰竭、急性肾衰竭、急性胰腺炎、烧伤、脑外伤、手术、严重创伤等。急性心肌梗死合并十二指肠炎可以表现为十二指肠出血；急性肝衰竭、肾衰竭可有十二指肠黏膜充血、糜烂、多发浅溃疡；急性胰腺炎引起的十二指肠炎主要改变是降部及壶腹黏膜充血、水肿。

精神刺激、药物（如阿司匹林、非类固醇消炎药）、大量饮酒等均可引起该疾病，且常同时伴有胃黏膜病变。

3. 慢性感染性十二指肠炎

常见的病因有结核分枝杆菌感染，十二指肠淤滞憩室炎，十二指肠盲袢等因细菌滞留、过度增殖等。少见的病因还包括胃肠道梅毒相关的十二指肠炎，长期应用 H2 受体阻滞药、质子泵抑制剂、激素、广谱抗生素及免疫抑制剂导致的白念珠菌等真菌感染，或并发于慢性消耗性疾病和老年体弱者的真菌感染。在内镜检查下，典型表现为白色点片状或斑块状隆起，呈弥漫性分布。

4. 慢性非感染性十二指肠炎

偶可见到单独侵犯十二指肠的克罗恩病、嗜酸细胞性炎症、惠普尔病等。邻近器官疾病，如胰腺炎、胆管感染、化脓性胆管炎等可合并十二指肠炎。ERCP 时由于造影剂注入十二指肠可以引起十二指肠黏膜炎症，甚至坏死。阿司匹林和非甾体抗炎药等引起的慢性十二指肠损伤并非少见。

继发性十二指肠炎的临床表现和原发性十二指肠炎相同，但往往被原发性所掩盖，不易引起注意。各型继发性十二指肠炎的治疗原则是积极治疗原发疾病，药物所致的损伤除及时停药外，应同时给予黏膜保护药。

■■■■■ 第六节　胰腺疾病 ■■■■

一、急性胰腺炎

急性胰腺炎（acute pancreatitis，AP）是胰酶对胰腺组织自身消化导致的化学性炎症，常呈急性上腹痛，伴血淀粉酶升高，轻者病程 1 周左右，预后良好；重症患者可发展为多器官功能障碍，病死率高达 15％。

（一）病因

1. 胆道疾病

胆石症、胆道感染等胆道疾病至今仍是急性胰腺炎的主要病因，当结石嵌顿在壶腹部、胆管内炎症、胆石移行时损伤 Oddi 括约肌等，将使胰液不能正常进入十二指肠，导致胰管内高压。胆囊结石伴发感染时，细菌毒素、炎症介质通过胆胰间淋巴管交通支扩散到胰腺。

2. 酒精

酒精可通过缩胆囊素（cholecystokinin，CCK）介导，促进胰液分泌，大量胰液遇到相对狭窄的胰管，将增加胰管内压力。此外，过度饮酒还可使大量胰酶在腺泡细胞内提前活化，或当其在胰腺内氧化过程中产生大量活性氧（reactive oxygen species，ROS），继而激活 NF-κB 等炎症介质，引发急性胰腺炎。

3. 胰管阻塞

胰管结石、蛔虫、狭窄、肿瘤（壶腹周围癌、胰腺癌）可引起胰管阻塞和胰管内压升高。胰腺分裂症系胰腺导管的一种常见先天发育异常，即腹胰管和背胰管在发育过程中未能融合，其在人群中的发生率大概为 10％。当副胰管经狭小的副乳头引流大部分胰腺的胰液，引流不畅导致胰管内高压。

4. 手术与创伤

腹腔手术、腹部钝挫伤等直接或间接损伤胰腺组织或导致胰腺微循环障碍，可引起急性胰腺炎。经内镜逆行胰胆管造影（ERCP）插管时导致的十二指肠乳头水肿、注射造影剂压力过高等也可引发本病。

5. 代谢障碍

高脂血症与急性胰腺炎有病因学关联，但确切机制尚不清楚。可能与脂球微栓影响微循环及胰酶分解三酰甘油致毒性脂肪酸损伤细胞有关。Ⅰ型高脂蛋白血症见于小儿或非肥胖非糖尿病青年，因严重高三酰甘油血症而反复发生急性胰腺炎。

甲状旁腺肿瘤、维生素 D 过多等所致的高钙血症可致胰管钙化、促进胰酶提前活化而促发本病。

6. 药物

可促发急性胰腺炎的药物有噻嗪类利尿药、硫唑嘌呤、糖皮质激素、磺胺类等，多发生在服药最初的 2 个月，与剂量无明确相关。

7. 感染

可继发于急性流行性腮腺炎、传染性单核细胞增多症、柯萨奇病毒、肺炎衣原体感染等，常随感染痊愈而自行缓解。

8. 其他

十二指肠球后穿透溃疡、邻近十二指肠乳头的肠憩室炎等炎症可直接波及胰腺。各种自身免疫性的血管炎、胰腺血管栓塞等血管疾病可影响胰腺血供。遗传性急性胰腺炎罕见，是一种有 80% 外显率的常染色体显性遗传病，其发病被认为是阳离子胰蛋白酶原基因突变所致。少数病因不明者，称为特发性急性胰腺炎。

（二）发病机制

在上述病因作用下，胰管内高压及胰腺微循环障碍都可使胰腺腺泡细胞内的 Ca^{2+} 水平显著上升。细胞内钙的失衡，一方面使含有溶酶体酶的细胞器质膜脆性升高，增加胞内溶酶体与酶原颗粒融合；另一方面使消化酶原与溶酶体水解酶进入高尔基器后，出现"分选"错误，溶酶体在腺泡细胞内激活酶原，使大量胰酶提前活化，超过生理性的对抗能力，发生针对胰腺的自身消化。活化的胰酶、自身消化时释放的溶酶体水解酶及细胞内升高的 Ca^{2+} 水平均可激活多条炎症信号通路，导致炎症反应，其中核因子-κB（nuclear factor-κB，NF-κB）被认为是炎症反应的枢纽分子，它的下游系列炎症介质如肿瘤坏死因子-α（tumor necrosis factor-α，TNF-α）、白介素-1（interleukin-1，Ⅱ-1）、花生四烯酸代谢产物（前列腺素、血小板活化因子）、活性氧等均可增加血管通透性，导致大量炎性渗出；促进小血管血栓形成，微循环障碍，胰腺出血、坏死。

（三）病理

1. 急性水肿性

此型较多见，占 90% 以上。病变可累及部分或整个胰腺，以尾部为多见。胰腺肿大变硬，间质充血、水肿和炎细胞浸润是其组织学特点。

2. 急性出血坏死性

胰腺肿大变硬，腺泡及脂肪组织坏死以及血管坏死出血是本型的主要特点。肉眼可见胰腺内有灰白色或黄色斑块的脂肪组织坏死病变，出血严重者，则胰腺呈棕黑色并伴有新鲜出血。脂肪坏死可累及肠系膜、大网膜后组织等。常见静脉炎、淋巴管炎和血栓形成。

急性出血坏死性既可由急性水肿性发展而来，也可在发病开始即发生出血及坏死。急性出血坏死性胰腺炎的炎症易波及全身，故可有其他脏器如小肠、肺、肝、肾等脏器的炎症病理改变；由于胰腺大量炎性渗出，常有腹腔积液、胸腔积液等。

二、慢性胰腺炎

慢性胰腺炎（chronic pancreatitis，CP）是以胰腺慢性炎症、纤维化、萎缩钙化为特征，最终导致胰腺内外分泌功能不足的疾病。临床常表现为腹痛、腹泻、营养不良等。

（一）病理

慢性胰腺炎的病理特征主要有胰腺实质散在的钙化灶，纤维化，胰管狭窄、阻塞及扩张，胰管结石，胰腺萎缩，炎性包块，囊肿形成等。

（二）病因

CP是多因素相互作用导致的疾病，仅一种危险因素很难引起CP。

1. 酒精

70％成年CP患者有酗酒史，因此长期过度饮酒一直都被认为是慢性胰腺炎的首要病因。根据慢性胰腺炎的病理及影像学标准，只有不到10％的酗酒者最终会发展成慢性胰腺炎。临床实践观察到，多数长期大量饮酒者并无CP的客观证据，仅表现为餐后腹胀、脂餐后腹泻等消化不良症状。进一步的动物实验表明，单纯长期摄入酒精并非导致慢性胰腺炎而是脂肪沉积等退行性变，伴有明显胰腺外分泌功能不足。

复发性急性胰腺炎常导致胰腺纤维化、胰管阻塞、导管扩张、胰腺组织萎缩而进展为CP。当患者胆、胰管异常持续存在，饮酒可诱发复发性急性胰腺炎，推动炎症慢性化。此外，*CFTR*、*PRSSI*及*SPINK1*等基因的突变可能改变酒精的代谢或调节胰腺对酒精所致炎症的反应性，从而促进CP的发生。因此，乙醇在CP的发生过程中只起到促进作用，而不是独立的致病因素。

2. 基因突变

目前认为，慢性胰腺炎与以下3种基因突变有关。

（1）与特发性胰腺炎有关的两种基因突变　囊性纤维化跨膜转导调节因子基因（cystic fibrosis transmembrane conductance regulatogene，CFTR）的突变，可能与胰管阻塞或腺泡细胞内膜的再循环或转运异常有关；胰蛋白酶促分泌抑制剂基因（pancreatic secretory trypsin inhibitor，PSTI or SPINK1）编码胰蛋白酶促分泌抑制剂的基因，突变位点为N34S，其突变的后果是削弱了对抗正常腺泡内自身激活的少量胰蛋白酶的第一道防线。发病年龄较遗传性胰腺炎晚，并发症和需外科手术的机会较少。最主要的区别是无家族病史。

（2）与遗传性胰腺炎有关的基因突变　阳离子胰蛋白酶原基因（cationic trypsinogen gene，PRSS1）编码人类胰蛋白酶原，它的突变使胰蛋白酶原容易被激活而常发生复发性胰腺炎，逐渐进展为CP。遗传性胰腺炎家系，主要集中在欧美地区，其 *PRSS1* 的两种突变（R122H 和 N29D）系常染色体显性遗传，外显率80%。其临床特征为幼年发病的复发性急性胰腺炎，常进展为慢性胰腺炎并伴有高胰腺癌发病率。患者家族中至少还有另 2 例胰腺炎患者，发病可以相隔 2 代甚至几代。

3. 吸烟

吸烟不仅通过烟碱影响胰液分泌模式，而且诱导炎症反应，并通过其他成分发挥致癌作用。

4. B组柯萨奇病毒

此病毒可引起急性胰腺炎，且病毒滴度越高，引起急性胰腺炎的可能性越大，若此时缺乏组织修复，则可能进展为慢性胰腺炎。这种缺陷与巨噬细胞（M）和 1型辅助性 T 细胞的优先活化有关。在 B 组柯萨奇病毒感染期间，饮酒可加重病毒诱导的胰腺炎，阻碍胰腺受损后的再生，饮酒剂量越大，持续时间越长，胰腺的再生就越困难。因此，酒精可能会通过增强组织内病毒感染或复制，影响组织愈合和使胰腺炎症慢性化。

5. 营养因素

人体内及动物实验认为，食物中饱和脂肪酸及低蛋白饮食可促进慢性胰腺炎或胰腺退行性病变的发生。

三、胰腺癌

胰腺癌（pancreatic carcinoma）系胰腺外分泌腺的恶性肿瘤，临床主要表现为腹痛、消瘦、黄疸等，大多数患者在确诊后已无法手术切除，在半年左右死亡，5年存活率＜5%。因其恶性程度高，治疗困难，预后差，目前仍是肿瘤病学的一大挑战。该病是常见的消化系统恶性肿瘤，但在我国其确切发病率还不清楚。近年胰腺癌发病率的增加与某些环境因素的作用、人口平均寿命增加、诊断技术进步、检出率提高有关。

(一) 病因和发病机制

关于胰腺癌的病因与发病机制仍不清楚。慢性胰腺炎被视为胰腺癌的癌前病变，在不健康的生活方式（如吸烟、饮酒等）、长期接触某些物理、化学致癌物质等多种因素长期共同作用下，导致一系列基因突变，包括肿瘤基因的活化、肿瘤抑制基因功能丧失、细胞表面受体-配体系统表达异常等。遗传性胰腺炎常伴有高胰腺癌发病率，表明遗传因素与胰腺癌的发病有一定关系。

(二) 病理

大多数（90%）胰腺癌为导管细胞癌，其中 60%～70% 位于胰头，常压迫胆道，侵犯十二指肠及堵塞主胰管致堵塞性慢性胰腺炎。肿瘤质地坚实，切面常呈灰黄色，少有出血及坏死。光镜下典型的组织结构类似胰管及胆管，含有致密的基质。

少数（5%）胰腺癌为腺泡细胞癌，肿瘤分布于胰腺的头、体、尾部概率相同。肉眼看肿瘤常呈分叶状，棕色或黄色，质地软，可有局灶坏死。光镜下的组织结构呈腺泡样，含有少量基质。其他还有胰腺棘皮癌、囊腺癌等。

通常胰头癌很难与起源于法特腹壶、十二指肠乳头及肝外胆道下端的癌肿鉴别，由于胰头癌和这些肿瘤的临床表现很相似，常将胰头癌和这些肿瘤统称为法特壶腹周围癌。胰腺癌生长较快，加之胰腺血管、淋巴管丰富，胰腺又无包膜，往往早期发生转移，或者在局部直接向周围侵犯。癌肿可直接蔓延至胃、胆囊、结肠、左肾、脾及邻近大血管。较多经淋巴管转移至邻近器官、肠系膜及主动脉周围等处的淋巴结。血循环转移至肝、肺、骨和脑等器官。

第四章

消化系统疾病内镜治疗

第一节　消化内镜基础知识

一、内镜的发展过程

（一）早期硬式内镜

1868 年，德国 Kussmaul 在观看吞剑表演时得到启发研制出了世界上第一台直管式食管镜，由一根尖端装有软塞，长 47cm，粗 1.3cm 的金属管组成，利用 Desormeaux 灯照明，使内镜初步具有了观察价值。虽然一些学者随后对其做了一些改进（如 1880 年爱迪生发明电灯后，开始使用电灯或小电珠作为内镜的光源等），然而由于受到技术落后和设计缺陷的限制，早期内镜的实用性欠佳。

（二）半可曲式内镜

1932 年 Wolf 和 Schindler 合作研制出了第一台半可曲式内镜，其镜身由近端硬性部和远端软管部组成，软管部装有 26 块棱镜，在镜身弯曲达 30°时仍可进行观察，较之硬式内镜有了很大进步。随后一些科学家对 Wolf-Schindler 内镜进行了许多改进，如加大弯曲角度、加装活检管道等，大大减少了观察盲区，提高了内镜性能，使其达到较为实用的阶段。但与硬式胃镜一样，操作较为困难、插入时患者痛苦重为其缺陷。

（三）纤维内镜

1957 年后，工业光导纤维产生，由美国 Hirschowitz 制成了第一台纤维胃及十二指肠镜，从而使内镜开始进入纤维光学内镜发展阶段。20 世纪 60 年代后，日本和美国的科学家对初期的纤维胃镜进行了多方面改进，例如增加活检孔道、采用外接冷光源增强视野光亮度、扩大视野角度等。1963 年 Overhoet 首先研制出纤维结肠镜并用于临床。1968 年 Mccune 首先使用纤维内镜成功地进行了经十二指肠乳头插管逆行胰胆道造影（ERCP）。纤维内镜以其插入痛苦小、视野范围大、照明亮度高、易于操作等优势迅速被临床医师认可，从而使内镜真正进入实用阶段。

（四）电子内镜

电子内镜由美国 WelchAllyn 公司于 1983 年首先发明并应用于临床，与纤维内镜相比，其具有图像存储更高效快捷、色调再现更逼真、细微病变诊断率更高等优势，临床正逐步取代纤维内镜成为医师诊治消化道疾病的有力工具。国外学者将电子内镜看作是消化内镜发展史的第三个里程碑（硬式胃镜—光导纤维内镜—电子内镜）。

（五）胶囊内镜

1999 年胶囊内镜的诞生，为消化道疾病诊断带来了革命性突破，可以对全消化道进行摄像，其无创性、无交叉感染易为患者所接受，尤其为小肠疾病诊断提供了一个全新的检查手段，被称为消化内镜史上的第四个里程碑，为内镜检查开辟了崭新思路。

随着内镜技术的飞速发展，纤维及电子内镜和其他技术相结合衍生出许多具有很高临床价值的新技术和新方法，如将微型超声探头安装在内镜的前端部制成超声内镜，使内镜既可以直接观察黏膜表面的病变形态，又可通过超声扫描获得消化管壁及邻近重要脏器的超声影像，扩大了内镜的诊断能力和范畴。近年来开发的激光共聚焦显微内镜是一种将微型共聚焦显微镜整合于传统内镜前端的新技术。通过点扫描激光分析，可在内镜检查中同时获得超高分辨率的黏膜表面和黏膜细胞形态学的图像，为体内组织学研究提供了快速、可靠的诊断工具。

（六）超声内镜

超声内镜在腔内超声中应用最为广泛，故其发展史必然追溯至腔内超声的起源，而腔内超声最初源于直肠、妇科及泌尿科疾患。

1980 年美国首次报道应用超声与普通内镜相结合的检查方法在动物实验中取得成功，开创了超声内镜技术在临床的应用，此后超声内镜器械不断发展和完善。经过 20 多年的临床实践，超声内镜的技术越来越成熟，其应用范围也不断扩大。超声内镜的出现使内镜技术实现了飞跃性的发展。超声内镜可对消化道管壁黏膜下生长的病变性质进行鉴别诊断，并可对消化道肿瘤进行术前分期，判断其侵袭深度和范围，鉴别溃疡的良恶性，并可诊断胰胆系统肿瘤，特别是对于较小肿瘤精确度高，对慢性胰腺炎等诊断亦优于其他影像学检查。另外，在超声内镜介导下，应用细针穿刺抽吸活检术也明显提高了病变的确诊率。目前，超声内镜下的介入性诊断和治疗已经成为国内外内镜技术的热点之一。

二、内镜诊断方面的进展

（一）电子内镜

1. 血色素指数技术的应用

血色素指数（IHb）色彩增强的最新技术已应用于临床（日本 Olympus 公司

生产的 EVIS LUCERA 系列内镜具备该项功能），其主要原理是：内镜观察到的色调变化主要取决于血液中所含有的色素即血色素量，用黏膜血色素浓度的相关指数 IHb＝32log2（Vr/Vg）表示。通过将高于观察图像 IHb 平均值的像素进一步向红色强调，将低于平均值的像素进一步向白色强调，使得正常黏膜内容易忽略的细微色调变化得以强调，清晰地显示出发红或褪色的色调变化，可使病变和背景黏膜的色调差变大，此方法可确定微小病变、早期肿瘤与正常黏膜边界，是常规内镜做不到的。利用 IHb 技术获得颜色差异，对判断病灶的性质、起源以及对某些病变的程度、类型有一定帮助，并能将难以识别的黏膜表面显示出来，有助于对平坦病变的检出和不规则病灶边缘的确定，以利于下一步治疗方案的选择。此项功能有一定的临床意义，有望拓展内镜的诊断性能。

2. 窄带图像技术的应用

窄带图像（NBI）技术于 1999 年被研发，2001 年首次报道将该技术应用于临床有效。其主要原理是：光的穿透深度取决于波长，而短波长光线位于血色素吸收带中，可清晰显示血管图像。Yasushi 等研究多种短波长光发现，波长 415nm 的光适合于表面黏膜中毛细血管图像的清晰显示；波长 500nm 的光适合于深层较厚血管图像的显示。常规 RGB 制式内镜滤光片的波长分别为 400nm（蓝）、500nm（绿）、600nm（红）。NBI 技术基于上述原理，通过使用波长分别为 415nm、445nm 和 500nm 的三种滤光片缩窄光谱（带宽 30nm）透射率来改变光谱特征，可清晰观察黏膜表面毛细血管和深层微血管形态来辨别肿瘤。Yasushi 等研究发现，在结肠镜检查中无需染色，通过 NBI 技术实时处理图像可以有效区分增生性和腺瘤性息肉。Muto 等报道常规内镜检查中使用 NBI 技术对诊断咽部早期癌有诊断价值。Sumiyama 等也报道使用带有 NBI 技术和多弯曲先端部的放大内镜进行黏膜内胃癌的 EMR 治疗安全有效。因此将该 NBI 誉为"光学/数字色素内镜技术"。该项技术有望成为 21 世纪的标准内镜检查技术，但其应用于临床时间尚短，其可行性和有效性有待于临床进一步验证。

（二）放大色素内镜

近年来随着技术的成熟与进步，放大内镜在电子化、数字化、可变焦、清晰度及可操作性等方面已经得到显著提高和增强。放大内镜进入临床伊始主要集中于大肠病变的研究（如以 Kudo 分型为依据，通过观察大肠黏膜腺管开口分型变化，区分大肠肿瘤性与非肿瘤性病变等），目前研究热点已转向食管胃部病变。研究表明，放大 80 倍左右的放大内镜，可清晰显示胃肠黏膜的腺管开口和微细血管等微细结构的变化，结合黏膜色素染色，可比较准确地反映病变组织的病理学背景，能区分增生性、腺瘤性和癌性病变，提高平坦和凹陷性早期癌的检出率。放大内镜通过观察胃肠黏膜的细微结构改变，在消化道疾病尤其肿瘤的诊断方面有其独特的优势。

（三）荧光内镜

生物组织内的化合物能发出其特定的荧光信号，良性组织和恶性组织（包括癌前期病变）生化特性不同，对应的自体荧光光谱也存在特异性，这种差别反映了病变组织的特异性。荧光内镜利用组织的激光诱导自体荧光光谱的差异性，来判别组织性质是近年研究十分活跃并极有前途的一种光学诊断技术。该系统由光学内镜和附加的单色激光源、光纤、ICCD、图像采集卡和计算机组成。激光由光纤经内镜的活检通道进入胃肠道并激发组织发出荧光，荧光图像经内镜的传像束传回内镜，并由接在内镜母镜上的 ICCD 探测后，送计算机内采集与处理后以伪彩色显示出来。荧光内镜用于诊断消化道疾病的研究刚刚起步。目前结果表明，荧光内镜对食管、胃及胆道等恶性疾病（特别是癌前期病变）的诊断具有重要诊断价值，具有实时、准确、无创等优点。随着研究的不断深入，临床应用前景将十分广阔。

（四）共聚焦激光显微内镜

内镜检查过程中能够对消化道黏膜病变进行实时组织学预测是目前内镜发展的方向。近年来开发的共聚焦显微内镜（CEM）是一种将微型共聚焦显微镜整合于传统内镜前端的新技术。通过点扫描激光分析，可在内镜检查中同时获得高分辨率的黏膜表面和黏膜细胞形态学的图像，为体内组织学研究提供了快速、可靠的诊断工具。CEM 能够在体内观察细胞和血管的结构，进行实时组织学预测，且准确性高；还能指导活检，尤其是范围较广的病变（如溃疡性结肠炎、Barrett 食管等），避免盲目活检和可疑病灶的漏检。但 CEM 技术尚处于初级阶段，很多方面有待于完善。例如 CEM 仅能观察到活体消化道黏膜横切面的组织学图像，不能显示黏膜下层的病变，也不能对肿瘤性病变进行分级。相信随着科技的发展，这些不足一定能得到克服，可以预见 CEM 在消化道疾病检查中将发挥重要作用。

（五）硬度可变式结肠镜

在 20 世纪 90 年代末由日本 Olympus 公司研制成功，并已用于临床，其插入部的柔韧性是可变的，可有效防止结肠袢曲的形成，有助于插镜操作成功率的提高，并能减轻患者疼痛。该公司还研制成功一种"示踪式"结肠镜，可在显示器上显示出内镜的位置和形状的图像。目前正在研制"爬行式"微型结肠镜，力图减少患者痛苦，缩短检查时间。

（六）双气囊推进式小肠镜

2001 年日本学者 Yamamoto 在世界上率先报道了使用双气囊推进式小肠镜进行全小肠检查。双气囊推进式小肠镜是在原先的推进式小肠镜外加装一个顶端带气囊的外套管，同时也在小肠镜顶端加装一个气囊。由两名医师操作，通过两个气囊的交替充放、镜身与外套管的推进和钩拉将肠管缩短套叠在镜身上，这样交叉进镜可对整个小肠进行完全、彻底地检查。双气囊推进式小肠镜有经口腔进镜和经肛门进镜两种进镜方式。与普通推进式电子小肠镜相比，双气囊推进式小肠镜由于进镜原理的创新性，在通常情况下能进行全小肠检查，并可在检查过程中进行活检、止血、息肉切除、注射等治疗，检查中患者耐受性和安全性好，是多数小肠疾病检查最理想的手段。但是从目前的累积经验分析，双气囊推进式小肠镜检查亦有一定的盲区，有待于进一步改进。

（七）胶囊内镜

1999 年胶囊内镜（又名无线胶囊内镜）的问世，填补了小肠可视性检查的空白，也为消化道无创性可视性检查带来了新的革命，其被誉为消化内镜技术发展史上又一新的里程碑。目前所应用的胶囊内镜有以色列 Given 公司生产的 M2A 型及国产 OMOM 型两种，基本结构相同，包括 3 个主要部分：内镜胶囊、信号记录器和图像处理工作站。胶囊内镜具有应用简便、一次性使用可防止交叉感染、图像清晰、检查无需局部或全身麻醉及无严重并发症等优点，对小肠病变的诊断具有重要的应用价值，目前主要用于消化道不明原因出血、克罗恩病、小肠肿瘤等疾病的诊断。胶囊内镜的出现延长了人们对消化道的视线，解决了多年以来人们对小肠疾病和胃肠道隐血诊断方面的难题，可以预料它对消化道领域尤其是对小肠生理功能和疾病发病机制的研究，将产生革命性的、不可估量的影响。目前胶囊内镜技术存在的主要问题在于不能对病灶准确定位、全消化道检查尚存在盲区、检查中不能进行活检和治疗，科研人员正努力设法解决这些问题。预计在不远的将来，胶囊内镜检查技术必将进一步成熟和完善。

（八）超声内镜

超声内镜是头端具有微型超声探头的一种内镜，在内镜观察消化道各种异常改变的同时，可于距病灶最近的位置对病灶进行超声扫描，这种检查我们称为内镜超声检查（EUS）。按探头的构造分类，有机械环扫式超声内镜和电子线阵式超声内镜，此外还有微探头。按探头的扫描平面分类，有横轴超声内镜和纵轴超声内镜。横轴超声内镜的扫描平面与内镜的长轴垂直，一般用于诊断。纵轴超声内镜的扫描平面与内镜长轴平行，适用于 EUS 引导下的穿刺和介入治疗。超声内镜既可以在内镜下观察消化道黏膜的病变形态，又可通过超声扫描了解病变的深度与邻近脏器的关系，具有内镜与超声的双重功能。

对于胰腺、胆总管末端和胆囊病变，其扫描图像比体外 B 超更为清晰，同时，还能在超声引导下通过内镜直视下进行深层组织脏器的穿刺，达到组织细胞学的诊断目的，目前已成为消化系统疾病的重要诊断方法。

三、内镜治疗的进展

(一) 微创治疗

食管上皮内癌和侵及黏膜固有膜中层以内的食管癌和胃癌的Ⅰ、Ⅱa、Ⅲc型淋巴转移极为少见但临床容易漏诊，现通过高清晰放大色素内镜的观察诊断，结合高频超声探头准确地判断肿瘤浸润程度，内镜下黏膜切除术（EMR）治疗可以完整、安全地切除病变并回收标本进一步验证，已经成为上述病症的治疗首选。内镜下止血技术（如黏膜下注射、APC、高频电、激光、热极、微波及射频等）已经成为消化道溃疡出血的首选治疗方法。硬化剂、组织粘合剂注射、内镜套扎等止血技术能有效治疗食管-胃底静脉曲张破裂出血。内镜下狭窄探条或气囊扩张技术和支架置入技术可用于解除消化道等良恶性病变所引起的梗阻。经皮内镜胃造瘘术主要用于需长期肠内营养的患者，对于颅脑及颈部肿瘤患者也可短期应用。随着内镜技术的进步，IHb、NBI、多弯曲内镜等新技术的应用必将进一步为内镜医师成功进行各种内镜下微创治疗提供帮助。

ESD、STER、POEM：目前内镜下切除广泛应用于治疗黏膜下肿瘤（SMTs），其治疗方法有内镜下内镜黏膜下剥离术（ESD）及内镜黏膜下隧道肿瘤切除术（STER）。POEM是一种通过隧道内镜技术进行肌切开的内镜微创新技术，2010年由Inoue等首次报道用于治疗贲门失弛缓症患者，有效的缓解了贲门失弛缓症的临床症状，短期疗效肯定。此后，我国也相继开展经口内镜下肌切开术，治疗效果显著，无严重并发症。

(二) 胆胰疾病的内镜治疗技术

1968年MeCune发展了内镜下逆行胰胆道造影技术（ERCP）。1974年Classen和Kawai分别在德国和日本发展了内镜下十二指肠乳头切开技术。目前临床ERCP及EST取石术、内支架引流术已比较普及，乳头括约肌气囊扩张作为不破坏乳头括约肌的技术，也已经广泛开展。胰管支架置入术已经成为治疗胰腺肿瘤和与主胰管相通胰腺囊肿的主要方法，许多胰腺的假性囊肿可以行内镜下置管引流术。对一些经ERCP等检查仍无法明确诊断的特殊疑难病例，子母镜可以直视下观察胆、胰管黏膜的早期病变，并可以做活检、刷检、胆胰液细胞学检查和癌标记物的测定。

SPYGLASS：SpyGlass系统是在胆道子母镜的基础上开发出来的一种胆胰管诊疗系统，相比传统的胆道子母镜，其具有单人操作、可4个方向调节、冲洗、活检等优点。操作时先将十二指肠镜送至十二指肠乳头部，取直镜身并插管成功后，在导丝引导下将SpyGlass送入到胆胰管内，可对病变行直视下活检，同时还可利用 SpyGlass 系统进行其他的检查和治疗。

（三）光动力学疗法

光动力学疗法（PDT）又称光敏疗法，于 1976 年由 Kelly 和 Snell 首创。由于 PDT 仅杀伤肿瘤细胞的特异性和适用于各种肿瘤的广谱性，毒性低，仅需避光，对骨髓及免疫无影响的安全性，使其成为消化道肿瘤治疗的有效方法之一。近年来随着毒性更低、应答率更高的新一代光敏剂的问世和高功率半导体激光仪的开发，PDT 已经越来越受到临床的重视。

（四）介入超声内镜技术

介入超声内镜技术（EUS）已广泛应用于胃肠道黏膜下肿瘤、胰腺癌及内分泌肿瘤的诊断及鉴别诊断以及胃肠道和胰胆系恶性肿瘤的术前分期等。随着内镜超声诊断技术的提高，近年介入超声内镜技术取得一定突破，EUS 能准确判断早期癌，同时可以通过穿刺确定是否有淋巴结转移，指导早期癌的内镜治疗，使早期癌的治疗更为安全。目前 EUS 指导下的细胞移植治疗晚期胰腺癌、肿瘤的免疫和基因治疗、胃起搏器置入术、胰腺假性囊肿穿刺引流术、胰腺肿块穿刺、腹腔神经丛阻滞及贲门失弛缓症的治疗等，均收到良好的效果，标志着 EUS 进入微创治疗疾病的介入技术时代。但我们也应认识到 EUS 开展时间相对较短，经验不足，且有一些并发症（如出血、穿孔、感染及胰腺炎等）的报道，今后需要不断总结经验、提高操作技术，渐趋完善。

■■■■■ 第二节　消化内镜检查 ■■■■■

一、适应证、禁忌证和并发症

（一）胃镜检查的适应证、禁忌证和并发症

1. 适应证

（1）有上消化道症状，疑有食管、胃及十二指肠病变（炎症、溃疡、肿瘤等）临床又不能确诊者。

（2）病因不明的上消化道出血患者，需进行急诊内镜检查。

（3）有上消化道症状而上消化道 X 线钡剂检查未能发现病变或不能确定病变性质者。

（4）已确诊的上消化道病变如溃疡、萎缩性胃炎、肠上皮化生和上皮内瘤变等胃癌前病变，须行内镜随访复查者。

（5）判断药物对某些病变（如溃疡、幽门螺杆菌感染）的疗效。

（6）需要内镜进行治疗者（如镜下止血、取异物、胃造口、镜下放置空肠营养管或肠梗阻导管、息肉摘除、EMR 或 ESD、狭窄扩张、支架放置等）。

（7）上消化道手术后有无法解释的症状者。

2. 禁忌证

患者有以下情况则禁止做胃镜检查，称为绝对禁忌证。

（1）严重的心肺疾患无法耐受胃镜检查者。

（2）处于休克等危重状态者。

（3）疑有胃穿孔者。

（4）不合作的精神病患者或严重智力障碍患者。

（5）口腔、咽喉、食管及胃部的急性炎症，特别是腐蚀性炎症。

（6）其他　明显的胸主动脉瘤、脑出血等。

有些情况下患者既有做胃镜的指征，也有一定的禁忌证，称为相对禁忌证。应根据胃镜术者的经验、设备条件及诊断的必要性等综合考虑决定。

（1）巨大食管憩室、重度食管静脉曲张或高位食管癌、高度脊柱弯曲畸形者。

（2）心肺等重要脏器功能不全者。

（3）出血倾向或血红蛋白低于 50g/L 者。

（4）高血压未获控制者。

3. 并发症

（1）严重并发症，如心肺意外、严重出血、穿孔及感染等。

（2）一般并发症，如颞下颌关节脱位、喉痉挛、腮腺炎、癔症、过度屏气导致的低氧血症等。

（二）结肠镜检查的适应证、禁忌证和并发症

1. 适应证

（1）便血原因待查。

（2）排便异常，如慢性腹泻或长期进行性便秘。

（3）X 线钡剂灌肠检查结果阴性，但有明显的肠道症状，尤其疑有恶变者，或 X 线钡剂检查异常，但不能定性者。

（4）乙状结肠镜检查未发现病变或病变性质未明者。

（5）腹部包块，尤其下腹部包块待明确诊断者。

（6）不明原因的消瘦、贫血。

（7）结肠切除术后，需要检查吻合口情况者。

（8）需要行结肠镜下治疗者，如镜下止血、息肉切除术、EMR 或 ESD、支架放置等。

2. 禁忌证

（1）肛门、直肠有严重的化脓性炎症，或疼痛性病灶，如肛周脓肿、肛裂。

（2）各种急性肠炎、严重的缺血性疾病及放射性结肠炎，如细菌性痢疾活动期、溃疡性结肠炎急性期，尤其暴发型者。

（3）妇女妊娠期，曾做过盆腔手术及患盆腔炎者，应严格掌握适应证，慎重进行，妇女月经期一般不宜做检查。

（4）腹膜炎、肠穿孔、腹腔内广泛粘连以及各种原因导致的肠腔狭窄者。

（5）肝硬化腹水、肠系膜炎症、腹部大动脉瘤、肠管高度异常屈曲及癌肿晚期伴有腹腔内广泛转移者。

（6）体弱、高龄以及有严重的心脑血管疾病，对检查不能耐受者，检查时必须慎重。小儿及精神病患者不宜施行检查，必要时可在全麻下施行。

3. 并发症

常见并发症为肠穿孔、肠道出血、脾破裂、浆膜撕裂、肠扭转、肠套叠等。

（三）双气囊或单气囊小肠镜检查的适应证、禁忌证和并发症

1. 适应证

（1）原因不明的消化道出血。

（2）怀疑小肠克罗恩病。

（3）小肠造影有异常。

（4）慢性腹痛、腹泻、怀疑有小肠疾病。

（5）家族性结肠息肉病。

（6）怀疑有小肠癌，黏膜下肿物。

（7）术前诊断。

2. 禁忌证

同胃镜和结肠镜检查，严重的肠道狭窄、腹膜炎和肠粘连的患者不适合小肠镜检查。

3. 并发症

食管贲门黏膜撕裂、麻痹性肠梗阻、穿孔、急性胰腺炎、与外套管有关的黏膜剥脱性大出血等并发症。

（四）超声内镜检查的适应证、禁忌证和并发症

1. 适应证

（1）判断消化系肿瘤的侵犯深度及外科手术的术前评估（TNM 分期）。

（2）判断有无淋巴结转移。

（3）确定消化道黏膜下肿瘤的起源与性质。

（4）判断食管静脉曲张程度与栓塞治疗的效果。

（5）显示纵隔病变。

（6）判断消化性溃疡的愈合与复发。

（7）诊断十二指肠壶腹部肿瘤。

（8）胆囊及胆总管良、恶性病变的诊断（如胆总管微小结石）。

（9）胰腺良、恶性病变的诊断。

（10）大肠及直肠良、恶性病变的诊断。

（11）需要行超声内镜治疗者，如超声内镜引导下穿刺（FNA），胰腺假性囊肿的穿刺引流，腹腔神经丛阻滞等。

2. 禁忌证

消化道 EUS 的禁忌证基本上与一般内镜检查相同。

3. 并发症

消化道 EUS 检查较安全，一般无严重并发症。其可能发生的并发症如下。

（1）窒息　发生率极低，主要由于胃内注水过多时变动患者体位所致。避免方法是控制注水量在 500mL 以内，术中变动体位前吸尽胃内注入的水。

（2）吸入性肺炎　较少发生，因患者术中误吸胃内液体或注入水量过多所致。

（3）麻醉意外。

（4）器械损伤　咽喉部损伤、食管穿孔、胃穿孔、肠穿孔、消化道管壁擦伤。

（5）出血。

（6）心血管意外。

（五）胶囊内镜检查的适应证、禁忌证和并发症

1. 适应证

（1）不明原因消化道出血或不明原因的缺铁性贫血。

（2）无法解释的怀疑为肠源性的腹痛、腹泻。

（3）炎性肠病，如克罗恩病。

（4）小肠肿瘤、息肉。

（5）血管畸形（动静脉畸形、毛细血管扩张、血管瘤）。

（6）肠吸收不良综合征。

（7）非甾体消炎药所致肠道疾病。

（8）了解克罗恩病及乳糜泻的累及范围。

（9）观察小肠手术吻合口情况。

（10）监控小肠息肉病综合征的发展等。

2. 禁忌证

（1）绝对禁忌证　无手术条件者及拒绝接受任何外科手术者，这样一旦胶囊内镜滞留将无法通过手术取出。

（2）相对禁忌证　①疑有消化道狭窄或梗阻者；②严重消化道动力障碍者，包括未经治疗的贲门失弛缓症和胃轻瘫患者（除非用胃镜将胶囊送入十二指肠）；③患者体内如有心脏起搏器或已置入其他电子医学仪器者；④有吞咽困难者。

3. 并发症

胶囊滞留：是较少见但较严重的并发症。一些患者需要外科手术解除胶囊嵌顿造成的梗阻。目前认为，当胶囊在肠道内停留时间超过 2 周，或必须采取干预措施（如内镜手术等）才能取出胶囊，则判断为胶囊滞留。目前市场所用胶囊大小相差不大，如 OMOM 胶囊大小为 13mm×27.9mm，PillCamSB 胶囊为 11mm×2mm，正常情况下均能顺利通过消化道，当肿瘤、炎症或粘连导致消化道有严重狭窄时，使胶囊通过障碍，导致胶囊滞留。一般认为，胶囊滞留发生率为 1.5% 左右，但也有报道高达 13%。其发生率与被检查者的病种有关，在明确有克罗恩病的患者和服用非甾体消炎药患者，其胶囊滞留发生率较高，而不明原因消化道出血则相对较低。胶囊滞留时间最长者达 2.5 年。

另外，由于各种原因使胶囊内镜通过幽门延迟，如食管狭窄、胃轻瘫或幽门缩窄等使胶囊内镜滞留于胃或食管内较长时间，此时因电池时间的限制在胶囊内镜尚未进入盲肠前记录已被终止。

二、消化内镜检查中的镇静与麻醉

内镜检查应用镇静药可追溯到 20 世纪 50 年代，当时内镜镜身粗而硬，对患者的刺激大。随着内镜设备的发展，对患者的不良刺激大大减轻，很多患者可在无镇静或镇痛情况下完成检查操作，但有相当部分患者难以承受内镜对咽喉、胃肠的刺激，严重者不得不终止操作。为此，临床上开始重新考虑内镜镇静镇痛的必要性。该工作应由消化科和麻醉科合作完成，双方应有统一认识。

在消化内镜诊疗中，镇静和麻醉的目的是减轻患者的焦虑和不适、提高检查效果以及减少患者对检查的记忆。在美国，98% 的上消化道和下消化道内镜检查选择在镇静状态下操作。在世界范围内，无痛苦消化内镜检查和治疗越来越普及。2008年，美国胃肠内镜学会（ASGE）发布《镇静与麻醉在消化内镜检查中的应用指南》，该指南从术前准备、对患者操作风险的评估、镇静药物种类和使用、镇静过程中监测等多方面规定了无痛苦内镜的要求。近年来，我国无痛苦消化内镜也得到快速发展。参照这一指南和美国消化学会、ASGE 近年来出台的内镜检查中镇静的相关规范以及我国国情，我国也起草了《无痛苦消化内镜操作共识》，该共识于 2008 年 6 月 14 日由中国医师协会消化医师分会讨论通过。2020 年，中华医学会发布了《中国消化内镜诊疗镇静/麻醉的专家共识》。

（一）消化内镜检查前准备和评估

在行内镜检查前，应先了解患者的机体状况，包括病史、体格检查，尤其是与镇静相关的体格检查，评价镇静的风险及疾病是否需要治疗等，并告知患者镇静或无痛或麻醉内镜检查的利弊、风险及可选的方案。可根据美国麻醉学会手术前分级标准原则（ASA）对患者体格和重要脏器功能作正确评估，ASAⅠ、Ⅱ级患者可较好耐受镇静、麻醉，Ⅲ、Ⅳ级应引起重视，包括镇静药的选择、用量和注射速度，以尽量减少并发症和意外发生。加强心肺功能的监测，应常规做血氧饱和度和无创血压的监测，防止低氧血症和低血压的发生，对老年人或已有心肺功能减退的患者应行心电图监测，同时要不断对镇静状态进行评分，避免镇静、麻醉过深。

目前，镇静前的禁食时间尚无绝对规定。美国麻醉学会（ASA）的指南推荐在进食清亮液体后禁食 2h，在一般进餐后应禁食 6h。在患者胃排空减弱及急症情况下，应考虑到其误吸的可能，慎重决定镇静的目标水平，判断是否推迟检查及气管插管，以保护气道等。在我国，对于消化道出血风险较高的操作，比如进行食管和胃底静脉曲张内镜下治疗，以及对于需要上消化道注水（部分上消化道超声内镜检查和治疗）或者怀疑上消化道梗阻的患者，不建议进行无痛苦消化内镜检查或治疗，或在气道保护的同时，再行无痛苦消化内镜。

一般来说，镇静分为轻度、中度、重度和全身麻醉 4 期，大多数接受内镜检查的患者处于中度镇静即可，既往也被称之为意识镇静。在中度镇静水平，患者保持通气和循环功能，对于语言或触觉刺激能作出反应。为了能安全、舒适、成功地完成内镜检查，镇静水平须根据患者情况进行调整。不同个体对镇静的反应不同，不同的患者可能需要不同的镇静水平，所以麻醉师应掌握当镇静水平超过预期水平时使患者复苏的技术。

（二）消化内镜检查镇静中的辅助供氧问题

美国学者库马尔（KumarP）对消化道内镜检查的镇静过程中有关辅助供氧需要注意的临床问题进行了总结。要点如下。

（1）在中度（非气管插管）镇静期间，缺氧（脉搏血氧测定法检测出血氧饱和度下降）的发生是由于通气受损，其原因在于患者气道部分阻塞或者镇静后换气动力下降，而不是吸入氧气不足。所以辅助供氧并不能从本质上改善通气。

（2）在室内空气条件下，脉搏血氧测定法对于检测低通气非常敏感，可以在数秒内发现通气不足。当发生这种情况时，监测护士应该采取措施纠正低通气状态

（例如可抬起患者下颌或者鼓励患者呼吸）。低通气的发生提示，应当谨慎继续应用对通气可产生抑制作用的镇静药物。

（3）除引起低氧血症外，长期的低通气状态其本身就存在危害，最迅速和直接的改变就是患者血中二氧化碳分压升高（高碳酸血症），而高碳酸血症又能够产生多种危害，首先，它可引起严重的急性呼吸性酸中毒，后者可进一步发展为代谢性酸中毒；其次，它可导致二氧化碳麻醉。辅助供氧不但不能改善这种情况，反而会使高碳酸血症更加严重，只有恢复通气才能够逆转这种改变。

（4）室内空气条件下血氧饱和度下降到90％与在辅助供氧情况下血氧饱和度下降到90％是有很大差异的。如果患者正在接受辅助供氧，血氧饱和度下降到90％，则表明低通气发生的时间更长、程度更严重。当患者接受辅助供氧时，其血氧饱和度下降到90％以下的情况在临床中是存在的，而这部分患者正是辅助供氧的高危人群。

（5）在密切监控的情况下，未发现一过性的血氧饱和度下降引起临床上可监测到的不良转归。库马尔认为，在检测通气状态时，室内空气条件下行脉搏血氧测定非常精确，非辅助供氧时则不然。一过性血氧饱和度下降不超过上限80s与临床上严重不良转归无关。临床上需要关注的是通气状态的变化，而非一过性血氧饱和度下降。室内空气下的血氧饱和度下降可作为一个警示，提示此时应避免给予患者更多的镇静药物，并同时采取相应的处理措施，以增加安全范围，加快患者从小剂量麻醉状态下恢复。

（三）麻醉医师的作用

无痛消化内镜的镇静操作一般由麻醉医师完成，国外也有由经过专门培训的非麻醉医师进行操作的，但鉴于我国医疗实际情况和医疗环境，无痛苦内镜还应由麻醉专科医师进行镇静操作。

镇静相关的危险因素、镇静的深度、内镜检查的类型和强度决定了是否需要麻醉医师。ASA相关指南建议，如有一个或多个镇静相关的危险因素，在进行深度镇静时就会增加镇静相关不良事件的发生率。如果这时没有把握处理可能出现的情况，则应请麻醉医师配合，包括：①耗时较长的内镜检查或内镜治疗而需要深度镇静；②预期患者对常规镇静药不能耐受；③由于严重焦虑和抑郁而使并发症的发生风险增加；④由于解剖变异而使气道梗阻的发生风险增大。

在决定是否需要麻醉医师时，镇静相关的危险因素、镇静深度、内镜操作的紧急程度均是主要参考依据。镇静相关危险因素包括重要的临床状况，如年龄偏大或偏小；肺、心、肾、肝疾病的严重程度；妊娠；吸毒或饮酒；不能合作的患者；可能插管困难。ASA相关指南指出，气道管理在如下条件下困难：①先前发生过麻醉或镇静困难；②有喘鸣、打鼾或睡眠呼吸暂停史；③有畸形的面部特征，如Pierre-Robin综合征或唐氏综合征；④有口部畸形，如张口过小（成人<3cm）、缺牙、

117

切牙突出、牙齿松动、高的拱形的上腭、巨舌、扁桃体肥大、悬雍垂不可见；⑤有颈部畸形，如颈部过于肥胖、短颈、颈部伸展受限、舌骨下颌距离过短（成人＜3cm）、颈部肿块、颈椎疾病或外伤、气管偏移或晚期类风湿关节炎；⑥有下颌畸形，如小颌、缩颌、牙关紧闭或明显的咬合不正。

ASA 指导小组建议，若患者存在一项或多项镇静相关危险因素，在进行深度镇静时，镇静相关事件及不良反应发生的可能性增加。在这种情况下，如果施行者未曾接受抢救完全麻醉患者训练，一则需要咨询麻醉医师。对于存在一般危险因素的消化道内镜操作的患者，不主张常规请求麻醉师的协助。

（四）镇静和麻醉药物

对于诊断性内镜和不复杂的治疗性内镜操作，应用中度镇静即可，对于内镜逆行胰胆管造影（ERCP）、超声内镜（EUS）等耗时较长或较复杂的内镜操作，镇静深度要更深一些。对于中度麻醉难以达到效果的，或对镇静药反应较差的患者，可以应用深度麻醉或全身麻醉。可选择的镇静药物包括单用苯二氮䓬类，或与一种阿片类制剂联合使用及静脉麻醉药，如丙泊酚、依托咪酯等。

常用的苯二氮䓬类主要是地西泮和咪达唑仑，其效果类似，但因为咪达唑仑起效快、作用时间短、容易引起记忆忘却，所以大多数内镜医师喜欢选择咪达唑仑。阿片类制剂如静脉应用哌替啶、芬太尼，有无痛和镇静的双重作用。苯二氮䓬类和阿片类联合应用可以起协同作用。阿片类的拮抗药纳洛酮和苯二氮䓬类的拮抗药氟马西尼应该在内镜室常备。

哌替啶：为全合成的麻醉性镇痛药，镇痛强度为吗啡的 1/10，常规肌内注射 50～100mg，可提高痛阈 50%～70%，检查前 15～30min 应用。这是目前内镜检查中最常用的方法，但不能消除恶心呕吐和不适感，药物本身还可引起恶心呕吐。主要不良反应有呼吸抑制和心肌抑制，外周血管扩张引起血压下降甚至虚脱。总体效果并不理想。

芬太尼：是临床麻醉中最常用的麻醉性镇痛药，作用强度是哌替啶的 200 倍，脂溶性强，起效快，作用时间短。肌内注射 0.1mg，3～5min 起效，持续 15min，静脉注射 1min 起效。常用剂量不会引起呼吸抑制。反复应用可因积蓄作用而发生呼吸抑制，为增强镇痛和镇静效果，可和氟哌利多合用。舒芬太尼作用强度是芬太尼的 5～10 倍，持续时间是其 2 倍，心血管状态稳定，更适用于老年及心血管疾病患者应用。芬太尼镇痛作用强，无抑制心血管副作用，抑制呼吸副作用较弱。

苯二氮䓬类：为弱安定剂，具有抗焦虑、顺行性遗忘和中枢性肌肉松弛作用，早期在内镜检查中常用的地西泮是高脂溶性，能迅速分布到脑，静脉注射后 1min 起效，维持 9min。由于注射剂含有刺激性的丙二醇，易产生局部静脉炎。①地西泮为高脂溶性，起效慢，作用时间长，早期常联合哌替啶用于内镜检查，用量为首次剂量 5～10mg 静脉注射，追加量 5mg，因恢复慢，反应强，故现今已很少使用。②咪达唑仑，也称咪唑安定，是现今常用药物。是唯一的苯二氮䓬类的水溶剂，静脉注射对血管无刺激，脂溶性高，起效快，药效为地西泮的 1.5～2 倍，一般成人首剂量静脉注射 2.5～3.0mg，以每分钟 2mg 的速度推注，必要时可追加，但总量不得超过 5mg，注射后 1min 左右起效，维持 5～6min。咪达唑仑相对比较安全，呼吸抑制和心血管影响轻微。该类药另一特点为具有特异性的拮抗药氟马西尼，当内镜检查结束后，静脉注射氟马西尼 1～2mg 后 1～2min 患者即可清醒，必要时 15min 后再静脉注射 1mg，一般总量不超过 5mg。

依托咪酯：是一种快速作用的镇静催眠药，有水溶剂和白色乳剂 2 种剂型。其心血管副作用小，适用于心血管系统不稳定的患者。常用量为静脉注射 0.3mg/kg，1min 后患者开始入睡，维持 5～10min，由于制剂中含有丙二醇，注射局部有疼痛感，部分患者注射后肌肉僵直。依托咪酯对心血管的毒性很低，影响很小，麻醉过程中心血管系统无明显变化，心血管稳定是依托咪酯的突出优点之一。对冠状血管有轻度扩张作用，使其阻力减少，血流增加心肌耗氧量降低，心肌收缩力一般无明显改变，这对心肌氧供或血供受损的患者有利，静脉注射依托咪酯诱导后，大多数患者先呈现过度换气，持续时间短，然后转为平稳，故一般认为对呼吸系统无明显抑制作用。

丙泊酚（异丙酚）：丙泊酚是目前临床上最常用的一种起效快、时间短、无镇痛作用的静脉麻醉药，为大豆油的乳化剂，静脉注射 1～2mg/kg 后 0.5～1min 意识消失，必要时可分次追加 0.3～0.5mg/kg，停药后 5～10min 即清醒并能应答。丙泊酚具有心肌抑制和外周血管的扩张作用，注射应缓慢，否则可能引起心率减慢和血压下降。丙泊酚是一种起效迅速（10～30s）、短效的静脉麻醉药，可控性能极佳，几乎是在静脉推注即刻就产生麻醉作用，停止用药后就可唤醒，且清醒迅速、完全，意识及定向力恢复正常，不妨碍受检者早期离开医院，尤其是以前曾经接受过内镜诊治的受检者，对在麻醉状态下再次进行诊治的"舒适"效果评价极高。实施静脉麻醉后的诊治操作时间明显缩短，使受检者的痛苦程度明显减轻，而诊治的成功率大大提高，这对提高消化道疾病的诊断率具有重要意义。

丙泊酚在肾衰竭或中度严重慢性肝病患者中其药动学特征无明显改变；但对于心功能不全的患者和老年人，由于其清除率降低，需要减量。丙泊酚静脉注射的疼痛发生率约为 30%。在应用丙泊酚时，经过气道管理培训的医师必须要在场，要对患者的生理学参数持续监测。

（五）麻醉中对患者的监测

一般来说，需监测的内容包括患者的脉搏、血压、心率、呼吸次数、血氧饱和度、心电和意识水平。应特别注意缺氧的危险因素，有血氧饱和度低于 95%、急诊内镜诊治持续时间过长、食管插入困难、抑郁症等，二氧化碳计量（CO_2 测量仪）在普通内镜检查的镇静中意义不大，而在行 ERCP 和 EUS 过程中意义较大，尤其适用于深度镇静及中度镇静中通气状态不便于直接观察的病例。脑电双频指数评估可以评价患者的意识水平，但存在争议。

在我国，所有开展无痛苦内镜的单位，应该设置麻醉后监护室（PACU），以处理并监测患者在术后出现的不良反应。配备必要的麻醉监测器械，包括有麻醉机、呼吸机、气管插管用具和必要的急救药品。处理苏醒期可能发生的并发症，如恶心呕吐、呼吸抑制、缺氧、低血压等。经皮二氧化碳测定和末梢二氧化碳检测是测定呼吸功能的非侵入性方法。二氧化碳浓度检测法基于二氧化碳可以吸收光谱中红外部分的原理，吸收的量显示为一直线，反映患者的实时呼吸能力。二氧化碳浓度测定易于发现患者呼吸暂停期，在较少二氧化碳潴留情况下指导镇静。二氧化碳浓度测定法同样由消化医师应用于 ERCP 和 EUS。二氧化碳浓度测定是否提高了镇静效果尚未证实，需要大型的试验。

1. 意识状态

镇静程度根据 Ramsay's 分级评价：1 级，患者焦虑，躁动不安；2 级，合作，清醒镇静；3 级，仅对指令有反应；4 级，入睡，轻叩眉弓间或对声觉刺激反应敏感；5 级，入睡，轻叩眉间或对声觉刺激反应迟钝；6 级，深睡或麻醉状态。应保持患者在 3 级，绝不能超过 4 级。

2. 通气状态

在实施过程中应该观察呼吸情况，保持呼吸道通畅。一旦有呼吸减慢、抑制应立即给予加氧、加压辅助呼吸，不断吸取呼吸道分泌物保持通畅。

3. 血氧状态

观察血氧饱和度应该成为常规，一般应保持在 90% 以上，一旦低于 90% 应立即停止检查，给予吸氧，托起患者下颌，辅助呼吸等措施，等待血氧饱和度恢复后，再行检查。

4. 血流动力学

包括心率、血压，部分患者会出现心率减慢。

5. 并发症和意外的防治

并发症：①气道梗阻；②血氧饱和度下降；③呼吸抑制或呼吸暂停；④心率减慢；⑤血压下降；⑥呕吐反流及误吸。

防治要点：①实施前了解患者情况；②严密观察与监测；③实施时给予吸氧；④准备好必要的复苏药物及抢救设备；⑤出现并发症及时处理。

（六）术后注意事项

诊疗结束后，扶患者躺在观察床上休息，观察患者反应，询问有无咽部不适等，以积极热情的态度，争取患者接受复查。护士做好内镜消毒。医师反复翻阅图片，作出诊断及相应的处理措施。患者观察后，按使用镇静或麻醉药物要求，患者由家属护送回家，6h 以内有人陪护，避免从事精细操作如开车等。如患者需要咨询，可随时与科室或专人联系。

■ ■ ■ ■ 第三节 消化内镜治疗 ■ ■ ■ ■

一、食管病变内镜治疗

（一）食管良性病变

1. 咽食管憩室

（1）概述　咽食管憩室又称 Zenker 憩室（ZD），位于环咽肌后方的近侧，或好发于环咽肌上方的咽食管结合部的后壁。1769 年，英国外科医师 Ludlow 首次报道了咽食管憩室，但由于 1874 年德国病理学家 Zenker 对咽食管憩室做了正确的分析与观察，因而被命名为 Zenker 憩室。咽下部憩室约占食管憩室的 60%，以 50～80 岁的患者为多见，30 岁以下者非常罕见，常规上消化道钡餐造影时咽食管憩室的发生率为 0.1%。

本病病因目前尚不完全清楚，一般认为解剖上的薄弱点与本病有关，在咽与食管连接处的前部有咽下缩肌斜行肌纤维与环咽肌横行肌纤维，但连接处的后部缺少肌纤维，是解剖学上的薄弱间隙或缺损。当吞咽时上食管括约肌未能充分弛缓，致使该区内压明显增加，导致局部黏膜向外凸出，形成憩室。

内镜检查：食管入口处见憩室开口，食管入口在憩室旁呈裂隙状，憩室口周围肌张力增强，蠕动减少。内镜检查时容易穿破憩室，引起穿孔，应谨慎操作。

（2）内镜治疗

① 适应证和禁忌证

A. 适应证：Zenker 憩室症状明显或憩室巨大，反复并发憩室炎、溃疡出血。

B. 禁忌证：扩张术可引起食管穿孔，属禁忌。

② 方法

A. 内镜下激光辅助食管憩室切开术（ELAED）：在排除全麻禁忌证、颈椎活动受限、颞颌关节功能不良（相对禁忌证为上切牙过长、ZD 过小或过大）后，在住院全麻下用 Storz 食管镜暴露食管与 ZD 的共同壁或称"嵴"，用 10W 功率 CO_2 激光切开共同壁、开放 ZD 使之与食管腔间无间隔。

B. 弹性软镜和软质憩室镜：近年来国外学者认为用弹性软镜和软质憩室镜进行憩室切除是治疗咽下部憩室行之有效的方法。

C. 内镜下电烧灼或 CO_2 激光治疗：耳鼻咽喉科常选用经内镜下用电烧灼或 CO_2 激光切开 ZD 与食管的共同壁或称"嵴"、开放囊袋法。

2. 食管外压性疾病

（1）概述 食管大部分位于后纵隔内，其上端和下端比较固定，而中间可以移动。食管在其行程中经过和跨越许多结构和器官。附近结构和器官的病变可以机械地影响食管，造成外压和牵拉，从而出现异位和变形，即食管外压性疾病。

① 内镜检查：用于食管良性肿瘤相鉴别，对食管外压性和黏膜下病变也有较高的价值。

② 超声内镜：EUS 对各种食管疾病的诊断价值越来越受到人们的重视，对于食管黏膜下病变的鉴别诊断；EUS 可以清晰显示胸主动脉、气管、心包、下腔静脉等，EUS-FNA 可以对食管黏膜下病变及食管外的病变抽取组织进行病理组织活检，明确相关疾病的术前诊断，制订正确合理的治疗方案。

（2）治疗 食管吞咽困难的治疗应根据病因而定。对器质性疾病所致的吞咽困难，应解除病因；对食管运动功能障碍所致的吞咽困难以促进食管运动为治疗原则。胸内血管畸形引起的吞咽困难是否需要手术，应视患者有无症状及其轻重程度而定。症状轻微或无临床症状者可随诊观察，症状较重者应行手术治疗。

3. 贲门失弛缓症

（1）概述 贲门失弛缓症（CA）是原发性食管运动功能障碍性疾病，本病的发病年龄以 20～40 岁为较多，儿童很少发病，男女发病大致相等，较多见于欧洲和北美。发病率为 0.5～1.0/10 万。

本病病因尚未完全明了。一般认为，其基本损害包括肠肌神经丛内神经节细胞减少或缺如，迷走神经有变性，以及迷走神经背核有量和质的变化。这三者中神经节细胞的缺如证据最确实，病变可见食管壁内迷走神经及其背核和食管壁肌间神经丛中神经节细胞减少，甚至完全缺如。

（2）内镜治疗

① 适应证和禁忌证：适应证为经 X 线钡剂检查和胃镜检查确诊为贲门失弛缓症，有吞咽困难者。吞咽困难按 Stooler 分级法分为：Ⅰ级，能进软食；Ⅱ级，能进半流质饮食；Ⅲ级，仅能进流质饮食；Ⅳ级，不能进食。禁忌证同胃镜。

② 方法

A. 内镜下气囊扩张术：气囊扩张治疗 CA 的原理是利用气囊膨胀的压力使下食管括约肌环状纤维部分断裂，解除梗阻和缓解症状。认为 30mm 直径的气囊既能有效地扩张，又可减少并发症。根据患者疼痛忍耐程度充气加压，加压时以患者疼痛剧烈但可以忍受为度，以手势约定，压力在 45～75mmHg（1mmHg＝0.133kPa）。从缩短治疗时间及减轻患者痛苦的角度出发，使用球囊加压扩张持续约 3min，间歇 2～3min，重复扩张 3 次。使用的气囊扩张有 Rigiflex 球囊扩张器（USA），直径 30mm。

B. 内镜下肉毒毒素注射：具体操作方法为常规用胃镜检查于齿状线上方0.5cm 处，将 A 型肉毒毒素 100U 用生理盐水稀释至 5mL，于 3、6、9、12 点处分别注射，每点注射 20～25U，注射时调节出针长度 5mm，保证注射针达到固有肌层 LES 内，以防过浅而达不到效果或过深造成穿孔危险。术中严密观察患者面色、呼吸、脉搏、血压及内镜所见，如出现出血或休克，立即停止扩张或 A 型肉毒毒素注射。

C. 暂时性内镜下支架扩张治疗：临时支架扩张治疗机制是应用机械扩张原理（支架的超弹力和持续作用）使贲门肌松弛或撕裂，达到与手术切开肌层类似的效果；支架的持续扩张可松解贲门肌慢性炎症所致的肌纤维化和瘢痕组织形成的对贲门的限制，使其弹性增加。支架置入方法同常规食管贲门支架置入方法，如采用CZES 型覆膜食管支架（西格玛 CZES-Ⅲ型），2～3 周回收支架。

4. 食管吻合口狭窄

（1）概述 食管吻合口狭窄主要发生于胃-食管吻合术后，属于瘢痕性狭窄，常伴有反流性食管炎，反过来又加重了狭窄。

食管癌是常见的消化道恶性肿瘤，手术治疗是首选方案，随着手术的增多，术后吻合口狭窄的发生率亦较高。近期内发生良性狭窄的原因多为手术吻合口留置过小，金属吻合器使用不当，放射损伤等因素有关。远期发生吻合口狭窄常与反复发生的慢性炎症及肿瘤复发有关。

内镜检查：可见食管吻合口管腔变小，内镜通过困难，甚至不能通过，可见黏膜糜烂或溃疡形成。

（2）内镜治疗

① 适应证和禁忌证

A. 适应证：经内镜检查或食管钡剂造影证实的食管术后吻合口狭窄，有吞咽困难者。

B. 禁忌证：上消化道内镜检查禁忌者，癌症复发者扩张效果差。

② 方法

A. 内镜直视下气囊扩张术：极大限度地避免了盲目扩张带来的不必要损伤，无须 X 线辅助。根据良性食管狭窄程度不同，采用内镜下气囊扩张或微波＋气囊扩张治疗，方法简单、廉价、安全、有效，适用于各种原因引起的食管狭窄，值得在临床上推广应用。

B. 胃镜下置入可回收金属支架治疗：可回收金属支架既可起到金属支架支撑吻合口，改善进食梗阻症状，又可以经过一段时间后将其取出，避免长时间支架的刺激造成支架端口肉芽组织增生引起再狭窄，可取出性支架治疗吻合口良性狭窄能有效延长症状改善的时间，减少频繁扩张等治疗带给患者的痛苦等优点，多认为支架置入后4～8周取出为好。

5. 理化因素损伤后食管狭窄

（1）概述　本病主要为一些化学物品或物理因素导致食管损伤，损伤愈合后可产生瘢痕，随之因瘢痕增生、收缩而导致食管狭窄。

本病化学物品损伤多为吞服腐蚀剂所致，腐蚀剂常见的有强酸，如硝酸、盐酸、硫酸及苯酚等；强碱，如工业用烧碱，此外尚包括消毒用来苏尔溶液（甲酚皂溶液），农村用作化肥的氨水，以及制作豆腐用的卤水等溶液，物理因素主要有放射线损伤。

内镜检查：可见食管瘢痕形成，内镜通过阻力较大，甚或不能通过，化学物品急性损伤期禁忌内镜检查，以免引起穿孔。

（2）内镜治疗

① 适应证和禁忌证。损伤性食管狭窄及溃疡的治疗方法，维持进食通道通畅。对于狭窄程度较轻，狭窄段较短的患者可行球囊扩张，对不能扩张患者应进行食管重建。在食管灼伤3周内，组织损伤严重。因此在针对治疗3周后，组织水肿逐渐消退，受损组织已在恢复，之后才可以进行食管钡剂或胃镜检查。否则早期进行检查，易造成病变处再损伤而发生穿孔。解除食管瘢痕狭窄手术，一般在灼伤后6个月进行，若过早处理会因受伤部位未完全固定，而造成吻合口上方有狭窄的发生。

② 方法。内镜下水囊扩张术：在做水囊扩张术前，先行体外水囊加压冲水测试，排除水囊漏水。BALLON-CRE型水囊导管有两种规格，根据压力大小水囊扩张的直径不同，直径分别为12～15mm和15～18mm。水囊长度为8cm，插镜后在胃镜直视下见食管狭窄口，先自活检孔道注入2～3mL液状石蜡，后插入水囊扩张导管，将水囊段插入狭窄口处5～6cm，用压力泵注入造影剂或无菌生理盐水；根据不同需要使压力保持在3～8个大气压，水囊扩张直径分别在12～18mm，保持扩张2～5min。放水囊，将水囊导管退回胃镜活检孔内；沿食管腔再进镜，见狭窄口再用上述方法进行扩张治疗，一般全食管狭窄扩张四段后胃镜才能顺利插入胃腔。胃镜插入胃腔后，适当检查了解胃内有无病变，自贲门口逐步向外退镜，边退镜边扩张，术后2h可饮冷开水，逐渐开始进半流质饮食。必要时可进行第2次扩张治疗。

6. 良性食管瘘

（1）概述　由于食管损伤、溃疡、外伤和相邻部位手术等导致食管皮肤瘘、食管气管瘘和食管纵隔瘘等。其瘘口下端多伴有食管狭窄性病变。

① 非特异性成人食管支气管瘘，多发生于中老年男性，很少发现先天畸形，亦无肿瘤、结核或真菌感染等病变。患者主要以呼吸道症状就诊，但肺部感染并不严重，可有轻度支气管扩张，这类患者除肺化脓症，如肺脓肿、支气管扩张等为其原因外，纵隔淋巴结炎症、肉芽肿破溃腐蚀支气管壁和食管壁也可能为其原因。

② 医源性食管气管瘘，长期气管插管呼吸支持的并发症为食管气管瘘。原因为气囊压力过大，气管黏膜、软骨长期受压发生压迫性坏死，开始为溃疡，以后软骨断裂、感染、穿过器官膜部和食管壁形成瘘。此外，气管插管在气道内摩擦、使用激素、未定期放松气囊等也可促使瘘的形成。

③ 损伤性或食管异物引起食管支气管瘘，食管锐伤，如刀、子弹、贯通伤可致食管气管瘘；胸部钝器伤，如车祸、挤压伤或打击伤容易发生食管支气管瘘。

⑤ 食管憩室食管异物引起的食管支气管瘘，食管憩室由于其壁薄弱，如发生食物、异物潴留、感染易于形成食管穿孔甚至形成食管支气管瘘。

内镜检查：可见食管气管瘘口的位置、大小及瘘口周围情况。

（2）内镜治疗

① 适应证和禁忌证

A. 适应证：良性食管瘘诊断明确，心肺功能欠佳，不宜手术者，根据病灶的大小、位置选用相应的内镜治疗方法。

B. 禁忌证：张口受限者，疑似食管穿孔者，颈椎病、脊椎严重畸形者，食管静脉曲张严重者，严重活动性呕血期、较重的呼吸困难者。

② 方法

A. 内镜下注射生物蛋白凝胶填塞治疗：生物蛋白凝胶（如安可胶）是从哺乳动物血液中提取的相关成分，含有适当比例的纤维蛋白原、Ⅻ因子、凝血酶及钙离子等，模仿凝血机制的最后共同通路制成。分两种溶液：溶液 A 主要含高浓度的纤维蛋白原、Ⅻ因子，溶液 B 主要含凝血酶及钙离子。当两种溶液混合后，纤维蛋白原被凝血酶激活，在Ⅻ因子及钙离子的共同作用下形成纤维蛋白单体，最终形成乳白色半透明凝胶。后者黏附于创面，起到止血封闭作用。插入内镜，见到瘘口，插入硅胶导管至瘘口中，由助手缓慢均匀注入生物蛋白胶，缓慢退出导管同时继续注射，至导管退出并见外瘘口形成生物胶填充物。胃镜下观察数分钟见生物胶变为胶冻状，退出胃镜。术后禁食 7 天。

B. 内镜下覆膜金属支架置入术：应用覆膜金属支架治疗食管瘘的疗效确切。如江苏淮阴西格玛医用实业公司研制的 CZES 型覆膜食管支架，该支架为内、外覆

0.2mm硅橡胶薄膜的Z型金属弹性网络支架，内径20mm，两端呈喇叭状，长度6.0～12cm，上端两节外侧有抗滑脱倒刺，倒刺向下，单向性，支架上端设计有回收装置可以回收。瘘口愈合后支架可取出，但应掌握时间，有学者认为4～5个月取出为宜，考虑此时瘘口已愈，瘢痕已稳定，支架取出后瘘口不会再次破裂。

C. 内镜下金属钛夹治疗：钛夹连续闭合术适于良性病变导致的食管气管瘘，瘘口直径小或者狭长，四周黏膜水肿较轻者，施行胃镜下金属钛夹连续缝合，辅以禁食等治疗，部分患者瘘口可以闭合。

D. 经皮胃镜下胃造瘘术（PEG）或者空肠造瘘术（PEJ）：是在内镜引导及参与下，经皮穿刺放置胃造瘘管以及（或者）空肠营养管，达到胃肠内营养或胃肠减压，促进瘘口愈合的目的。相对于传统的外科手术胃造瘘及空肠造口术，PEG及PEJ具备操作简便、快捷、创伤小的优点。

E. 内镜下高频电烧灼或APC治疗：该方法简便，几乎无并发症发生，同时有止血作用，对瘘口微小的病变成功率高，可应用于食管各段病变。

7. Barrett食管

（1）概述　胃食管反流常见和潜在的严重后果是食管原有鳞状上皮被化生的柱状上皮增殖所替代，这一状况被称为Barrett食管（BE）。文献报道对有反流性食管炎症状的患者进行内镜检查，发现有12%～18%的患者有Barrett食管。

Barrett食管的病因至今尚不完全清楚。胃食管反流是最重要和最基本的病理基础，此外，十二指肠-胃-食管反流以及食管运动功能障碍也与Barrett食管的发病有关。长期以来一直存在着两种学说，即先天性学说和获得性学说。关于Barrett食管柱状上皮的来源尚未定论。目前有几种看法：①来源于鳞状上皮的基底细胞；②来源于食管贲门腺体细胞；③来源于胃黏膜或原始干细胞。

胃镜检查：正常食管黏膜为粉白色，胃黏膜为橘红色，两者交界处形成不规则的波浪线即为齿状线（"Z"线），也被称为鳞柱上皮交界处（SCJ）。生理情况下，SCJ与胃-食管连接处（GEJ）在同一部位。当发生BE时，Z线向口端移位，内镜下诊断BE的关键是明确GEJ和SCJ的位置，即鳞-柱状上皮交界（SCJ）与GEJ分离。日本学者以食管下端栅栏状血管网作为食管末端的标志。认为发生BE时，尽管柱状上皮代替了鳞状上皮，但其下方的血管网仍为栅栏状，以此判定SCJ下的组织为胃贲门黏膜还是BE。内镜下染色有助于诊断：亚甲蓝可使肠化的上皮呈现蓝色，正常的食管和胃黏膜不染色；卢戈碘液可使鳞状上皮呈褐色，BE上皮不着色；乙酸可使食管色泽变苍白，BE上皮呈微红色。

BE的分型：①按化生的柱状上皮长度分类：化生的柱状上皮累及食管全周且长度≥3cm的为长段BE；化生的柱状上皮未累及食管全周或虽累及全周但长度<3cm的为短段BE。②按内镜下形态分类：分为全周型、舌型和岛状。③布拉格

C&M 分类法：C 代表全周型的化生黏膜的长度，M 代表化生黏膜最大长度。如 C3-M5 表示为食管圆周段柱状上皮为 3cm。

窄带图像（NBI）：是一内镜成像技术，不仅能清晰地显示 BE 的病变轮廓，而且可更清晰地观察到黏膜的腺管开口形态和浅表毛细血管结构形态；并能指导内镜下对病变的靶向活检，提高特殊肠上皮化生的检出率。按 Miwako 等的标准将微血管 IPCL 的变化分为四型：Ⅰ型，上皮下乳头内毛细血管为规则排列的细圆环状；Ⅱ型，乳头内毛细血管形态保持、排列尚规则，但可见管径扩大和（或）延长；Ⅲ型，乳头内毛细血管破坏、管径大小不一，排列不规则，可出现蛇状弯曲；Ⅳ型，乳头内毛细血管均被破坏、微血管呈复层及交织分布，出现新生血管且有不规则分支或呈 DNA 螺旋状。

共聚焦显微内镜：对 BE 具有重要的诊断价值。可在体内进行实时的黏膜层组织学诊断，为指导活检部位提供了新的有力工具。

（2）内镜治疗

① 适应证和禁忌证

A. 适应证：内镜治疗已被广泛用于处理 BE 伴有肠上皮化生、上皮内瘤变或局限于黏膜层的癌变。理想的治疗方法是彻底破坏化生上皮、内瘤变上皮，但不损伤深层组织，同时不产生狭窄和穿孔等严重并发症。

B. 禁忌证：食管及（或）胃底静脉出血、合并急性或慢性心肌缺血、严重心律失常、严重肺部疾病、出血性疾病、其他严重的全身性疾病及不合作者。

② 方法

A. 光动力疗法（PDT）：是一种非热效应技术，是通过注射某种光敏物质，利用特定的光敏物质在肿瘤或某些组织中高浓度集中而其他正常组织和器官中代谢迅速而浓度甚低，然后以一定敏感波长的光照射物质集中的部位（肿瘤或某些组织）可出现荧光（作诊断用）和使该部位组织及细胞变性坏死而正常组织不受到损伤达到治疗目的。

B. 内镜下黏膜切除术（EMR）：对于黏膜有高级别上皮内瘤变的 BE 行 EMR。黏膜切除术采用三种方法：一是标准曲张静脉套扎器实施圈套切除；二是内镜下黏膜切除术（EMR）实施新月圈套；三是使用改良套扎帽，使套扎后可以立即切除。

C. 氩气凝固术（APC）：APC 是一种非接触性电凝固技术，主要原理是氩气在 APC 探头远端电极与组织之间的电场中产生离子化，氩气离子束可以自动导向未治疗的组织表面，一旦由于局部组织干燥导致该区域的电阻增加，氩离子束便转向电阻较低的非干燥区域发挥作用。APC 具有不产生粘连可连续止血，电凝深度限于 2～3mm，形成一定深度的黏膜损伤，且无炭化，利于组织修复等优点。

D. 射频消融（RFA）：射频消融利用电磁波生物物理中的热效应发挥治疗作

用，使组织脱水、干燥和凝固坏死，从而达到治疗目的。这项技术在治疗多发、病变较长或累及食管全周的早期食管癌及其癌前病有明显的优势，且其治疗的深度控制在 $1000\mu m$ 左右，避免了治疗后狭窄、穿孔的发生。

（二）食管恶性病变

1. 食管癌

（1）概述　食管癌是原发于食管的恶性肿瘤，以鳞状上皮癌多见，临床上以进行性吞咽困难为其最主要的症状。我国是世界上食管癌的高发国家，也是世界上食管癌高死亡率的国家之一，年平均死亡率为 1.3～90.9/10 万。

食管癌的确切病因目前尚不清楚。一般认为，本病的发生与该地区的生活条件、饮食习惯、存在强的致癌物、缺乏一些抗癌因素及有遗传易感性等有关。目前，本病的致病因素主要认为有以下几点：①亚硝胺类化合物和真菌毒素；②饮食刺激与食管慢性刺激；③营养因素；④遗传因素；⑤癌基因；⑥人乳头状病毒。

胃镜检查：是诊断食管癌的首选方法，可直接观察病灶的形态，并可在直视下取黏膜组织做病理学检查，以确定诊断。为提高检出率目前多结合食管黏膜染色法。

染色内镜及电子染色内镜：用 2% 甲苯胺蓝水溶液染色，甲苯胺蓝是细胞核染色，由于癌细胞内 DNA 的含量明显高于正常细胞的含量，甲苯胺蓝能使食管癌着蓝色；3% 卢戈碘液染色，卢戈碘液是一种以碘为成分的可吸收染剂，对非角化的鳞状上皮细胞内糖原有亲和力，而癌变和上皮内瘤变的鳞状上皮细胞内糖原含量少甚至消失，故对碘溶液反应不着色或淡染色，两者相比，反差很大，可以指导活检的准确性，提高早期食管癌的检出率，还可明确癌变的浸润范围，指导 ESD 或手术切除的范围。电子染色内镜主要有两种，一种是内镜窄带图像（NBI），另一种是智能电子分光技术（FICE）。电子染色内镜技术的应用主要包括两个方面：一是代替色素内镜用于发现扁平病变并观察其黏膜细微结构，二是通过观察黏膜及黏膜下血管纹理，推测病变的良、恶性及浸润深度。

超声内镜：能准确判断食管癌的壁内浸润、异常肿大的淋巴结以及明确肿瘤对周围器官的浸润情况。对肿瘤分期、治疗方案的选择以及预后判断具有重要意义。

（2）内镜治疗

① 适应证和禁忌证。病变局限于黏膜层和没有淋巴转移的黏膜下层早期食管癌可行内镜黏膜下剥离术（ESD）；进展期食管癌失去手术机会或患者拒绝手术治疗者可行支架置入、激光、光化学疗法等。文献报道，距门齿的距离＜20cm 是置入支架的禁区，但近年有成功治疗食管狭窄的病例。病灶上缘距离切牙 18～20cm 的患者，使用内镜测量食管入口距狭窄上缘的距离较为准确，其距离应在 4cm 以

上。伴有食管支气管瘘或位于环咽肌 2cm 内的肿瘤是内镜下激光治疗禁忌证。

②　方法

A. 内镜下激光治疗：适用于食管癌及癌性狭窄患者。激光治疗是利用照射后肿瘤组织坏死、汽化蒸发的原理，在短时间内尽可能快地破坏更多的肿瘤组织，以达到减小肿瘤体积、扩大食管腔、减轻或消除吞咽困难或为其他治疗创造条件的目的。方法：插入内镜，将镜端至病灶上方，从活检孔中插入石英光导纤维、顶端距病灶 0.5~1.0cm，先用氦氖（He-Ne）激光瞄准，启动激光发生器，调节功率至 70W 左右，脉冲时间 0.5~1s，间歇照射、烧灼，使表面组织汽化，深层组织凝固。也可将光导纤维直接接触肿瘤表面，功率至 10~25W，适当延长脉冲时间，使照射部位更精确，平均能量密度更大。

B. 光化学疗法（PCT）：仅用于中、晚期食管癌。用血卟啉光敏剂时，激光照射以激发摄取血卟啉的肿瘤组织产生单态氧而破坏肿瘤组织。方法：静脉滴注血卟啉 2.5~5mg/kg（溶于 250mL 生理盐水中），48~72h 进行激光照射。常规插入内镜，从活检孔中伸出石英光导纤维至病灶上方 1~2cm 处（光斑 1~1.2cm），功率 200~400mV，照射时间 15~20min，病灶较大可分片照射。照射后肿瘤表面凝固。

C. 内镜下微波组织凝固治疗（EMCT）：它是在内镜直视下，经活检孔道插入天线探头，针对靶器官病变进行辐射治疗。方法：常规插入内镜，从活检管道中插入辐射器，轻压于病灶上，启动微波发生器，调节功率 50W，辐射时间 15s，若病灶大，可分片辐射，如为癌性狭窄，可从狭窄的远端开始，每次移动 1cm，狭窄部位全部辐射。凝固后，可重复一次。对于无梗阻的隆起型食管癌，可用针型电极插入肿瘤，功率 30W，辐射 5~10s，瘤体较大时从边缘向中央逐步插入辐射，凝固肿瘤组织。

D. 电凝治疗：可分为单极和双极电凝，常用的为双极电凝（BICAP），其探头外形似 Eder-Puestow 扩张管，头端有弹性可以弯曲。在橄榄形的增大部分上有并排环绕的电极条，直径可为 6~15mm，治疗面积大，效率高。环 360 度电凝，使电能转变为热能作用于被接触的组织上，造成凝固性坏死，损伤程度为 1~2mm，对于手术不能切除的食管癌（除外瘘管形成）均可选用该法治疗。

E. 氩离子凝固（APC）术：在消化道恶性肿瘤后期，患者的临床情况较差或不能进行外科手术切除，或肿瘤范围较大及广泛转移时，APC 术可望缩小肿瘤，缓解梗阻，恢复正常的消化道通道。

F. 金属支架置入术：支架置入有三个重要步骤，导丝顺利通过狭窄处、有效地扩张狭窄部位、支架的准确放置，其中导丝通过狭窄处是支架能否置入成功的关键。近年来高位食管癌（颈段）支架置入，低位食管癌覆膜防反流食管支架置入及应用放射性 125 碘粒子支架治疗进展期食管癌得到临床应用。

2. 食管腺样囊性癌

（1）概述　腺样囊性癌是多发于涎腺的低度恶性肿瘤，食管的腺样囊性癌在组织学上与发生在涎腺的相似，本病较为少见，据日本资料统计，约占食管恶性肿瘤的 0.07%。

病因尚不明确。多数人认为肿瘤来自涎腺导管，也可能来自口腔黏膜的基底细胞。肿瘤的发生源于机体正常细胞的恶性转化，生物学行为发生改变，形成自主生长的新生物。肿瘤的发生源于机体正常细胞的恶性转化，致瘤因素导致细胞内遗传物质改变，生物学行为发生改变，形成自主生长的新生物。腺样囊性癌主要由腺管细胞和肌上皮细胞所组成，瘤细胞呈多型性，排列成筛状、腺管状或者实性巢状，囊腔或腺腔内可见 Alcian 蓝或者 PAS 阳性黏液性物质。由于食管基底细胞样鳞状细胞癌亦可呈假腺样（筛网状）、条索状生长，因此，两者极易混淆。

内镜检查：可见食管黏膜隆起，黏膜溃疡形成及出血坏死等表现。但术前内镜活检诊断准确率很低，其原因主要是经内镜活检的小块肿瘤组织样本难以反映肿瘤组织的特征性结构。

超声内镜：早期可见黏膜低回声灶，边界清楚，内部回声呈筛孔样，易诊断为食管平滑肌瘤。

（2）内镜治疗

① 适应证：对食管腺样囊性癌的治疗报道甚少，手术切除仍属首选，手术原则与食管癌基本一致。对于早期食管腺样囊性癌患者，未发生淋巴结及远处转移，胃镜下黏膜剥离术可作为一种简便有效的治疗方法。

② 方法：内镜下黏膜剥离术（ESD），内镜下食管黏膜剥离术是内科治疗早期食管癌的新技术，可有效地控制上皮内瘤变及早期食管癌进一步发展，减轻痛苦，提高患者生活质量，同时可节约患者医疗费用。肿瘤组织必须做到完全切除。

二、胃部病变内镜治疗

（一）胃部良性病变

1. 胃内隔膜

（1）概述　胃内隔膜是一种罕见的消化道畸形。黏膜隔膜发生在胃窦或幽门，并且环绕胃壁走行，可使胃窦末端狭窄，但不闭锁胃腔。该隔膜为鳞状上皮或柱状上皮。其发病率约为 1/10 万，约占消化道闭锁的 1%。

本病多因胚胎期前肠分化成胃和十二指肠时发育不良所致，隔膜多位于幽门前 1.5～3cm，或接近幽门处，也有同发生 2 个隔膜，另一个距幽门数厘米处，在十二指肠，将胃和十二指肠分隔开。隔膜可有孔（狭窄）或无孔（闭锁），厚 2～

3mm，由黏膜、黏膜下组织和肌层组成。两侧均被覆有黏膜，间隙中充满疏松结缔组织。

内镜检查：可见胃窦部远端有新月状黏膜皱褶，有时中央有小孔，呈持续开放，无真正的幽门开放、关闭动作，孔较小时不能通过内镜，有时可以通过该孔看到幽门。

（2）内镜治疗 适应证为胃内隔膜诊断明确，有梗阻症状者。合并溃疡时抗溃疡治疗。

内镜治疗：可经内镜切开黏膜隔膜，以解除梗阻。

手术治疗：切除隔膜，如出现梗阻症状，可先做胃肠吻合术，待炎症消退后再切除隔膜。

2. 胃黏膜脱垂

（1）概述 胃黏膜脱垂（GMP）是指异常松弛的胃窦黏膜皱襞经幽门管向前脱垂入十二指肠壶腹，1911 年由 von Schmieolen 首先报道。本病发病率为 3.5%。

胃黏膜脱垂在临床胃镜检查中比较常见，但其发病原因及机制迄今尚未完全明了。由于胃窦部黏膜下组织较松以致黏膜易在肌层上滑动。松弛的胃窦部黏膜皱襞在胃强烈蠕动的推动下经幽门脱入十二指肠。其他引起的因素有：①慢性胃窦炎，有人报道伴发病以浅表性胃炎最多 81.7%，十二指肠壶腹溃疡 17.8%，胃溃疡 6.6%；②各种原因引起的黏膜下层水肿；③黏膜的恶性肿瘤浸润；④先天性黏膜隔存在，阻止黏膜的逆行蠕动；⑤先天性黏膜肌层功能不良。GMP 也可能是导致肠胃反流的重要原因之一。

胃镜检查：诊断标准如下。①幽门口关闭时可见一至数条异常粗大胃黏膜皱襞走行，通过幽门口进入十二指肠壶腹部，导致幽门口关闭不全；②幽门口开全时仍见异常粗大胃黏膜皱襞走行，通过幽门口进入十二指肠；③幽门口变形。

（2）内镜治疗

① 适应证和禁忌证：适应证为胃黏膜脱垂诊断明确，有上消化道症状者；脱垂的黏膜阻塞幽门管而发生嵌顿或绞窄时，并发上消化道大出血及不能区别其他严重疾病时（如肿瘤）是相对禁忌证。

② 方法

A. 微波治疗：在内镜直视下，经活检孔导入微波同轴导线，根据脱垂黏膜体积和长短，导线对准幽门管内及附近脱垂黏膜头端和体部，工作电流 150mA，每次治疗时间以使脱垂黏膜凝固发白为止，一般 2～4s，烧灼部位 1～8 点不等，微波的热效应可使蛋白凝固变性，水分汽化蒸发，组织收敛缩小，局部组织重新修复变平，故能治疗脱垂黏膜引起的幽门等部分阻塞，总有效率为 85.7%。

B. 高频电刀切除法治疗：内镜直视下，经活检孔把电凝套环对准幽门管内或附近脱垂黏膜远侧端，张开套环套住脱垂皱襞，使被套黏膜高出套环 0.5～0.7cm，防止被套组织与其他部位接触，收紧套环使被套组织呈暗红色，切忌用力过猛，以免被机械性切断，用 PSD-20 混合电流"3"～"4"切除被套组织，通电时间＜4s，反复多次通电，同时均匀缓慢收缩套环，直到组织切除。

C. 内镜下射频治疗：LDRF-50 射频治疗仪射频为 150～1000Hz 的电磁波，其生物物理作用包括热效应和非热效应，治疗上主要通过热效应作用，射频电流的极性变换频率很高，通过高频振荡，离子震动传导电流，并将欧姆耗损转变为热能，使组织脱水、干燥后凝固坏死，从而达到治疗目的。经胃镜活检孔插入射频导线，将功率调整为 20～30W，时间 2～5s，每条 1～3 次点烧灼，距离幽门 1.0cm 处脱垂黏膜皱襞顶部为治疗点，以点烧灼法进行治疗，使皱襞发白或褐色。

3. 消化性溃疡并发幽门梗阻及出血

(1) 概述　消化性溃疡主要指发生在胃和十二指肠的慢性溃疡，即胃溃疡 (GU) 和十二指肠溃疡 (DU)，因溃疡形成与胃酸/胃蛋白酶的消化作用有关而得名。幽门梗阻和出血均为消化溃疡常见并发症。

出血多因溃疡侵蚀周围血管所致；幽门梗阻多因幽门溃疡或 DU 引起，溃疡急性发作时可因炎症水肿和幽门痉挛而引起暂时性梗阻，慢性梗阻主要因瘢痕收缩所致。

胃镜检查：内镜下溃疡多呈圆形或椭圆形，也可呈线形，边缘光整，底部覆有灰黄色或灰白色渗出物，周围黏膜可见充血、水肿，可见皱襞向溃疡集中。溃疡出血根据 Forrest 分级，Ⅰa 级为动脉喷射样出血；Ⅰb 级为活动性渗血；Ⅱa 级为溃疡面见血管显露；Ⅱb 级为溃疡附着血凝块；Ⅱc 为溃疡基底黑色；Ⅲ级为有溃疡基底洁净。幽门梗阻，可见胃腔大量潴留物，幽门狭窄，内镜通过困难或不能通过。

(2) 内镜治疗

① 适应证：消化溃疡并发出血者，Forrest 分级为 Ⅰa～Ⅱb 级，需内镜下止血治疗。幽门梗阻时直径 9.5mm 内镜头端无法通过幽门，瘢痕性幽门梗阻可行内镜下球囊扩张。

② 方法

A. 内镜下止血术：溃疡出血根据 Forrest 分级，选择不同的止血方法，如喷洒止血药、注射止血药、钛夹止血等。

B. 内镜下球囊扩张术 (EBD)：先做常规内镜检查，进入胃腔后，抽吸潴留液，见狭窄的幽门和（或）十二指肠，经活检孔插入球囊扩张管，直视下将球囊的前段插入狭窄的远侧，然后充气或充水扩张，从小直径到大直径，每使用一种直径的球囊需扩张 2～3 次，持续 30～60s 放气或放水，间隔 2～3min，压力达 405～

810kPa（相应直径的球囊有相应的压力标志），球囊直径 6～20mm，数周内数次扩张，达到扩张狭窄部以缓解或治愈良性幽门梗阻。球囊扩张器有 Rigiflex TTS 水囊扩张器，球囊直径分别为：8mm、10mm、12mm、15mm，球囊长 8cm，导管长度 180cm，均可通过 2.8mm 的活检孔道。

4. 胃结石

（1）概述　胃结石是一种常见的消化系统疾病，北方地区明显多于南方地区。常引起胃黏膜糜烂、胃溃疡、肠梗阻，甚至出血、穿孔等严重并发症，在我国以胃柿石多见。

胃结石是在胃内逐渐形成的异物团块，最常见的有两种：一种是植物纤维性团块，多为一次过多吃生柿、黑枣后饮水，上述物入胃后可与蛋白质结合形成不溶于水的鞣酸蛋白质而沉淀于胃内，与胃酸沉淀黏合成块，愈积愈大，形成巨大团块，即"胃结石"。另一种是头发团块，多为儿童及精神失常的成人服用大量头发后经各类化学反应后黏合成块，形成胃结石。另外胃酸分泌少、消化功能差、行胃大部切除术后等因素均有利于胃结石的形成。

内镜检查：胃镜下结石多位于胃底或胃体近段，可移动、呈椭圆形或不规则形、紫褐色、黄褐色或草绿色，表面多光滑，可单发也可多发。可合并胃溃疡、胃炎。

（2）内镜治疗

① 适应证和禁忌证

A. 适应证：对质地较软的胃石，应用圈套器或碎石器套于胃石中部或边角突出的部分并收紧，即可将胃石反复切割成碎块后取出。对质地较硬，巨大的胃结石取石困难。

B. 禁忌证：胃出血、肠梗阻等。

② 方法

A. 胃镜下碎石取石：先检查胃及十二指肠情况，尽量吸干胃底液体，以限制胃石的活动。从活检孔插入鳄口异物钳，试钳夹胃石的软硬度，对质地较软的胃石，应用圈套器套于胃石中部或边角突出的部分并收紧，即可将胃石反复切割成碎块。对质地较硬的胃石，可通过活检孔经注射针从胃石的不同角度注射碳酸氢钠溶液 100mL，然后用异物钳从胃石的一端或中间部反复钳夹凿成隧道，再钳夹碎隧道两侧的胃石或再用圈套器切割成碎块。体积较大的胃石估计一次性碎石难以成功，可再继续用异物钳将胃石表面的硬壳全部或部分剥除，以利于术后药物的渗透溶解。

B. 胃石切割碎石器：使用专用器械 WILSON WF-2417DTH（切割器），并将 5%碳酸氢钠约 200mL 放入湿化瓶内准备好。胃镜检查证实胃内存在胃石，进镜至胃内后，尽量将胃底的胃液吸净，碎石时应减少充气，充气多时患者易恶心、胃蠕动快，不易套住胃石。将切割器从活检孔道送入胃腔，碎石器打开操作时，调整内镜与圈套器方向，使切割器紧贴胃石，套牢结石并卡紧，钢丝勒紧，拉紧活动杆，将手柄上滑轮旋转，将破碎结石呈小碎块，压住进水钮，将5％碳酸氢钠溶液注入破碎结石中，起到化石和防止碎块再凝结作用。

5. 胃扭转

(1) 概述 胃扭转为胃正常位置的固定机制障碍或其邻近器官病变导致胃移位，使胃本身沿不同轴向发生全胃或部分异常扭转。本病临床分急性及慢性两种，急性胃扭转多发病迅速，诊断不易，常延误治疗，慢性胃扭转症状多不典型，也难于及时发现。

胃扭转多与周围韧带先天发育异常有关，如胃结肠韧带、肝胃韧带过长或松弛，较大的食管裂孔疝、膈疝、膈膨出以及十二指肠降段外侧腹膜过度松弛，使食管裂孔处的食管下端和幽门部不易固定。此外，胃下垂和胃大、小弯侧的韧带松弛或过长等，均是胃扭转发病的解剖学因素。根据扭转方式的不同，可分为三型：①器官轴型或纵轴型扭转，即以贲门与幽门连线为轴心，向上翻转，致小弯向下，大弯向上；②网膜轴型或横轴型扭转，即以长轴相垂直的方向，向左或向右翻转；③混合型扭转，兼有上述两型不同程度的扭转。三种类型中以器官轴型扭转常见，网膜轴型次之，混合型少见。

内镜检查：器官轴型胃镜下可见胃形态改变：胃大弯侧脑回样纵形皱襞在上方，胃小弯在下方，前后位置颠倒，胃角形态改变或消失，有时胃体腔有大量液体潴留。肠系膜轴型胃镜通过贲门后注气，使胃腔扩张，见胃大弯纵形黏膜皱襞在扭转处突然中断，远端看不见幽门。

(2) 内镜治疗

① 适应证和禁忌证：适应证为慢性胃扭转诊断明确者；禁忌证为急性胃扭转，出现急腹症症状者。

② 方法

A. 体位转复法：在常规低张气钡双重造影检查中，当发现胃扭转征象时立即点前后位片，同时鉴别出是前式或后式扭转，之后，再服300~500mL钡剂。如是前式胃扭转，嘱患者侧位站立，放松腹部或行腹式深呼吸，身体前倾90°见钡剂完全流入胃窦后，迅速直立，在透视下观察是否已整复。一般1~3次可复位成功。如是后式胃扭转，则将X线床面放平，患者处于仰卧位，嘱患者向左缓慢翻身1周，同时将床面立起，应当注意，当床面起到半立位时患者应翻身至俯卧位，当床面直立时患者应呈立位后前位，如未复位，可重复做1~2次，一般可复位成功。

B. 胃镜复位：注气复位，胃镜进入胃体腔后，边注气，边观察，若见到突然胃腔扩大或患者感到一过性腹痛，有时镜身震动感，内镜可顺利进入幽门，说明复位成功。注气加手法复位，若胃扭转较重，注气不能复位，可加用手法复位，寻找胃黏膜皱襞间隙注气，缓慢进入到胃窦部后再抽气，使胃壁贴于镜身，再弯曲镜头可曲部分，钩拉胃壁并注气，然后向胃扭转逆向转动镜身即可复位。

6. 胃黏膜下恒径动脉出血

(1) 概述　胃黏膜下恒径动脉出血（Dieulafoy病）是引起急性上消化道大出血的少见原因之一，约占2%。Dieulafoy病一般认为胃内供血动脉在进入胃黏膜后不是逐渐变细形成毛细血管，而是一直保持黏膜下动脉径不变，故又称恒径动脉，属先天发育异常的一种形式。

组织学上，Dieulafoy病表现为从一个小的黏膜缺损处突出的异常增大的黏膜下扭曲动脉。其病因尚有争论，有学者认为这是先天或解剖学变异，另有学者认为是获得性的或与年龄相关的。本病引起出血的发病机制尚不清楚。有资料表明，其发病是阿司匹林、非甾体抗炎药和乙醇的联合作用。Dieulafoy溃疡多位于胃左动脉支配区域，即距贲门口6cm以内的胃近端，与血管先天性发育畸形有关，胃左动脉分支自浆膜层进入肌层、黏膜下层后，缺乏逐渐变细的过程，而是保持恒定不变，称为恒径动脉（直径＞1.8mm，是正常血管的10倍），该动脉在胃左动脉高压血流的冲击下，局部呈瘤样扩张，覆盖于其上的黏膜受压萎缩易形成溃疡，引起黏膜脱落、血管裸露，受机械或消化液损伤易导致血管破裂出血。

胃镜检查：在小的黏膜缺损或正常胃黏膜上见：①活动性动脉喷血或微小动脉搏动性血流，出血灶周围可有小范围（＜3mm）的浅表性缺损；②小而浅的黏膜缺损或正常黏膜中出现的血管突起，可伴有或不伴有活动性出血；③新鲜性凝块牢固地附着缺损黏膜或正常黏膜。

超声内镜：超声内镜检查时，可先用7.5MHz频率观察定位，再用12MHz频率仔细观察胃肠壁。病变处黏膜下动脉血流信号可用10MHz经内镜脉冲多普勒探头记录。超声内镜下通常可见一异常大的血管（直径2~3mm）穿过肌层，走行于黏膜下层2~4cm，然后变细消失。

(2) 内镜治疗

① 适应证和禁忌证：Dieulafoy病出血内镜止血是首选的治疗方法。一般性渗血及小血管渗血可采用电凝止血和局部喷洒止血药，对喷射性大出血可尝试金属夹夹闭血管及封闭创面。休克和严重心肺疾病患者是相对禁忌证。

② 方法

A. 内镜下注射治疗：是最常用的方法，局部注射后，黏膜组织水肿，增高出血灶周围的压力，压迫血管，促使血栓形成，一般于出血血管的1~2mm处，分3~5个点注射，深度一般在2~3mm，然后用冰水冲洗血凝块，目前常采用的注射剂有无水乙醇、5%鱼肝油酸钠、1%乙氧硬化醇和1：10000肾上腺素溶液等。

B. 热凝固治疗：主要通过结合凝固的原理。热探头凝固止血是将特制的热探头，在直视下接触出血灶，使蛋白质凝固而止血，一般热探头能封闭住1.5~2.0mm动脉，多数Dieulafoy病变血管则恰恰在此范围。微波凝固治疗是集中微波能量于一小的区域，使组织蛋白凝固而达到止血目的的一种治疗方法。一般使用输出波长12cm，频率2450MHz，功率100W的微波。

C. 激光治疗：利用激光照射组织表面被吸收后可转变为热能的原理，被照射局部组织吸收光能后即产生高温，使蛋白凝固，水分汽化，达到光凝止血目的。

D. 氩离子凝固（APC）术：利用特殊装置将氩离子气化，将能量传递至组织产生凝固作用，是一种非接触性电凝固技术。

E. 止血夹治疗：金属止血夹夹住血管后与操作部解体而留在血管上，经炎症过程形成肉芽组织而达止血目的，1~3周夹子脱落。适用于血管直径2~3mm的病灶出血。方法：经胃镜观察确定出血部位、速度、病因后，助手先安装好金属止血夹，经胃镜活检孔道将止血夹推送器送至内镜的前端，推出止血夹，将夹子打开至最大，调整好止血夹与出血部位的位置，当止血夹的颚角张开度和方向与出血部位相适应时，接近60°~90°，对准出血灶轻压上并稍加压力，让助手将滑动手柄向后移动，止血夹即将病灶连同附近组织紧箍截断血流，然后将持放器脱离止血夹，退出持放器。一般先夹活动性出血点，夹子钳夹的数量依病灶性质而定，可安置1~4只，最后从活检孔道用生理盐水反复喷洒钳夹部位，确认止血夹位置适宜止血后可退镜结束治疗。

F. 套扎治疗：内镜下皮圈套扎操作简便，尤其是对于食管胃结合部和上部胃体后壁的病变。

7. 胃内异物

（1）概述　胃内异物包括两类：一类为吞入胃内的物体如食具、玩具、义齿、钱币、戒指等，为误吞入或为故意吞服；另一类为进食的某种食物，既不能被消化，又不能及时通过幽门，在胃内滞留并聚结成团块，也称胃石。

消化道异物的病因是小儿、老年人、犯罪嫌疑人误吞或吞入各种不易被消化的物体并滞留于胃腔。异物有：①长条形棒状物，如体温计、钢笔、牙刷等；②球形物体，如果核、胃石、玻璃球等；③扁平形异物，如鱼骨、鸡骨片、金属片、硬币等；④胃内巨大结石。异物对人体的影响取决于异物的性质、形态、大小及对胃功能的影响程度。

胃镜检查：可确定异物的性质、位置、形状、大小。

（2）内镜治疗

① 适应证和禁忌证。判断胃镜取异物的指征。判断异物的位置，如异物到达

十二指肠降段以下时，胃镜无法接近异物，不应再进行内镜取异物的尝试；判明异物嵌顿的状态，如异物纵轴的方向、与消化道管壁的关系等；排除气腹征，当尖锐异物穿透消化道管壁或刺入管壁外组织、器官时，应视为胃镜取异物的禁忌证。只要无上述禁忌证者，绝大多数异物是可以经胃镜取出的。

② 内镜取异物，操作方法：a. 长条形棒状物，如体温计、钢笔等，对此类异物可用圈套器取出。对外径较细、表现光滑的棒状物，可用三爪钳、鼠齿钳、鳄嘴钳、V 字钳、扁平钳钳取。b. 球形物体，如果核、玻璃球等，此等异物表现光滑，钳取时较困难，套取又易滑脱，因此应选用篮型取石器或网兜型取物器取出。c. 扁平形异物，如鱼骨、鸡骨片、金属片等，这类异物大多能用活检钳或异物钳取出。对较小的铁质异物，可用磁棒吸住后随内镜退出。d. 胃内巨大结石，首先须内镜下或口服药物等方法碎石，直到用圈套器或取石网篮能够套住结石随内镜取出，较大结石需碎石器碎石。

（二）胃部恶性病变

1. 胃癌

（1）概述　胃癌是最常见的恶性肿瘤之一，其发病率及死亡率仅次于肺癌，多见于胃窦，胃窦癌晚期常致幽门梗阻，即胃出口恶性梗阻。

胃癌好发于胃窦部，约占 50%，其次为贲门部，发生于胃体者较少。胃癌的癌前期疾病：胃溃疡、萎缩性胃炎、胃息肉、胃切除术后残胃炎、胃黏膜上皮内瘤变、肠上皮化生；胃幽门螺杆菌感染、环境、饮食因素、遗传因素、癌基因、抑癌基因等与胃癌的发生有关。

自 1983 年 Warren 和 Marshall 报道了幽门螺杆菌（Hp）以来，就受到了医学界和生物学界的普遍关注。1994 年世界卫生组织国际癌症研究机构（IARC）将其列为人类 I 类致癌原。Hp 致病性的差异与其基因型的多态性有关，与胃癌发生相关的特定基因则为 Hp 毒力基因。

将胃癌依据形态学分为两类：仍保留腺结构消化管特征的分化型和细胞零乱散见而不呈腺结构的未分化型。分化型胃癌的发病路程可能是个漫长的过程，即在婴幼儿期感染幽门螺杆菌（Hp），经过由慢性胃炎进展为萎缩性胃炎，出现肠上皮化生，可能为分化型胃癌之癌前病变，复加基因变化遂致分化型胃癌。

目前认为，致癌须有多种基因异常分阶段地发生。在胃癌确已分析出有多种基因改变，多数胃癌患者的多种生长因子及其受体显著表达。更有部分胃癌患者出现 APC 基因和 β 联蛋白基因突变，还有一些胃癌患者发现其 $hMLH1$ 基因甲基化及 TGF-β II 型受体基因变异。未分化型胃癌的癌变机制，可能同细胞黏着相关的上皮钙黏着蛋白的异常相关，因为可由多半数的本型胃癌查到该基因突变、缺损或甲基化等的异常。同时，尽管频率不高，有一种同一家系中好发的遗传性未分化型胃癌，而作为其原因，基因也可以验证为上皮钙黏着蛋白呈现先天性异常。上皮钙黏着蛋白在使细胞相互黏着而形成腺体等的结构上是必不可缺的。因此可考虑当其出现异常之际，细胞必然表现为零乱分散，故而发生未分化型胃癌，其详细机制尚待阐明。另外，又有报道从流行病学分析认为，未分化型胃癌也与幽门螺杆菌感染相关，然而是在幽门螺杆菌感染之后的哪一阶段发生癌变仍未明确。

p53 是著名的抑癌基因，人类癌症的半数以上可以检出其异常。胃癌无论分化型或未分化型，约半数可以发现异常。

（2）内镜检查

① 早期胃癌表现：G Ⅰ型（隆起型），癌肿凸出约 5mm；G Ⅱ型（表面型），癌肿微隆与低陷在 5mm 以内，有三个亚型，Ⅱa 表面隆起型，Ⅱb 表面平坦型，Ⅱc 表面凹陷型；G Ⅲ型（凹陷型），凹陷超过 5mm。

② 进展期胃癌表现：Borrmann 分型，Ⅰ型，肿块型，边界清楚；Ⅱ型，溃疡局限型，边界清楚并略隆起的溃疡；Ⅲ型，溃疡浸润型，边缘不清楚的溃疡，癌组织向周围浸润；Ⅳ型，弥漫浸润型，癌组织沿胃壁各层弥漫性浸润生长。

③ 染色内镜：胃小凹的表现分为三型，Ⅰ型胃小凹形态规则，颜色无变化，代表正常胃黏膜，或有轻度炎症；Ⅱ型胃小凹形态规则，但染色后显示为深染，提示伴有肠上皮化生；Ⅲ型则深染同时结构亦不规则，意味着上皮内瘤变的可能。

④ 放大内镜：目前的放大内镜已经可以达到至少 80 倍，可以更加清晰地显示胃小凹和黏膜小血管的细微变化。放大内镜下的表面结构分为三型：Ⅰ型为规则的小凹和黏膜嵴，Ⅱ型为不规则的小凹和黏膜嵴，Ⅲ型结构无法辨认，将微血管的改变分为异常血管的出现和血管直径的变化。结果显示Ⅰ型多见于分化型胃癌，Ⅱ、Ⅲ型多见于未分化型胃癌。

⑤ 共聚焦激光显微内镜：通过对共聚焦激光显微内镜下胃小凹的观察，将其分成七型，即 A、B、C、D、E、F 和 G，分别代表正常胃体、胃体炎症、正常胃窦、胃窦部炎症、萎缩性胃炎、胃肠上皮化生和胃癌。又将 G 型分为 G1 和 G2 两个亚型，G1 型无腺体结构，仅有弥散分布的不典型细胞，代表未分化型腺癌；G2 型正常结构消失，但仍有上皮内瘤变的腺体结构，代表分化型腺癌。结果显示，G 型对胃癌诊断的敏感性和特异性分别为 90.0% 和 99.4%。在微血管方面，发现分化型和未分化型腺癌的微血管改变各有特点；分化型腺癌表现为血管丰富，血管直径变异度高，形状不规则，未分化型腺癌则为乏血管表现，少见成型微血管，仅见少量短棒状血管。

⑥ 超声内镜：EUS 判断早期胃癌的标准为低回声病灶使胃壁第 1、2 层发生缺损、增厚、欠规则、中断、而第 3 层强回声未发生改变，据此可分别判断肿瘤侵犯

黏膜层或黏膜肌层、黏膜下层。EUS 诊断进展期胃癌的诊断标准：a. 肌层癌（mp癌）：第 3 层中断，第 4 层有点状高回声；b. 浆膜癌（s 癌）：第 5 层增厚、模糊，突出高低不平，可有中断，或与周围组织分界不清。

⑦ 联合 NBI 的放大内镜：有研究表明在已分化型的早期凹陷性胃癌中，66.1% 表现为相对规则的细网状微血管形态，而在未分化型的早期凹陷性胃癌中，85.7% 表现为相对不规则的扭曲或螺旋状微血管形态，提示血管密度相对减低，此外，萎缩性胃炎的毛细血管形态与上述两种改变均不同，可表现为血管变细、延长及不规则等各种不同形式。

（3）内镜治疗

① 适应证和禁忌证。目前多数学者认同 Gotoda 等提出的 ESD 治疗早期胃癌的适应证：a. 分化型黏膜内癌，如果表面未形成溃疡，则病变大小不受限制。b. 分化型黏膜内癌，如果表面已经形成溃疡，则病变直径大小在 3cm 以下。c. 未分化型黏膜内癌，如果表面未形成溃疡，则病变直径大小在 2cm 以下。d. 微小黏膜下浸润癌 [500μm 以内（即 5mL）]，如果病理组织学为分化型，没有溃疡形成及血管淋巴管浸润，病变直径大小在 3cm 以下，也可考虑 ESD。第 4 条作为扩大适应证。

根据 2001 年日本胃癌协会制订的胃癌治疗原则：EMR 的绝对适应证为隆起型病变直径 <20mm，平坦或凹陷型病变直径 <10mm，无溃疡或溃疡瘢痕，局限于黏膜内直径 <30mm 的肠型腺癌，无淋巴结转移。另外，年老体弱、有手术禁忌证或可疑有淋巴结转移的黏膜下癌拒绝手术者可视为相对适应证。如果注射后病灶不隆起，则提示病变已浸入肌层，为 EMR 的禁忌证。

中晚期胃癌不能行根治性手术或患者及家属拒绝开腹手术，或全身情况极差，经短期营养治疗无效，或伴有严重的心肺等内科疾患，不能耐受开腹手术者；可放置金属支架作为姑息性治疗。

② 方法

A. 内镜下黏膜切除术（EMR）：EMR 的方法包括非吸引法和吸引法，前者包括内镜双圈套息肉切除术、局部注射高渗肾上腺素盐水切除术、剥离活检术，后者包括透明帽置内镜前端内镜下黏膜切除术、内镜下吸引黏膜切除术、内镜下圈套结扎法及套管吸引法等。

B. 内镜下黏膜剥离术（ESD）：首先用针形刀沿病灶周边约 0.5mm 进行标记，每个标记点间隔约 2mm，标记后用 1∶10000 肾上腺素靛胭脂生理盐水在标记点外侧进行黏膜下注射，使病灶均匀隆起，然后用 IT 刀行环周预切开，先切开远侧端，切开后用 IT 刀或者 HOOK 刀进行剥离，肿瘤完全完整切除后。对创面上所有可见血管（不管有无出血）进行预防性处理，渗血用氩气刀及止血钳等止血，较大裸露血管用止血夹。

C. 经内镜下放置支架：在内镜下支架释放过程中，关键在于支架长度的选择和定位，可结合内镜和 X 线观察下放置，此种方法最为精确但增加了释放的难度；或者采用钛夹标记的方法，标记肿瘤近端，X 线辅助下结合金属夹定位，能较为准确地放置支架。支架长度的选择则取决于病灶的长度，一般两端超过病灶 2cm 即可；在无覆膜支架还是覆膜支架的选择上，无覆膜支架不易移位；覆膜支架再狭窄率低，但支架移位率较高。

2. 产甲胎蛋白（AFP）胃癌

（1）概述　产甲胎蛋白（AFP）胃癌，又称肝样腺癌。Bourrelle 等于 1970 年报道首例 AFP 阳性胃癌（AFPGC）。有关 AFPGC 的文献报道主要来自日本。AFPGC 发病率国外文献统计占胃癌的 5.1%～15%，国内报道发病率比国外低。

AFPGC 的病理和组织学特征：AFPGC 的组织学亚型最新分类为肝样型、胎儿胃肠型和卵黄囊瘤样型 3 种类型。Jalle 和 Wang 等提出胃肝样腺癌（HAS）的概念，其特征为 AFP 产生过度和 2 种组织学形态明显，即腺型和类似肝细胞癌样型。有时两者可共存于单个癌肿中。

AFP 阳性胃癌的组织发生：此类型肿瘤事实上重演了消化系统的胚胎（3～4个月）发育。在胚胎发育过程中，胃和肝同属原始前肠衍生物；原始多潜能干细胞在恶性肿瘤发生、发展过程中，由于分化的失常，某些胃癌可能向肝样型分化，最终这些胃癌就可以像肝癌一样产生大量的 AFP，产生一些肝细胞可以产生的白蛋白等，这种类型的胃癌被称为 AFPGC。

免疫组化：AFPGC 的 AFP 染色阳性主要见于组织学的髓样区，呈褐色颗粒分布在胞质内。AFP 高是 AFPGC 的主要特征。采用免疫组化检测 AFP 对 AFPGC 的诊断有很大帮助。此外，α1- 抗胰蛋白酶、α 抗胰凝乳蛋白酶、铁蛋白染色也可阳性。肝细胞癌样区 AFP 染色阳性率较高，国内资料达 88.7%。

内镜检查：见胃黏膜呈肿块样隆起，伴溃疡形成，表面覆污秽苔，活检质地硬，或癌组织向周围浸润。

（2）内镜治疗

① 适应证和禁忌证：中晚期产 AFP 胃癌引起的胃出口恶性梗阻，不能行根治性手术或患者及家属拒绝开腹手术，或全身情况极差，经短期营养治疗无效，或伴有严重的心肺等内科疾患，不能耐受开腹手术者；可放置金属支架作为姑息性治疗。笔者认为胃体、胃窦及幽门广泛浸润癌及有腹腔转移、腹水形成的患者不是放置支架的适应证。

② 方法

A. 经内镜钳道释放支架（TTS）方式：使用 Olympus GIF 2T-240 型大钳道

（≥4.2mm）治疗型前视镜，支架推送系统经内镜钳道插入狭窄部，经内镜钳道释放支架。

B. 经内镜非钳道释放支架（Non-TTS）方式：用非治疗型前视镜，支架推送系统不能经内镜钳道插入狭窄部，经内镜非钳道释放支架。

三、肠道病变内镜治疗

（一）肠道良性病变

1. 克罗恩病

（1）概述　克罗恩病（CD）是一种病因未明的慢性非特异性炎症性肠病（IBD）。在欧美国家发病率较高，为 $50 \sim 100 / 10$ 万人，我国为 $6 \sim 10 / 10$ 万人。发病年龄多在 $15 \sim 30$ 岁，女性稍多于男性。

IBD 在北美与北欧高发，且中-重度病例较多；亚洲比西方国家发病率低，但近年日本、韩国有迅速上升趋势，我国的发病也明显增多。病因和发病机制尚不清楚，一些学者认为某一特异性感染可能引起本病，如副结核杆菌、麻疹病毒等，尚待进一步证实。由于本病发病率在种族间有较大的差异，患者亲属发病率高于普通人群，提示本病可能与遗传因素有关。免疫异常是发病重要因素，一般认为促发因素作用于易感者，激发肠黏膜亢进的免疫炎症反应：①抗肿瘤坏死因子（TNF）-α具有诱导细胞增殖分化与基因表达并上调炎性黏附分子信号传导通路的作用，可促使 IBD 及其他多种免疫性疾病的炎症反应；②黏附分子与循环性免疫细胞及相应的血管内皮细胞的相互作用可促进 IBD 时的慢性炎症反应；③IL-12 和 IL-23 也与CD 发病密切相关；④IBD 发病涉及 T 细胞激活。

胶囊内镜：小肠克罗恩病早期仅有黏膜炎症表现和扁平的或轻度的微隆起病灶，这正是传统检查方法的盲区，而胶囊内镜对经传统方法未能检出的疑似小肠克罗恩病具有较高的检出率，尤其是对疾病早期和对轻型患者的诊断具有明显优越性。

（2）内镜治疗

① 适应证：适用于肠道狭窄患者。患者及家属拒绝开腹手术，或全身情况极差，经短期营养治疗无效，或伴有严重的心肺等内科疾患，不能耐受开腹手术者。

② 方法：有关克罗恩病致肠道狭窄的内镜治疗如支架置入，球囊扩张术等文献报道甚少。

2. 原发性小肠结石

（1）概述　小肠结石来源有两种，即胆源性和肠源性。其中肠源性多因肠管食糜中的物质发生化学反应所致。本篇主要介绍原发性小肠结石。

其病因与发病机制：①患者多有大量进食鞣酸含量较多的食物，如柿子及黑枣，或果胶及单宁酸含量较多的食物，如山楂。②十二指肠和空肠酸度高，有利于胆盐转化成相对不溶性的胆酸沉积，回肠和结肠的碱性环境能促使钙盐和磷酸盐沉积。③小肠憩室、肠结核、克罗恩病等形成的局部肠管扩张、蠕动减慢有利于钙、磷酸盐积聚形成结石。④老年人因器官功能呈退行性衰变，消化道管壁变薄，蠕动减慢，肠内分泌及肠壁黏液减少，肠内容物在肠道停留时间延长，为肠结石形成提供了条件。

内镜检查：双气囊/单气囊小肠镜或结肠镜可直接观察到结石的大小、形状。

（2）内镜治疗

① 适应证和禁忌证：结石较大，不能自行排出体外是内镜治疗的适应证。肠梗阻是禁忌证。

② 方法。内镜下碎石术：较小结石可用网篮或三抓钳取出，较大结石可采用镜下碎石术，即双气囊/单气囊小肠镜或结肠镜插至结石梗阻处，从活检孔插入碎石器，逐步将结石逐块粉碎。

3. 胶囊内镜滞留小肠

（1）概述　胶囊在小肠滞留是胶囊内镜的主要并发症，总发生率为 1%，在可疑或确诊的克罗恩病患者中发生率较高（1.6%～21%）。

本病多因肿瘤、炎症或粘连导致消化道有严重狭窄，使胶囊发生通过障碍，导致胶囊滞留所致，有报道明确有克罗恩病的患者和使用 NSAID 患者，其胶囊滞留发生率较高，而不明原因消化道出血则相对较低。

双气囊/单气囊小肠镜检查：可直接观察到胶囊内镜。

（2）内镜治疗

①适应证和禁忌证

A. 适应证：若胶囊在肠道内停留时间超过 2 周，或采取干预措施（如内镜、手术取出等）取出胶囊，则判断为胶囊滞留。胶囊滞留小肠，不能自行排出体外，患者出现完全或不完全肠梗阻。患者不能耐受或拒绝手术可行内镜取出。

B. 禁忌证：完全性小肠梗阻；多次经腹腔手术史；低龄儿童；全身麻醉的高风险者。

② 方法：双气囊/单气囊小肠镜或结肠镜插至胶囊滞留处，从活检孔插入网篮或三抓钳，将胶囊取出，但往往相当困难。

4. 结肠气囊肿症

（1）概述　结肠气囊肿症（PCC）是一种相对少见的消化道疾病，以胃肠壁或肠系膜的黏膜、浆膜下多发或单发含气囊肿为特征。

本病发病原因及发病机制尚不清楚，有机械学说、细菌学说、肺原学说、化学学说及新生物学说等，现在最支持的是机械学说。机械学说认为胃肠道内压力增加，黏膜有破损时，导致肠道气体可自破损处进入肠壁。进入肠壁内的气体迅速向肠壁内各方向扩散，或者通过淋巴管向肠管内各处扩散，形成多发的气性囊肿。

结肠镜检查镜下可见单个或串珠葡萄形肿块凸入肠腔，触之柔软，表面黏膜完整、苍白而透亮，夹破囊壁时有声响，可见气泡冒出。

超声内镜：可见黏膜或浆膜下不同范围较强的气体声影。

（2）内镜治疗

① 适应证：如气囊较大，且有梗阻症状，可采用结肠镜下治疗。

② 方法

A. 内镜下氩气治疗：局部以氩离子注射针刺破肿物，见气体和少量液体溢出，囊袋皱缩，残余囊壁以氩离子凝固。

B. 内镜下针刺抽吸联合高压氧治疗：结肠镜下无菌针刺破气囊壁及抽吸，可促进气囊内气体排出，同时联合高压氧治疗，可迅速纠正机体内缺氧状态，促进血液循环，改善肠道的运动、代谢、组织结构完整性，同时可增加肠壁组织内氧含量，提高氧的弥散能力，促进肠黏膜下囊肿内气体排出，可抑制肠道内厌氧菌及其他微生物生长繁殖、有利于肠黏膜上皮的修复，促进肠功能的恢复。

C. 结肠镜下注射治疗：确诊结肠气囊肿后给予硬化治疗，根据气囊肿的大小，用注射针抽吸囊肿内的气体，致使气囊肿变扁，注射无水乙醇 0.5～1.0mL。

5. 肠套叠

（1）概述　肠套叠是指一段肠管套入其相连的肠管腔内，是婴儿急性肠梗阻中最常见的一种。好发部位多由回肠末端套入宽大的盲肠腔内。

本病的发生常与肠管解剖特点，如盲肠活动度过大，病理因素如肠息肉、肿瘤以及肠功能异常、蠕动失调等因素有关。可分原发性和继发性两种，原发性肠套叠发生于无病理变化的肠管，多发生于小儿。小儿肠蠕动活跃，在添加辅食的年龄，可因肠蠕动紊乱而发生肠套叠。小儿的上呼吸道、胃肠道感染，常合并肠系膜淋巴结的肿大，可能影响肠管的正常蠕动而致肠套叠。成人的肠套叠多发生在有病变的肠管，如良性或恶性肿瘤、息肉、结核、粘连以及梅克尔憩室，可影响肠管的正常蠕动，成为肠套叠的诱发因素。有时肠蛔虫病、痉挛性肠梗阻也是发病因素。腺病毒感染与发病有关，在感染时回肠远端呈较显著的肥大和肿胀而作为肠套叠的起点。少数小儿的肠套叠有明显的机械因素，如梅克尔憩室、息肉、肿瘤、肠壁血肿、过敏性紫癜等作为诱因而成为肠套叠起点。

结肠镜检查：可发现结肠套叠及引起套叠的原因，对怀疑恶性病变的肠管还可以进行活检，起到定位定性的作用。

（2）内镜治疗

① 适应证和禁忌证

A. 适应证：肠套叠发病时间不超过 48h，全身情况良好，无明显腹水及电解质紊乱，腹胀不明显，无明显腹膜炎等症状。

B. 禁忌证：发病超过 48h，全身情况差，如严重脱水、反应差、高热、休克症状者；腹胀、腹肌紧张、疑有腹膜炎者；多次复位疑有器质性病变；疑继发性肠套叠。

② 方法

A. 透视下空气灌肠复位：空气灌肠前先行 X 线立、卧位胸腹联合摄片，以排除肠穿孔，同时了解肠梗阻的程度。经肛门插入 Foley 双腔气囊管约 5cm，气囊充气 10～20mL，防止空气灌肠时 Foley 双腔气囊管脱出肛门。连接空气压力灌肠机，在 X 线透视监控下逐渐提高灌肠压力，并稳定在 60～90mmHg。使空气到达肠套叠头部，进行肠套叠复位，并在腹部行适当压力的按摩。对一些难以复位的患儿可重复上述灌肠 2～3 次，最大安全压力不超过 120mmHg。

B. 内镜复位：将内镜循腔进镜，到达套叠部位见套入之肠襻呈环状而非局限性不规则，凸出边缘整齐，表面光滑，黏膜血管未见中断。如为近端套入远端（正常解剖位），先注气使梗阻部远端肠管扩张，再将镜头对准凸出的肠襻缓慢推送至套叠解除；如远端套入近端，操作手法相反，即充分吸引后，缓慢进镜，尽量将镜头进至套叠上端再注气，使近段肠腔扩张，并用镜头反钩住套叠部肠襻，缓慢退镜至套叠解除。

6. 急性结肠假性梗阻

（1）概述　急性结肠假性梗阻（ACPO）是指在临床上有急性结肠梗阻的症状和体征，但无结肠病变的一组症候群。根据表现，急性结肠假性梗阻又分为麻痹性结肠梗阻、动力性结肠梗阻、痉挛性结肠梗阻和功能性结肠梗阻。由于 Ogilvie 第一个报道急性结肠假性梗阻，所以急性结肠假性梗阻又称为 Ogilvie 综合征。

发生原因很多，约 50% 的患者发生于外科手术和创伤后。在女性，剖宫产术是最常见的原因，有的报道可高达 35%，其次为泌尿系手术。在男性，泌尿系手术占首位原因，其次为非手术创伤和髋关节整形手术，且大多数发生于术后 3～6 天。约 45% 发生于伴有严重内科疾病的患者，其中较常见有严重感染、心肌梗死、心力衰竭、急性呼吸功能衰竭、糖尿病、尿毒症等，另有 5% 无明确原因。本病确切的发病机制目前尚不清楚。目前认为可能是支配结肠的交感神经与副交感神经之间不平衡所致。正常交感神经兴奋时肠道运动减弱，而副交感神经兴奋时胃肠道收缩增强，且支配结肠脾区以上胃肠道的副交感神经来自迷走神经，而脾区以下的发自脊髓的 2、3、4 骶段。各种原因，如外科手术或肿瘤浸润使脊髓 2、3、4 骶段的副交感神经被阻断，均可导致左侧结肠无张力，而引起结肠的功能性梗阻。

结肠镜检查：既具有诊断又有治疗作用，而且对首次减压后复发的病例可重复使用。需要注意的是检查与治疗应在没有腹膜炎时进行，否则易导致肠穿孔。在直视下进镜，尽量少注气，结肠镜减压后立即做腹部立位。卧位 X 线摄片，观察盲肠和腹腔内有无气体以了解治疗效果及有无穿孔。在结肠镜减压的过程中，若发现结肠黏膜呈紫黑色或引流液中有血性液体，提示有结肠壁坏死的可能，应立即剖腹探查。

（2）内镜治疗

① 适应证和禁忌证：ACPO 在明确诊断后，应以非手术治疗为主，肠镜减压有较高的复发率，应该严格掌握手术指征。梗阻时间短，肠道扩张不超过 12cm，生命体征及一般状态良好时，可考虑肠镜减压治疗。

如果在治疗过程中发现肠黏膜有缺血、坏死，应立即停止结肠镜治疗，转手术治疗。盲肠扩张直径超过 12cm，有引起穿孔的危险。经皮内镜盲肠造瘘（PEC）禁忌证包括腹膜炎、皮肤细菌组织炎及凝血机制异常者。

② 方法

A. 结肠镜治疗：建议在行结肠镜减压前，谨慎地给予生理盐水灌肠。结肠内的液体和气体用结肠镜吸出即达到减压的目的。用结肠镜治疗急性结肠假性梗阻的医师必须具有丰富结肠镜检查经验。

B. 经皮内镜盲肠造瘘（PEC）：结肠镜进入到盲肠或升结肠后。用手指按压腹部的右下角，能在结肠镜看到手指压陷或在腹部上观察肠镜的光点以确认肠镜部位。消毒皮肤，利多卡因局部麻醉后，切一直径 1～2cm 小切口。用 Boston Scientific PEG 胃造口管（20Fr）盒子中的长针头直接插入肠腔内，然后置入导线。用肠镜的异物钳钳住导线，退镜。在肛门口用引出的导线，连接上 PEG 胃造口管。重新进镜，助手轻轻拉腹部上的导线，肠镜紧跟观察，如 PEG 胃造口管有嵌住在肠腔内的现象时，用肠镜辅助通过。胃造口管从腹部拉出后，应该减慢速度与拉力，监视胃造口管上的长度，切忌拔过头，当胃造口管蘑菇头紧贴肠壁后，退镜。消毒皮肤，固定胃造口管，接上负压引流袋，排气。

7. 缺血性肠病

（1）概述 缺血性肠病是 20 世纪 60 年代提出的一组具有一定临床病理特点的独立性肠道血管疾病，该病是由于各种原因引起的肠壁血流灌注不良所致相应肠道发生急性或慢性肠壁缺血性损害，此病可累及整个消化道，但主要累及结肠，故又称为缺血性结肠炎。根据缺血损伤程度不同将其分为三型：一过性型、狭窄型、坏疽型。

缺血性肠病发生的主要病理基础是血管本身的病变和血流灌注不足，好发于某些疾病的基础上。首先是在动脉粥样硬化时，血管管腔狭窄，血流不畅，其次为血管本身病变如结节性多动脉炎、系统性红斑狼疮、糖尿病等，心房颤动、心肌梗死、外伤骨折等所致栓子栓塞，血流量不足如休克、脱水等均可诱发。该病主要是由于供应肠道血液的腹腔动脉、肠系膜上动脉和肠系膜下动脉及其分支发生血运障碍，导致相应肠道发生缺血性损害，病变好发在各动脉供血相交区域，如结肠脾曲、降结肠、乙状结肠、右半结肠。

结肠镜检查：典型的特点为病变黏膜与正常黏膜分界清楚，依据病程，内镜可分为三期：急性期（发病72h内）黏膜苍白水肿（假瘤征）、瘀斑、黏膜下出血、糜烂，严重者可有不规则浅溃疡形成；亚急性期（72h～7天）溃疡形成，溃疡呈纵行或匐行，一般较浅，溃疡表面多覆污秽灰黄色渗出物；慢性期（发病2周以上）表现为慢性炎性改变，血管网消失，黏膜呈颗粒状，少数可见瘢痕及肠腔狭窄，个别病例仍有未愈合的溃疡存在。

（2）治疗　首先要积极去除病因及诱发因素，如纠正心功能不全、改善由于心排血量降低、低血压及低血容量导致的肠道血液低灌注状态。避免诱发肠道缺血的药物。限制饮食，降低肠道氧耗。及时应用扩血管药物，通常静脉使用罂粟碱及丹参注射液等，并可用阿司匹林或抗凝药。常规应用足量广谱抗生素，大多数在48～72h症状缓解，1～4周结肠病变愈合。少数内科治疗无效，血管造影证实血管闭塞及痉挛不缓解者应立即通过动脉通道注射血管扩张剂并及时行血管介入或手术治疗，出现肠透壁性坏死的患者应及时行手术治疗。

（二）肠道恶性病变

1. 小肠恶性肿瘤

（1）概述　原发性小肠恶性肿瘤（PMTSI）是原发于小肠的上皮组织或间叶组织的新生物。根据资料统计，小肠恶性肿瘤占胃肠道恶性肿瘤的1％～5％，占全身恶性肿瘤的0.4％。虽然其发生率低，近年来却有逐年升高的趋势。

病因目前尚不清楚。有些学者认为小肠肿瘤与某些致癌物质的影响以及机体免疫功能的减退有关；还认为与遗传因素及某些后天性疾患有一定关系。如消化器官的癌，由遗传而发生的癌与非遗传的相比，常常在多脏器内发生；小肠恶性肿瘤常常有第二个原发病灶。这说明部分小肠恶性肿瘤的多发病灶或同时伴有胃肠道其他恶性肿瘤与多基因可能有关。还有学者认为小肠癌的发病因素是某些胆酸如脱氧胆酸、原胆酸等及其在细菌作用下的一些降解产物有致癌作用，故在十二指肠慢性炎症的基础上，经过胆汁中某些致癌物质的作用，可导致癌的发生。恶性肿瘤包括癌（腺癌、乳头状癌、黏液腺癌）、肉瘤（纤维肉瘤、神经纤维肉瘤、平滑肌肉瘤、网状细胞肉瘤、黏液肉瘤)、类癌、霍奇金病、恶性血管瘤、恶性色素瘤、恶性神经鞘膜瘤。

双气囊小肠镜(DBE):具有直观操作可控性和可进行活检、治疗的优点,可作为小肠恶性肿瘤的首选检查方法。但是,也存在检查时间长,部分患者耐受较差的不足,同时 DBE 检查也存在一定的盲区。

胶囊内镜:可完成全小肠检查,漏诊率显著降低,但无法进行活检和内镜下治疗,如果存在肠梗阻、狭窄或瘘管,可能会引起胶囊滞留。目前胶囊内镜有 OMOM 胶囊内镜,是由我国重庆金山科技(集团)有限公司自主研发,继 Given Imagingg 公司之后的世界上第二个胶囊内镜,韩国 MiroCam 胶囊内镜,日本研制出新型消化系统胶囊内镜。

术中内镜:对不明原因的消化道出血,如临床高度怀疑为小肠肿瘤,而经顺序性检查后又未能确定,可考虑剖腹探查结合术中内镜,能显著提高小肠肿瘤的检出率。

(2)内镜治疗

① 适应证:小肠恶性肿瘤患者不耐受或拒绝手术的可选择内镜下治疗,缓解肠道梗阻。如内镜下行空肠营养置管入术、鼻肠减压置管术、经肠镜行肠梗阻导管置入术,等等。经内镜治疗小肠恶性肿瘤的报道少见。

② 方法

A. 鼻肠减压管:CLINY 鼻肠减压管套件,管长 3.5m,为较软的硅胶导管。其前端有前后双气囊,前气囊充盈时在肠蠕动的推动下可将导管向小肠远端推进,直至到达梗阻小肠处后停止移动。在导管向前推进的过程中其前端多个侧孔可对扩张小肠进行全程减压、引流,达到了缓解肠梗阻的目的。并且当导管停止向深部运行后通过导管向小肠内注入对比剂进行小肠造影能起到辅助诊断的作用。

B. 肠内营养治疗:患者在腹胀症状消失 2 天,临床明确无肠穿孔及肠坏死等急腹症情况下即试行肠内营养治疗,不必等有肛门排气。开始可经导管向小肠内注入少量营养液,关闭引流通道后观察 3~4h,如无明显不适则继续关闭引流管道并改口服营养液,行肠内营养治疗。按由少到多原则,逐渐增加剂量,总量 500~800mL,分多次口服;口服营养液至 2 周后开始减量,逐渐增加进无渣饮食直至完全进无渣饮食。在此期间仍需密切观察患者腹部症状及体征,若进食期反复出现腹胀、腹痛等情况,即打开引流通道进行减压引流。进食热量不足部分由静脉营养补充。

2. 大肠癌

(1)概述 大肠癌包括结肠癌与直肠癌,是常见的恶性肿瘤。发病率世界各地差异很大，北美、大洋洲最高，亚非洲地区最低。由于生活结构的改变，我国近年来发病率呈上升的趋势。

结肠癌的发生是一个多因素、多基因、多步骤的过程，与肿瘤有关的基因突变、缺失导致相关蛋白表达异常或功能丧失，是肿瘤发生和发展的分子基础，是机体的内因与环境的外因相互作用的结果。

膳食纤维素的摄入与大肠癌的关系：纤维素有吸收水分、增加粪便量、稀释肠内致癌物浓度的作用，纤维素还可使肠蠕动加快，缩短粪便通过大肠时间，从而减少肠内的致癌物与肠黏膜接触的机会。研究表明以适量、适宜的比例摄入维生素和矿物质能降低大肠癌的发生。

高脂肪、高蛋白饮食与结肠癌的关系：众多的流行病学研究证明结肠癌发病率高的地区与脂肪摄入量呈正相关。脂肪饮食能增加胆汁酸的生物合成，抑制小肠对胆汁酸的重吸收，使胆汁酸在大肠中的浓度增加，肠腔中高浓度的胆汁酸有促进癌发生的作用，其促癌机制为：改变结肠黏膜细胞形态；结肠黏膜细胞 DNA 损伤；直接干扰结肠黏膜细胞 DNA 合成；提高结肠黏膜细胞鸟氨酸脱羧酶活性；抑制肠黏膜固有层淋巴细胞的增生，降低免疫功能。摄入大量蛋白质，在肠道细菌作用下降解产生致癌性的氨基酸降解产物。

大肠癌癌前病变：指已经证实的与大肠癌发生密切相关的病理变化，包括腺瘤、腺瘤病（家族性腺瘤性息肉病和非家族性腺瘤性息肉病）及炎症性肠病相关的异型增生。有人认为畸变陷窝灶（ACF），尤其伴异型增生者，应视为癌前病变。

遗传因素与结肠癌的关系：结肠癌有家族聚集现象，有资料表明，普通人群中大肠癌的发病率为 5%～6%。遗传性大肠癌有家族性腺瘤性息肉病和遗传性非息肉病性结肠癌。在散发性结肠癌患者家族成员中，结肠癌发病率亦高于一般人群，其亲属发生结肠癌的危险性比一般人群高 3～4 倍。

胆囊切除：研究认为胆囊切除术后发生结肠癌的危险性增加，在女性尤其明显。其他因素有吸烟、饮酒、环境、心理及精神因素等。

结肠镜检查：见结肠黏膜有肿块样隆起、表面溃疡形成、肠腔狭窄等，做活体组织病理检查证实。

超声内镜：有助于显示肿瘤侵犯的层次，同时判断有无淋巴结转移，能准确判断早期、进展期大肠癌的浸润深度，是诊断大肠黏膜下病变的最佳检查方法。

共聚焦激光显微内镜：其探头接收被组织反射回的激光信号，通过该系统可清晰地看到细胞核，然而荧光剂的使用提高了成像的纵深和分辨率。共聚焦激光显微内镜在结肠镜检查过程中可被用来观察活组织影像以评价上皮质内的新生物和大肠癌。

（2）内镜治疗

① 适应证和禁忌证：早期大肠癌中黏膜内癌是内镜下治疗的适应证，而黏膜

下癌由于癌浸润至黏膜下层，淋巴结转移概率增加，被认为是内镜下治疗的相对适应证；内镜下置入金属支架及置入肠梗阻导管减压主要适用于：a. 高龄、肿瘤晚期远处转移而无法进行手术治疗的患者，可以在最短时间最有效地缓解患者的梗阻症状；b. 可以使急性肠梗阻患者由急诊手术治疗变为择期手术治疗，提高外科Ⅰ期根治手术的成功率和安全性。禁忌证为急性腹膜炎、肠穿孔患者。

② 方法

A. EMR/ESD方法：对部分有蒂型（Ⅰp型）或亚蒂型（Ⅰsp型）息肉样隆起病灶采用内镜下黏膜切除术（EMR），对表面隆起型（Ⅱa型）、表面隆起中心凹陷型（Ⅱa＋Ⅱc型）、无蒂型（Ⅰs型）和粗蒂或亚蒂大息肉型病灶采用内镜下黏膜剥离术（ESD）。早期大肠癌内镜治疗的标准：标本每隔2mm进行连续切片行组织学检查。以癌灶边缘距切缘≥2mm定义为完全切除，<2mm为不完全切除，切缘端仍有癌细胞残留者为残留切除。

B. 内镜下置入金属支架：对肠腔狭窄，肠镜无法通过者，先插入钢丝或斑马导丝，然后在导丝引导下，用扩张器对狭窄部位进行扩张，保留导引导丝，退出扩张器，再行肠镜检查。再次准确测量病变上下界，将肠镜退至病变下界以下3cm处，将装有支架的支架推送器沿导丝送入病变部位，在肠镜直视下，边释放边调整至最佳位置后，完全释放，退出支架推送器及导丝。肠镜观察支架位置及扩张情况，如位置不理想，可用活检钳调整至合适位置后，退出肠镜。

C. 经肛门置入肠梗阻导管减压：经肛（日本createmeaic），硅橡胶导管，导管长120cm，内径0.8cm，导管前端有气囊（用于固定）和多个侧孔（用于减压）。适用于急性左半结肠恶性梗阻，在结肠镜的辅助和X线指引下，将导丝置入梗阻近端扩张的结肠内，循导丝以扩张器扩开狭窄部位，再循导丝将肠梗阻导管的前端置入梗阻近端结肠内，水囊内注入30～40mL灭菌蒸馏水以固定导管，经导管行结肠灌洗导管末端接负压吸引。

3. 直肠类癌

（1）概述 类癌起源于神经外胚层的胺前体摄取及脱羧（APUD）细胞系统，是神经内分泌系统肿瘤中恶性程度较低的类型，直肠类癌相对少见，临床表现缺乏特异性。

类癌属于神经内分泌瘤，起源于神经内分泌细胞，多来源于嗜铬细胞，有内分泌颗粒，属于神经外胚层的胺前体摄取和脱羧（APUD）肿瘤，具有复发转移潜能，可分为良性、不确定恶性、低度恶性和高度恶性四种，较少见，好发于消化系统（67.5%～73.7%），其次为呼吸系统（25.1%～25.3%），偶见于肾、中耳、睾丸、卵巢，类癌占全部恶性肿瘤的0.05%～0.2%，消化系类癌占胃肠道恶性肿瘤的0.4%～1.5%；组织学特征为肿瘤细胞较小，呈腺管样、菊团样、条索状或实心团块状排列，胞质较空或嗜伊红性，形态较一致，核圆。根据形态可分为腺样型（此型最多见）、条索型、实心团块型和混合型。

结肠镜检查：内镜下表现为黏膜下单一圆形肿物突向肠腔，广基隆起，边缘平或呈陡峭或亚蒂型隆起，黄色或苍白色外观，直径＜2.0cm 者表面多有正常黏膜覆盖，质地较硬，直径＞2.0cm 者表面有时可见溃疡。

超声内镜（EUS）：直肠类癌在 EUS 下多表现为黏膜下层边界清晰、回声均匀的低回声结节。

（2）内镜治疗

① 适应证和禁忌证：直肠类癌直径小于 2cm 可行内镜下 ESD 术切除。直径大于 2cm 有恶性及浸润证据者行根治性手术。

② 方法

A. EMR：要点在病变边缘的前方将注射针刺入黏膜下层，注入生理盐水或 1：10000 肾上腺素，注入量以将病变黏膜完全形成隆起并且病变位于隆起的顶端为佳。将圈套器的开口完全置于病变隆起的黏膜并压紧，轻吸肠腔的气让病变周围的部分正常黏膜一并套入，稍收紧圈套器并感觉有抵抗感，接通高频电发生器，将病变完全切除。

B. ESD：治疗消化道早期癌和黏膜下肿瘤。相对于 EMR，ESD 治疗具有以下优势：可切除体积更大的病灶；大块、完整地切除病变组织，避免 EMR 分块切除带来的病变残留和复发；对完整切除的病变组织进行全面的病理学检查。

四、肝脏病变内镜治疗

（一）肝脏占位性病变

肝脏占位性病变可以分为实性病变、囊性病变，也有部分呈囊实性混合病变，以实性病变多见，其中以恶性肿瘤更为常见，大部分为原发性肝癌，需要与肝转移癌进行鉴别。其他实性占位主要包括肝血管瘤、肝内局灶性结节性增生、结节性肝硬化、肝内寄生虫等。囊性病变以肝囊肿多见，其他少见的包括肝脓肿、淋巴管瘤、肝包虫病等。

1. 原发性肝癌

原发性肝癌是我国的常见恶性肿瘤之一。好发于 30～50 岁的男性患者。患者大多有慢性病毒性肝炎或肝硬化病史，有腹胀、上腹不适、腹痛、乏力等症状，可伴发热、黄疸、消瘦，有的上腹可及质硬包块，血中甲胎蛋白升高，影像学有特征性发现。目前，用于原诊断的影像学方法包括（MRA）超声检查、腹部 CT 磁共振成像（MPET）、选择性肝血管造影术、磁共振血管造影术（MRA）、核素肝扫描、正电子发射断层扫描（PET）、单光算机断层扫描（SPECT）和超声内镜检查等。

原发性肝癌的超声内镜检查在近 10 余年得到较大发展，其优点在于能显示较小的病灶和多个病灶，并能根据病变的部位选择经胃/肠壁 EUS-FNA 获取标本行组织病理学检查，尤其针对尾叶及肝门部病变，后者通常是其他影像学引导穿刺受限的部位。近来随着超声内镜技术的发展，对胆囊、近端胆管和肝门周围的淋巴结进行穿刺也成为可能。

原发性肝癌在组织学上可分为肝细胞型肝癌、胆管细胞型肝癌和混合型肝癌，以前者多见。

（1）超声内镜声像图特征 原发性肝癌超声内镜声像图特点与腹部实时 B 超的图像相似。

肝脏在超声内镜扫描体积可变小，有局限性增大，外形不规则，表面轮廓凹凸不平。肝癌的形态和内部回声与肿瘤大小有一定关系，当直径小于 5cm 时，多呈类圆形或结节状低回声，周围可有声晕，小于 3cm 者常可见完整的低回声包膜，当大于 5cm 时，多呈类圆形、不规则结节状、巨块样等回声团块，少数呈结节状高回声，周围及内部彩色血流显示丰富。当肿瘤内部有出血、坏死和液化时，肿瘤呈混合性回声。弥漫性肝癌显示肝内布满低回声结节，有时仅可见肝内光点增粗而无结节样回声。另外，EUS 还能发现肿瘤压迫血管导致其变细、绕行，压迫胆管引起肝内胆管扩张等间接征象，有时还可以见到转移征象，如原发肿瘤周围出现卫星状分布的小结节，周围淋巴结肿大或肝静脉、门静脉和下腔静脉内无血流信号的低回声血管癌栓等。

（2）诊断 根据上述超声内镜影像学特点，结合病史、临床症状、甲胎蛋白及其他影像学检查结果，原发性肝癌的诊断并不困难。由于不同大小肿瘤回声性质不同，需要与肝血管瘤、肝内局灶性结节性增生、结节性肝硬化，尤其是转移性肝癌等进行鉴别，后者通常在肝内出现两个以上圆形或椭圆形实性占位，大小相仿，内部回声多样化，主要与原发灶的病理类型有关，但同一患者的多个病灶回声相同，肿瘤内一般缺乏血流信号。必要时可以进行 EUS-FNA，以获得病理诊断。近来有报道将超声造影与超声内镜结合，对于肝脏实性肿物的鉴别有一定帮助，但结果有待于大规模临床研究证实。

2. 肝脏其他占位

由于超声内镜并非诊断肝脏占位的首选方法，通常在其他影像学检查基础上进行，因此，针对原发性肝癌之外的其他肝脏占位研究很少．通常仅在原发性肝癌的鉴别诊断中涉及。

肝脏其他实性占位主要包括肝血管瘤、肝内局灶性结节性增生、结节性肝硬化等。其声像图有时很难与原发性肝癌区分，需要结合 Dopplar 超声和超声造影进行鉴别，肝血管瘤一般表现为高回声团块，造影显示向心性持续缓慢填充，肝局灶结节性增生动脉期迅速增强，门静脉期保持持续增强。EUS-FNA 获得病理结果往往是鉴别诊断的关键。

肝囊肿为最常见的肝脏囊性占位，表现为边缘光滑、有囊壁、边界清楚的无回声占位，囊肿后部囊壁有回声增强。

随着 EUS-FNA 技术的成熟和推广，在此基础上的介入诊断和治疗逐渐成为临床研究的重点，包括肝脓肿的穿刺引流、肝囊肿的穿刺及无水乙醇注射治疗、EUS-FNA 下胆管造影、门静脉压力测定及栓塞治疗、血管造影、肝内门体静脉分流、各种原因造成梗阻的肝内胆管穿刺引流、肝转移癌的无水乙醇注射治疗等，都是在 EUS-FNA 成功后再进行后续的操作，尽管报道的病例都有很好的临床效果和安全性，但需要更多高质量的研究证实。

（二）肝门部肿瘤

肝门部肿瘤主要指位于肝门部的胆管癌（上段胆管癌）、原发性或转移性肝癌以及转移性肿大淋巴结。其共同特点是肿物位置靠近肝门部，最终会导致胆管受压，临床将有梗阻性黄疸乃至胆管炎的表现，EUS 和其他影像学检查都可能发现肝内胆管扩张，但不同来源肿物其声像图特点有所不同。

（1）肝门部胆管癌　EUS 和 IDUS 声像图显示病灶从胆管内向外浸润，肿瘤沿胆管生长。EUS 能探及不规则肝门部低回声团块，边界不清，边缘不光滑，结合 Dopplar 超声能了解肿物和周围血管的关系。IDUS 表现为局部胆管壁的正常结构消失，代之以不均匀低回声的团块，肿物边界不清，肝门部血管可受压或累及，有时可见到局部肿大淋巴结。

（2）肝门部肝癌　EUS 显示位于肝右叶与左叶交界区肝脏内单个或多个低回声灶，内部回声不均匀，边界欠清楚，与肝门部胆管癌不同，病变从肝内向胆管浸润生长。

（3）肝门部转移淋巴结　转移性淋巴结 EUS 多呈椭圆形或圆形低回声灶，边界清楚，常相互融合成团块状压迫胆管，但与胆管壁间有低回声带相分隔。

肝门部肿瘤以胆管癌多见，早期可缺乏临床症状，后期患者常有黄疸，B 超、CT 均能显示肝门部占位伴肝内胆管扩张，胆囊可缩小或萎缩。磁共振胆管成像（MRCP）和 ERCP 能发现肝门部胆管狭窄和肝内胆管扩张，有较高的诊断价值。结合超声内镜［EUS 或（和）IDUS］发现肝门部单个或多个低回声灶，局部胆管结构异常可做出诊断。另外，在 ERCP 同时进行胆道细胞刷或胆管内活检，可以检测出肿瘤细胞。

五、胆、胰疾病的内镜治疗

（一）经内镜乳头括约肌切开术

经内镜乳头括约肌切开术（EST）是对胰胆道疾病进行治疗的基础，其原理是采用高频电刀切开乳头的括约肌部分，开放末端胆总管，以进行有关治疗。

1. 患者准备

除类似 ERCP 准备外，患者还应注意以下几方面：常规进行血常规及生化检查，术前一周停服阿司匹林或类固醇类药物。凝血功能障碍者，可注射维生素 K 或输入新鲜血浆，以防止术中或术后出血。有胆道炎和胆汁淤滞者，术前应预防性使用抗生素。

2. 器械准备

十二指肠镜、高频电发生器、造影管、乳头切开刀（包括拉弓式及针式）、导丝等。对 B-II 患者进行 EST 时，还需准备放置及取出塑料内支架的物品。其他物品如注射器、造影剂等。

3. 操作方法

（1）标准乳头切开术　术前准备同诊断性 ERCP。一般患者应先行诊断性 ERCP，以了解胆道的解剖结构及胆道内的病变。然后助手护士将一次性乳头切开刀递给操作者，经活检孔道进入到十二指肠乳头，对准位置，助手护士伸、拉式切开刀的刀弓伸入胆总道，通过注入造影剂或摆动乳头切开刀的头部，确认已插入胆道。助手护士送导丝到胆总管，借助导丝造影成功后，助手护士进导丝，留置导丝，对一般乳头进行切开时，助手护士慢慢回拉乳头切开刀，使刀丝的 1/3 位于乳头内（一般导管上 1/3 的地方，有红色或其他颜色的标记），慢慢拉紧刀丝，使导管头部顶住乳头上缘。可利用内镜的抬举钳上下调整刀丝的位置。一般要求刀丝拉紧后，刀丝与导管角度 $30°\sim45°$，过大容易造成刀丝反弹而导致切口过长，易出现出血或穿孔等并发症。

切开时应沿胆道轴即 $11\sim12$ 点的方向逐步切开。高频电（如 Olympus 的 USE 或 PSD 系列）的功率一般为混合电流，调整合适功率，也有学者采用单纯电切或电凝电流。单纯电切电流切割快，组织深部热灼伤轻，但易出血；单纯电凝电流则相反。乳头切开时，应按脉冲式进行，每次的通电时间不超过 3s。在切割不畅时，不能盲目增加电流指数和通电时间。乳头切开的长度应根据患者的具体情况而定，一般长度为 $1.0\sim1.5cm$，切开的最大长度一般不超过十二指肠壁上的胆总道压迹。利用导丝切开时，注意必须使用绝缘导丝，否则，会灼伤肝内胆道。

（2）乳头开窗术　对于十二指肠壶腹部结石嵌顿或肿瘤患者，常因乳头移位而不能进行正常插管及乳头切开。需用针型刀行乳头开窗术。当有结石嵌顿时，一般把针刀直接刺入乳头的十二指肠内最隆起部（通常在乳头开口上方 10mm 左右处），向乳头开口处用低功率的高频电切开；或直接由乳头开口开始，沿胆道轴直接向上切开。开窗后，可用普通的乳头切开刀扩大切口到满意为止。有时，在切开过程中，嵌顿的结石会直接排入十二指肠内。

（3）憩室内乳头的切开　对于憩室内尤其位于底部的乳头，一般的拉弓式刀很难进行较大的切开。因为刀丝不易避开憩室壁上的黏膜，而容易损伤正常黏膜。可用 Olympus 的"聪明刀"或结合针型刀进行切开。

（4）B-Ⅱ术后乳头的切开　对行 B-Ⅱ手术后的患者，普通的切开刀及切开方法往往难以成功。现在较提倡的是支架＋针刀的办法：胆道造影成功后，置入加强导丝，退出造影管，再放入塑料胆道内支架，然后用针刀沿支架轴线切开乳头，最后拔除支架，再进行取石术。这种办法的优点是针刀切开有利于控制方向，乳头内有支架，能避免切开时穿孔的危险。

（5）取石　乳头切开后，助手护士接造影剂行胆管造影，确定结石位置，保留导丝，退刀，助手护士递网篮予主刀，经活检孔道送入，借助导丝入胆总管，越过结石后，助手护士将网篮打开，主刀开始取结石，将结石逐一取出，退出网篮，如为泥沙样结石，需用取石气囊取石，再次打造影剂，确定无结石后。助手护士准备好胆汁引流管，将导丝插入管内，递予主刀，经活检孔道送入，借助导丝的力量将胆汁引流管植入胆总管内，引流胆汁及造影剂，防止术后胰腺炎。操作完毕，整理用物，将耗材粘贴于耗材本，并记账。

（6）操作过程中，巡回护士做好患者的病情观察，同时随时增添用物，保证手术顺利进行。

（二）内镜下乳头括约肌气囊扩张术

由于 EST 及内镜下胆道取石亦会引起相应的一些并发症，甚至危及患者生命。因此近年已有报告在不破坏 Oddi 括约肌及保持乳头括约肌完整性的前提下，以气囊导管扩张乳头开口，以便结石能顺利取出，称为内镜下乳头括约肌气囊扩张术（EPBD）。其优点是保留了乳头括约肌正常生理功能，而不会引起 EST 后出血、穿孔等并发症。

1. 适应证与禁忌证

（1）适应证

① 胆总管结石：结石≤10mm，伴有或不伴有胆囊结石者，EST 高危患者及禁忌证者，年龄较轻需保留 Oddi 括约肌功能者及毕 Ⅱ 式胃切除术后患者。

② 非结石性病变：Oddi 括约肌功能不良，乳头及胆道下段炎性及瘢痕性

狭窄。

（2）禁忌证 有 ERCP 禁忌证者，严重心、肺、肾、脑等重要器官功能障碍者，胆道结石≥20mm 者，胆道下段严重瘢痕性狭窄，结石不能通过者。

2. 操作方法

（1）术前准备 基本同 EST，可适量加用松弛十二指肠乳头括约肌药物，如丁基溴化东莨菪碱（解痉灵）等。

（2）操作步骤 ①按 ERCP 操作方法行胆道造影，了解胆总管宽度及胆道结石部位、大小及个数，以决定是否适宜行气囊扩张后取石。②造影毕循导管插入导丝，拔除导管，再循导丝插入扩张气囊导管，使之通过乳头括约肌及胆道下端，并在 X 线监视下保持气囊中央部位于乳头括约肌处。向气囊内注气，压力为 400kPa，维持 1～2min，可反复 2～3 次。③网篮取石。乳头扩张后，用取石网篮或气囊结石取出器，插入胆道取出结石。若结石略大或乳头扩张不够大，可先用碎石器将结石粉碎后，再用取石网篮或气囊取石器将结石取出。④用气囊导管清扫胆道及阻塞造影，证实胆道内无结石后即结束手术。

（3）术后处理 同 ERCP 及 EST。

（三）内镜下鼻胆道引流术

内镜下鼻胆道引流术（ENBD）不仅能充分将胆汁进行引流，而且尚能冲洗胆道，反复进行胆道造影，一旦引流失畅，能及时发现。该技术操作简便，并发症少。

1. 适应证和禁忌证

（1）适应证 急性化脓性梗阻性胆道炎。既可用于胆道炎的减压引流，也可预防 ERCP 及取石术后胆道炎的发生。原发性或转移性肿瘤所致的胆道梗阻。肝胆道结石所致的胆道梗阻，也用于预防胆总管结石嵌顿。急性胆源性胰腺炎。胆道良性狭窄。创伤性或医源性胆瘘。原发性硬化性胆道炎，可在胆道引流的同时行类固醇激素等药物灌注。其他用途，如胆石的溶石治疗、体外震波碎石（ESWL）、胆道癌的腔内放疗等。

（2）禁忌证 有 ERCP 禁忌证，有重度食管、胃底静脉曲张并有出血倾向者。

2. 操作方法

（1）术前准备 器械准备多同 ERCP 及 EST，另备：①鼻胆道引流管。各种规格的鼻胆道引流管（根据前端形状不同分别适合放置于左肝管、右肝管、胆总管内），鼻胆道长约 250cm，外径 6～8F，其前端有一个定型的十二指肠圈，与胆道及十二指肠的解剖形状相吻合，便于固定。所用器械应严格灭菌消毒。②鼻引导管。可用专用鼻引导管，也可用吸氧管或导尿管替代。

患者准备：基本同 ERCP。对急性化脓性胆道炎患者，应注意有效地控制胆道感染及抗休克治疗，并在术中进行生命体征的监护及吸氧。

（2）操作步骤 常规行 ERCP，了解病变性质及部位。若为急性化脓性胆道炎或结石及肿瘤引起的胆道梗阻，在注入造影剂前，可先抽出部分胆汁，再注入等量的造影剂，可预防因升高胆道内压力而加重败血症。

确定 ENBD 的必要性及引流部位。若胆道结石，则应引流结石上方最扩张的胆道。若为良性胆道梗阻，则应引流梗阻部位上方扩张最严重的胆道。若狭窄程度严重，估计鼻胆道通过狭窄部位有困难者，则应先置入引导钢丝，并通过狭窄部位。沿引导钢丝用扩张探条逐级扩张，以便能顺利插入鼻胆道。

保持引导钢丝位置不变，退出扩张探条，沿引导钢丝插入鼻胆引流管，并送达理想的引流部位。

在 X 线透视监视下，保持鼻胆道位置不变，逐步退出内镜，同时通过插入或外拉调整鼻胆道在十二指肠及胃内形成的理想圈襻。

将鼻咽引导管插入鼻孔中，经咽部从口中取出。借助这一导管将鼻胆道引出鼻孔。

在 X 线透视监视下，进一步调整鼻胆道在胃内的位置，并固定。

若不能确定鼻胆道走行位置是否理想，可再注入少许造影剂，进一步核实。

（四）内镜下胆道塑料支架引流术

内镜下胆道塑料支架引流术（ERBD）已被确认为梗阻性黄疸内镜治疗的基本技术，成为姑息治疗恶性梗阻性黄疸的首选方法，很大程度上取代了 PTCD 及外科引流术。

1. 适应证和禁忌证

（1）适应证

① 恶性肿瘤（原发性或转移性）所致的胆道梗阻，既可用于术前准备，也可作为晚期肿瘤患者的姑息性治疗。

② 胆道结石有以下情况者 ①老年或其他手术风险大、不宜手术者；②不宜 EST 或内镜取石不成功者；③预防结石嵌顿或胆道炎发作，可作为术前准备。

③ 良性胆道狭窄，可在内镜胆道扩张后应用，也可治疗原发性硬化性胆道炎。

④ 胆瘘。

（2）禁忌证 ERCP 禁忌者，肝门部胆道肿瘤，肝内多级分支胆道受侵，引流范围极为有限者慎用。

2. 操作方法

（1）术前准备 器械准备同 ERCP 及 EST，另备：①胆道内引流支架，外径

7～12F，有多种形状。②推送器选用与胆道支架配套的，其中 7～8.5F 支架推送器仅是相同口径的推送套管，10F 以上的支架推送器除备与支架相同口径的推送管外，还需 5～7F 内引导管。

患者准备同 ENBD。

（2）操作步骤　常规行 ERCP，了解胆道病变部位、范围等。

确定支架引流的部位及置入支架：①胆总管梗阻者，造影后插入引导钢丝，并通过狭窄处。若狭窄明显，则应先行胆道探条扩张，以便支架顺利通过狭窄，然后保持引导钢丝位置不变，循引导钢丝按说明书要求插入支架及相应的推送管，依靠弯角钮及抬举器的力量逐步将支架送入胆道，而末端倒钩以下的支架端留在十二指肠乳头外。用推送器顶住支架，拉出引导钢丝，可见胆汁顺利溢出。最后依次退出推送器及内镜，患者仰卧摄肝区平片，以了解支架的位置。②肝门部梗阻者，一般将支架置入右肝管内，以引流绝大部分的胆汁。若有可能，左右肝管各置入一支架，引流效果更佳。具体操作：先用一导丝通过狭窄部，进入一肝管内（左或右），然后再插入一引导钢丝进入另一肝管内，最后分别沿引导钢丝置入支架。此项操作难度较高，导丝容易移位，在两个通过狭窄处的支架间有较大的摩擦，应用一些润滑剂，以减少摩擦。其次第一个支架末端侧翼应远离乳头，这样留有空间，避免在通过第二个支架时，因会向上推进第一个支架，而使第一个支架被推入胆道。③若用于胆总管结石引流，沿导丝插入支架，远端必须超过结石 1～2cm，末端于十二指肠乳头外。

术中注意事项：①为提高引流效果和内置管的引流时效，根据所用内镜尽可能选用最大口径的内置管。内置管的长度应测量梗阻段上界至乳头的距离，避免过长或过短；②在内置管置入过程中，内镜与乳头之间的距离不宜过远，避免支架在十二指肠腔内伸入过长，而应借助内镜屈曲与抬钳器的上举运动将内置管逐渐送入；③内置管放置好后，应仔细观察其引流效果，尽量吸出胆汁和造影剂，确保引流满意后方可取出内镜；④如果乳头附近有狭窄，内置管插入有困难，或拟放置较大口径的内置管时，也可事先行乳头括约肌切开。

术后处理：同 ERCP 及 EST。

（五）内镜下鼻胰管引流术

内镜下鼻胰管引流术（ENPD）是在 ENBD 的基础上发展起来的一种新技术，起初此技术主要用于胰管结石配合体外震波碎石（ESWL）的治疗。近年有报告 ENPD 可用于胰液收集。

1. 适应证与禁忌证

（1）适应证　配合胰管结石 ESWL 治疗。收集胰液进行分子生物学及生化检查。胰瘘。胰管狭窄。预防胰腺疾病患者内镜治疗后胰腺炎并发症发作。与胰管相通的胰腺脓肿。

（2）禁忌证　ERCP禁忌证。急性胰腺炎或慢性胰腺炎急性发作期（胰管结石致急性胰腺炎除外）。胆道急性炎症及化脓性胆道炎。

2. 操作方法

（1）术前准备　器械准备同ERCP。另备：①鼻胰引流管：外径有5F、6F、7F三种规格，长度250cm，鼻胰管先端有数个侧孔有利于胰液的充分引流，并成定形的圈襻；②鼻咽引导管：可用特制的鼻咽引导管，也可用吸氧管及一次性导尿管替代；③胰液贮存器：为特制的负压贮存器，体积小，可置入冰瓶内，便于收集及保存胰液。

患者准备：同ENBD。

（2）操作步骤　①常规行ERCP，明确胰管病变部位，重点了解胰管结石的部位、大小、数目、胰管狭窄部位程度及胰管扩张等情况。②胰管深插管，送入引导钢丝，越过狭窄处，退出造影导管，并保持引导钢丝位置不变。③按ENBD操作程序插入鼻胰引流管，头端越过狭窄部位或结石。④操作者与助手合作，退出内镜，保持鼻胰管位置不变，并使鼻胰管在十二指肠形成理想圈襻。⑤按ENBD的操作程序，鼻胰管经鼻咽部从一侧鼻孔引出，并在X线监视下，调整鼻胰管在十二指肠及胃内正确走行轨道，固定鼻胰管于颊旁及耳郭后，使鼻胰管连接胰液收集器。

（3）术中注意事项　①ENPD操作技术要求高于ENBD，成功率低，且鼻胰管易脱落，尤其是在十二指肠形成襻时，稍有不慎即脱出胰管，故操作时应特别小心。②若胰管狭窄明显，在置入鼻胰管前应先用扩张探条进行扩张，以便鼻胰管能顺利地插入。③鼻胰管头端应越过狭窄段及结石上方的扩张胰管，以便引流及减轻胰管内压力，预防胰腺炎。④若用胰泌素刺激胰液分泌，则用前必须做过敏试验，并准备必要抢救物品。⑤鼻胰管引流期间，冲洗引流管时，切勿向引流管内一次注入过多的液体，以免诱发胰腺炎。⑥ENPD与ENBD相同，不宜长期引流。若从长远考虑，应行内镜下胰管支架引流术（ERPD）。

（4）术后处理　①ENPD术后4～6h及翌晨抽血检测血清淀粉酶，第二天常规检查血白细胞计数与分类。单纯淀粉酶升高而无症状者，可继续观察淀粉酶变化，不需特殊处理。如血清淀粉酶升高同时伴发热、腹痛、白细胞升高等现象，则应按急性胰腺炎处理。并发重症胰腺炎者必须胃肠减压。②术后患者应卧床休息，禁食1天。根据血清淀粉酶来决定第2天能否进食。禁食期间注意补液与电解质平衡。③并发胰腺炎者应用抗生素，根据病情严重程度可选用不同的抗生素。④应观察引流液的量、颜色、性状以及鼻胰管是否通畅，引流胰液应迅速行脱落细胞学检查或冰冻保存。

（六）内镜下胰管支架引流术

内镜下胰管支架引流术（ERPD）即内镜下胰管支架置入术。当前，随着内镜技术的发展，胰管支架引流术在胰腺疾病内镜介入治疗中广泛应用，成为治疗慢性胰腺疾病的重要方法。

1. 适应证与禁忌证

（1）适应证 胰管良性狭窄，慢性胰腺炎胰管结石的辅助治疗，胰腺分裂症，胰腺假性囊肿，外伤性胰管破裂形成内瘘，胰源性腹水，壶腹部肿瘤、胰腺癌、胰腺转移性肿瘤、胰管乳头状产黏蛋白肿瘤等引起的胰管狭窄的保守治疗。

（2）禁忌证 同 ENPD。

2. 操作方法

常规行 ERCP，以了解胰管狭窄情况，如狭窄部位、长度、内瘘部位、假性囊肿位置，对疑为胰腺分裂症患者，需经副乳头插管、造影。

为保证胰管支架置放的成功率，对胰管狭窄明显者，可先行气囊或探条扩张术，然后再置入胰管支架。

胰管支架的选择取决于狭窄的严重程度、部位及近端胰管扩张情况，对胰头部狭窄伴胰管扩张者，宜先行乳头括约肌切开术再置入支架。狭窄近端扩张明显者，可置入较粗的支架（8.5F、10.0F）；若近端胰管扩张不明显，可选择外径 5.0F、7.0F 支架。支架的长度一般以支架远端超过狭窄部位 1.0cm，近端暴露于十二指肠乳头外少许为宜，不宜暴露在十二指肠腔内过长，以免损伤对侧十二指肠壁，引起黏膜糜烂、出血。

单纯性主胰管狭窄支架置入。①经主乳头插管造影后，确定狭窄部位及长度；②置入引导钢丝，越过狭窄段，沿引导钢丝行狭窄段扩张，确定置入支架长度及外径大小；③在 X 线及内镜直视下按 ERBD 操作技巧，将胰管支架置入；④确认支架在胰管及十二指肠乳头部位合适后，退出引导钢丝及支架推进器，再退出内镜，让患者仰卧位摄腹部平片，进一步确定支架的部位。

主胰管与假性囊肿相通支架置入。①先行 ERCP 检查，确定主胰管与假性囊肿是否相通；②置入引导钢丝并达假性囊肿内；③沿引导钢丝行扩张术；④确定支架长度及外径大小后，沿导丝置入支架，远端达囊肿内，近端位于十二指肠乳头外。若伴有主胰管狭窄，且假性囊肿与主胰管不相通，则需行超声内镜引导下的胃或十二指肠假性囊肿穿刺内引流术和内镜下主胰管支架引流术联合治疗，以提高治疗效果。

伴有胆道狭窄的支架置入。①先行 ERCP 了解胆道、胰管狭窄部位及长度；

②分别于胆道及胰管置入两根引导钢丝；③确定置入支架的长度及外径大小，再分别置入胆道及胰管支架。

经副乳头胰管支架置入。经副乳头胰管支架置入术主要适用于胰腺分裂症患者。①经副乳头插管，行胰管造影，了解胰管狭窄情况，置入引导钢丝，必要时行狭窄段扩张；②确定支架长度及外径大小；③沿引导钢丝经副乳头置入支架；④退出引导钢丝、支架推进器及内镜后，患者仰卧摄腹部平片，进一步确认支架位置。

第五章

消化系统常见疾病中医治疗

■■■■ 第一节　反流性食管炎 ■■■■

《黄帝内经》中阐述了对本病的认识，并对"吐酸"病因病机进行了论述。《素问·至真要大论》中明确指出："诸呕吐酸，暴注下迫，皆属于热。"又谓："少阳之胜，热客于胃，烦心心痛，目赤欲呕，呕酸善饥。"这是对吐酸病因的最早认识。随后，我国各个朝代中医学家对本病的病因、病机及演变展开了论述。因临床症状不同，目前没有统一的中医病名及证候分型。依据本病烧心、泛酸水为主症，可将其归属于"吐酸""嘈杂"范畴；以上腹灼痛不适为主症，则可属于"胃脘痛"范畴；以嗳气、呃逆为主症，可看作中医"反胃"范畴；而胸骨后灼痛，则属于"胸痹心痛"范畴；主要症状见吞咽困难者，可归属于"噎膈"范畴；部分以咽部异物感为主症者，归属于"梅核气"范畴。

一、肝胃不和

主要证候：①胸部不适连及胁肋，泛酸。②脉弦。③舌淡红，苔薄白。

次要证候：①胃镜示胆汁反流。②善太息，嗳气。③腹胀。④大便不爽。

证型确定：具备主证 2 项加次证 1 项，或主证第 1 项加次证 2 项。

治法：疏肝理气，和胃降逆。

方药：柴胡疏肝散加减。柴胡 15g，香附 10g，郁金 15g，延胡索 10g，白芍 15g，川芎 10g，枳壳 10g，佛手 10g。加减：若胸骨后灼热频作，伴口苦，泛酸者，加炒黄连 3g，吴茱萸 10g。

二、肝胃郁热

主要证候：①泛酸不止。②烧心。③胸痛连及胁肋。④胃脘灼痛。⑤脉弦数，舌红，苔白或黄。

次要证候：①胃镜下食管黏膜充血糜烂。②心烦失眠。③小便黄，大便干，口干。④嘈杂，纳差。

证型确定：具备主证 2 项加次证 1 项，或主证第 1 项加次证 2 项。

治法：疏肝泄热，和胃降逆。

方药：化肝煎合左金丸加减。牡丹皮 15g，栀子 10g，白芍 15g，黄连 3g，吴茱萸 10g，青皮 10g，陈皮 10g，柴胡 15g，泽泻 20g，竹茹 10g。加减：若见胃脘烧心、嘈杂泛酸者加海螵蛸 15g，瓦楞子 15g；痛甚者可加川楝子 10g，延胡索 10g，佛手 10g，加强理气止痛。

三、痰气瘀阻

主要证候：①头眩泛恶，咽喉不适，如有痰梗，吞之不下。②咽痛，吞咽困难，声音嘶哑，半夜咳呛等。③脉弦滑，舌苔白腻。

次要证候：①食管及胃十二指肠受损的黏膜糜烂程度严重，溃疡。②大便不爽，口干不欲饮。③舌暗红，脉弦涩。

证型确定：具备主证 2 项加次证 1 项，或主证第 1 项加次证 2 项。

治法：宽胸理气，祛痰化瘀。

方药：半夏厚朴汤合启膈散加减。半夏 10g，厚朴 10g，茯苓 15g，紫苏 10g，陈皮 10g，丹参 15g，砂仁 10g，郁金 15g，贝母 6g。加减：化热者可加竹茹 10g，瓜蒌 15g，黄连 3g，黄芩 10g；瘀甚者可用血府逐瘀汤加减。

四、脾胃虚弱

主要证候：①泛酸，泛吐清水，胃脘冷痛。②舌淡，苔薄。③脉细弱。

次要证候：①贲门松弛甚则形成裂孔疝。②胃痞胀满，纳谷不振。③嗳气频频，神疲乏力。④大便溏薄。

证型确定：具备主证 2 项加次证 1 项，或主证第 1 项加次证 2 项。

治法：益气健脾，和胃降逆。

方药：香砂六君子汤加减。木香 6g，砂仁 10g，陈皮 10g，茯苓 15g，白术 10g，半夏 10g，党参 15g。加减：胃脘冷重者加干姜 10g，丁香 10g，附子 6g；呃逆者可加旋覆花 15g，赭石 15g。

五、肝胃阴虚

主要证候：①胸部隐痛。②饥不欲食，消瘦乏力。③口燥咽干，五心烦热，口渴欲饮。④舌红少津。⑤脉细数。

次要证候：①目睛干涩，头昏眼花。②大便干结。③腰膝酸软。

证型确定：具备主证 2 项加次证 1 项，或主证第 1 项加次证 2 项。

治法：滋阴疏肝，益胃止痛。

方药：一贯煎加减。麦冬 15g，沙参 15g，生地黄 10g，枸杞子 10g，当归 12g，川楝子 10g，玉竹 10g，石斛 10g。加减：阴虚火旺者，用六味地黄丸加减；胃脘灼痛、嘈杂泛酸者，用左金丸加海螵蛸制酸止痛。

六、中医特色治疗

反流性食管炎可用下列中医特色疗法诊治：①针刺疗法。②注入式埋线疗法。③药穴指针疗法。④灸法。⑤烫熨疗法。⑥穴位贴敷疗法。

对应各证型可选择穴位如下。

肝胃不和证：肝俞、太冲、期门、中脘、足三里、内关等穴位。

肝胃郁热证：足三里、内关、太冲、中脘等穴位。

痰气瘀阻证：心俞、脾俞、内关、通里、丰隆、百会、足三里等穴位。

脾胃虚弱证：中脘、气海、关元、天枢、肝俞、胆俞、脾俞、胃俞、三焦俞、肾俞、气海俞、大肠俞等穴位。

肝胃阴虚证：中脘、胃俞、章门、脾俞、足三里、血海、三阴交等穴位。

穴位贴敷疗法：取附子、肉桂、吴茱萸、丁香、花椒、小茴香等中药各适量，研磨成粉，水调糊状，外敷相应穴位。

■■■■第二节　慢性胃炎■■■■

本病分属于中医的"痞""痞胀""胃脘痛"等多种病证范畴。

慢性浅表性胃炎以实证居多，萎缩性胃炎以虚证和虚中兼实证为多，这是大体状况。临床尚需根据实际症情，审症求治，灵活施治。不宜见"炎"消炎。

胃炎多以痞胀为主症，部分患者并有胃痛和其他不适，胀比痛难治。痞胀的产生与情志忧郁多虑与饮食关系较密切，药治以外，要配合心理、饮食调护。痞要分辨实痞、虚痞加以调治。

萎缩性胃炎的逆转不宜过多依赖所谓辨病治疗，活血化瘀和清热解毒作为主要措施，在大多数情况下是不适宜的。应坚持辨证为主，辅以辨病。只有在症状获得改善，脾胃恢复正常功能状态的前提下，才有可能获得病理的逆转。

中虚气滞证在萎缩性胃炎中占有较大的比重，健脾行气为常用大法，是补为主，还是行气消导为主，补宜温补、平补还是清补，应结合患者体质和具体病情而定。

一、中虚气滞

主症：胃脘痞满堵闷，食后为甚，自觉饭后堆积胃脘，不易下行，或隐痛绵绵，伴纳少乏力，少数可见胃部怕凉，便溏。舌质淡或淡暗，脉细、软、弱。

治法：益气健脾，行气散痞。

处方：香砂六君子汤合黄芪建中汤加减。党参 10～15g，白术 10g，当归 10g，炙黄芪 15g，陈皮 6g，半夏 10g，木香 3～6g，砂仁 3～6g，桂枝 6g，白芍 10g，鸡内金 6～10g，甘草 3～6g。

阐述：本证在萎缩性胃炎中约占半数，疗效较其他证型好。所谓中虚，实则指脾胃气虚或兼阳虚，不包括脾胃阴虚。治疗一般要求甘温补中，少佐辛散行气，使既能健运中土，又能缓中行气止痛，使气转痞消，中焦阳气得振。不可见胀而一味行气消胀。行气过度，一可以伤脾，二可以暗耗胃阴。即使可收暂时之功，但旋即复胀，盖行散过度复伤其本也。少数患者越行散，胀越甚，此所谓逼气下行。故掌握健脾与调气的药物和剂量比重往往是取效关键。

胃有寒象，脘腹冷痛，可加高良姜 10g，吴茱萸 2g；胀重或便干，去党参、黄芪，加槟榔 10～15g，全瓜蒌 15～30g，枳实 10g，以导气下行；便溏加炮姜炭 6g，肉桂 3～6g，去当归；苔腻、纳呆，去党参、当归、白芍，加川黄连、藿香、炒建曲；苔黄腻或淡黄腻，去党参、白术、桂枝，加川黄连、黄芩、薏苡仁；如痞胀明显，补药暂可不用，以防壅满滞气；胃虚上逆，见呕吐清水或酸水，加吴茱萸 2g，肉桂 3g，生姜 2 片，紫苏叶 5g。

二、肝胃不和

主症：胃脘胀痛，有时连及胁背，嗳气或矢气则舒，病发与情志有关，或伴吞酸，口苦。苔薄或薄黄，脉弦或小弦。

治法：疏肝和胃，行气消胀。

处方：四逆散合柴胡疏肝饮化裁。柴胡 6～10g，枳壳 10g，香附 10g，当归 10g，白芍 10g，木香 6g，延胡索 10g，佛手 6g。

阐述：一部分肝胃不和证患者系精神负担重，忧虑过甚所引起，给治疗带来一定困难。本证临床亦较多见。夹瘀，见舌暗或有瘀斑点，胃痛不易止，疼痛固定或有固定压痛点的，加炙五灵脂 10g，广郁金 10g，丹参 15g，制乳香、制没药各 6g，甚者可加三七粉 3g（分冲），九香虫 6g，炙刺猬皮 6g；若肝热犯胃，或肝胃气郁化热，见胃脘灼痛、烧心、泛酸、口苦、嘈杂、心烦易怒的，则以左金丸合金铃子散加蒲公英、青木香、山栀子、牡丹皮为主，少佐川芎、香附、柴胡、薄荷，取"火郁则发之"之义。若郁火伤阴，或胃阴不足，肝气横逆，见舌红口干，脘胁灼痛等症，去木香、香附等香燥之品，加牡丹皮、瓦楞子、北沙参、麦冬、广郁金；若肝热犯胃，胃失和降，症见呕恶，心中燥热，便干结，用旋覆花 10g（包煎），赭石 15～30g，川黄连 3g，吴茱萸 2g，蒲公英 15g，熟大黄 6～10g，炒决明子

30g，合温胆汤以苦辛通降。邪在胆，逆在胃，见口苦呕苦，胃镜见胆汁反流明显的，多以旋覆代赭汤、黄连温胆汤合小柴胡汤加减化裁。

肝胃不和证在治疗时，要注意有无郁火、阴伤、气虚。有郁火的宜清火散郁，有阴伤的不宜过分疏调气机，有气虚的不宜过用开破，适当加用补气健脾药配芍药甘草汤，使散中有收，柔肝安脾，缓急止痛。

三、中焦湿热

主症：胃脘疼痛或灼痛痞满，或嘈杂不适，口臭，干呕，胸闷纳呆，口黏苦，有时腹胀便溏，尿黄。苔黄腻，脉濡数。

治法：清化开泄，和中醒脾。

处方：三仁汤合连朴饮加减。川黄连 3g，黄芩 10g，白豆蔻 3～6g，清半夏 10g，山栀子 10g，川厚朴 8g，生薏苡仁 15g，通草 6g，茯苓 10～15g。

阐述：此证多见于浅表性胃炎，与胃炎急性活动期、感受外邪或暴饮暴食、酒食伤胃等有一定关系，辨证正确多能获效。

上方以川黄连、黄芩、山栀子清化湿热；以白豆蔻、川厚朴、清半夏开泄气机，且能化湿；茯苓、生薏苡仁、清半夏和中醒脾化湿，茯苓、通草、生薏苡仁渗湿于下，且能运脾。全方组成严密。

中焦湿热重者，可加淡竹叶、茵陈、藿香；并见下焦湿热者，加滑石、泽泻；脘痞明显者，加香橼皮、枳壳；大便滞下不畅者，加全瓜蒌、苦杏仁；有胃痛，可加广郁金及少量桂枝。

四、阴虚胃热

主症：胃脘隐痛或灼痛，嘈杂似饥，口干心烦，便干纳少。舌红少津，苔薄黄或苔净，或光剥，脉细或细数。

治法：甘凉益胃，清热生津。

处方：叶氏益胃汤合化肝煎、玉女煎、芍药甘草汤加减。北沙参 10g，麦冬 10g，生地黄 10～30g，白芍 10g，石斛 10g，天花粉 10g，生石膏 15～30g（先煎），知母 10g，牡丹皮 10g，黄连 3g。

阐述：阴虚胃热证在萎缩性胃炎中并不少见。在浅表胃炎中见之不多，多与体质和兼夹的慢性疾病，以及情志化热，外邪化热内侵有关。胃热可加重阴虚，阴虚又易生内热，在治疗上，养阴清热兼顾。治疗原则是清热不用苦燥，养阴不过滋腻。清热较易，但阴虚的恢复有时较慢，在治疗过程中也容易出现新的矛盾，如养阴药过重，容易碍脾滞气，行气药过多又会耗阴，阴虚常与气虚并见，养阴则伤脾等。

兼脘痞气滞的，宜用行气药中之润药，如佛手、绿萼梅、厚朴花、枳壳等，不宜用香燥破气药，以防燥伤阴分，甚至伤络动血；夹湿，见舌红苔腻者，加佩兰、冬瓜子、生薏苡仁等芳化宣开；舌光红无苔，或兼烧心者，去黄连，加玄参、乌梅；纳少恶心者，去石膏、知母、生地黄、牡丹皮、天花粉等寒凉药，加竹茹 6g，荷叶 6g，陈仓米 10g，生熟谷芽各 10g；兼有气虚，呈气阴两虚的，症见纳少脘痞、乏力、便溏、舌红或嫩红、舌津少，或口、唇、咽干燥，但不欲饮，脉虚细，去石膏、知母、黄连、天花粉，加生白术、白扁豆、生薏苡仁、怀山药；胃脘有烧灼感，加吴茱萸 2g，瓦楞子 15～30g，浙贝母 10g；大便干结者，加火麻仁 15g，玄参 10g，决明子 30g。阴虚胃热证改善后，舌质多由红转淡或淡红、嫩红，舌上可生一层薄白苔，此时应逐渐减少甘凉滋阴药，适当以甘平药为主，逐渐恢复胃的润降功能。必要时，养阴药可注意配伍乌梅、枸杞子、女贞子、当归、丹参等以酸甘化阴，养阴和络。使脉充络润，以防出现出血等并发症。

五、气滞血瘀

主症：胃胀胃痛，部位固定不移。舌质暗或有瘀斑点，脉细弦或细涩。

治法：行气和络，养血和血。

处方：丹参饮、香苏饮合桃红四物汤加减化裁。丹参 15g，当归 10g，白芍 10g，白檀香 6g，砂仁 3g，香附 10g，紫苏梗 10g，陈皮 6g，红花 6g。

阐述：气滞易致瘀，血瘀多夹气，临床要区别气滞与血瘀的孰主孰从，灵活用药。要注意血中之气药，气中之血药的选用，如当归、香附、延胡索、郁金等。血瘀证的确立参考"消化性溃疡"。如疼痛明显，加木香 6～10g，延胡索 10g，郁金 10g，三七粉 3g（分冲）；如气胀疼痛明显，暂去养血和血药如当归、丹参、红花等，加青皮 10g，木香 10g，三棱 10g，莪术 10g，枳实 10g；夹痰湿，舌暗苔腻，脘腹痞胀刺痛，呈痰瘀互结者，改用半夏 10g，橘皮、橘络各 6g，全瓜蒌 15g，桂枝 6g，当归 10g，桃仁 10g，红花 10g，五灵脂 10g，郁金 10g；平日嗜饮，酒湿伤胃，胃络不和，舌紫暗苔腻，去当归、白芍、丹参，加枳椇子 10g，葛花 10g，茯苓 15g，白豆蔻 6g，半夏 10g；便血或吐血，改用生大黄 6～15g，黄连 3g，阿胶 10g，生地榆 15～30g，炮姜炭 6g，花蕊石 10～15g，三七粉 3g（分冲）；疼痛久治不止，考虑久痛入络者，加炙刺猬皮 6g，制乳香、制没药各 6g。

六、寒热错杂

主症：除见上述中虚症状外，兼见烧心或泛酸、口苦黏，以烧心而恶寒凉饮食为突出表现。苔腻或黄腻，或淡黄腻，脉象细弱。

治法：寒热并用，辛开苦降。

处方：半夏泻心汤、连理汤合左金丸化裁。川黄连 3g，吴茱萸 2g，半夏 10g，干姜 6g，黄芩 6～10g，党参 15g，甘草 3g。

阐述：寒热错杂证总是在久病脾胃亏虚的基础上，或因情志化火，或因外邪化热入里，或因虚火内灼而引起，虚实寒热并见。因此在药物选择和剂量掌握上要依据寒与热，虚与实的主次进行细心调治。寒重于热，可重用吴茱萸至 3～6g，黄芩减为 6g，黄连减为 2g，取反左金丸意；热重于寒，如系外邪入里，可加柴胡、连翘；如情志化热，可加柴胡、牡丹皮；如胃酸、胆汁逆胃，可加瓦楞子 30g，赭石 10～30g，竹茹 6g，枳实 10g，茯苓 10g，取温胆汤意。

脾虚证明显，加焦白术；苔腻口水多，加茯苓 15g，砂仁 6g，炒苍术 10～15g，益智仁 10g；寒痛者，加桂枝 10g，高良姜 10g，荜茇 10g；纳少，加焦神曲 12g，焦白术 10g，砂仁 3～6g。

第三节　胃下垂

胃下垂属中医学的"痞满""胃脘痛""胃缓"等病证范畴。中国古代并无"胃下垂"一词。《灵枢·本脏》有"脾应肉，肉䐃坚大者胃厚，肉䐃么者胃薄。肉䐃小而么者胃不坚；肉䐃不称身者胃下，胃下者，下管约不利。肉䐃不坚者，胃缓"的记载。《黄帝内经太素》认为"胃下者，下管约不利"，以及"胃下逼于胃下管"，均表示是胃体下降之义，故胃下垂应称为"胃下"更准确。

一般病因：①饮食不节，损伤脾胃。②劳累过度，气机失常。③情志不适，肝气郁结。④禀赋不足，脾胃素弱。

一、脾虚气陷

主要证候：①脘腹坠胀。②食后、站立或劳累后加重。③不思饮食。④舌淡有齿痕，苔薄白。

次要证候：①面色萎黄，精神倦怠。②脉细或濡。

证型确定：具备主证 2 项加次证 1 项。

治法：补气升陷，健脾和胃。

方药：补中益气汤加减。党参 15g，炙黄芪 18g，白术 9g，当归 9g，升麻 6g，柴胡 6g，陈皮 6g，枳壳 9g，炙甘草 6g。加减：脘腹胀满者加木香 6g，佛手 9g，香橼 6g，以行气消胀；大便溏薄者加山药 12g，白扁豆 9g，莲子 9g，以益气健脾；恶心呕吐者加旋覆代赭汤，以降逆止呕；有寒象者，加附子 6g（先煎），肉桂 3g，以温中散寒。

二、脾虚饮停

主要证候：①脘腹胀满不舒。②胃内振水声或水在肠间辘辘有声。③舌质淡胖有齿痕，苔白滑。

次要证候：①呕吐清水痰涎。②头晕目眩，心悸气短。③脉弦滑或弦细。

证型确定：具备主证 2 项加次证 1 项，或主证第 1 项加次证 2 项。

治法：健脾和胃，温阳化饮。

方药：苓桂术甘汤合小半夏汤加减。茯苓 12g，桂枝 9g，白术 9g，姜半夏 10g，生姜 3g，甘草 6g 等。加减：脾虚甚者，加党参 12g，山药 12g，以健脾；血虚者加当归 9g，熟地黄 12g，以补血。

三、胃阴不足

主要证候：①胃脘隐隐作痛。②饥不欲食，口燥咽干。③烦渴喜饮。④舌质红或有裂纹，少津少苔。

次要证候：①胃脘痞满。②纳呆消瘦，大便干结。③脉细数。

证型确定：具备主证 2 项加次证 1 项，或主证第 1 项加次证 2 项。

治法：滋养胃阴，和胃降逆。

方药：益胃汤加减。北沙参 12g，麦冬 12g，生地黄 12g，玉竹 9g，石斛 12g，陈皮 6g，甘草 6g 等。加减：兼气滞者加枳壳 12g，以行气；气虚者加党参 12g，黄芪 12g，以补气；兼血瘀者加桃仁 9g，红花 6g，以活血；兼肠燥便秘者加郁李仁 9g，火麻仁 9g，以润肠。

四、肝胃不和

主要证候：①胃脘痞胀。②嗳气频频，食后尤甚。③脉细弦。

次要证候：①胀及胸胁。②舌苔薄白。

证型确定：具备主证 2 项加次证 1 项。

治法：疏肝和胃，升降气机。

方药：四逆散加减。柴胡 9g，白芍 15g，枳壳 9g，香附 9g，延胡索 9g，炙甘草 6g。加减：便秘，以枳实易枳壳，加槟榔 9g，大黄 6g（后下），以通便；腹胀痛加白芍 15g，川楝子 9g，以和中；气滞而排便不畅加大腹皮 12g，厚朴 9g，以行气。

五、胃络瘀阻

主要证候：①脘腹坠胀疼痛，固定不移。②面色晦暗。③食后或入夜痛甚。

④舌质紫暗或有瘀斑,苔薄。

次要证候:①形体消瘦。②呕血或黑便。③脉涩。

证型确定:具备主证2项加次证1项,或主证第1项加次证2项。

治法:活血化瘀。

方药:失笑散合丹参饮加减。五灵脂9g(包煎),蒲黄9g(包煎),丹参12g,砂仁6g(后下),檀香3g,莪术9g。加减:体倦,纳差,加党参9g,白术9g,茯苓12g,以益气健脾。

■■■■■第四节　肝硬化■■■■■

本病可分属于中医的"黄疸""胁痛""积聚""癥瘕"范围,晚期可出现"臌胀""血证""昏迷"等严重并发症。上述各主症可为本病先后阶段的演变发展,也可错杂存在。前人曾有黄疸、癥瘕、积聚是"中满胀病之根"之说。

鉴于肝硬化的基本病理肝阴不足,气滞血瘀,故柔肝养阴、活血化瘀、软坚散结为本病之基本治疗方法,养阴、疏肝、活血三者应视症情而有所侧重。

一、肝脾血瘀

主症:右胁肋胀闷不适,时有隐痛或刺痛,劳倦或情志不遂易诱发加重,面色晦暗黧黑,或见赤丝红缕,蜘蛛痣,易倦,两胁下可扪及痞块。脉弦,舌紫暗或有瘀斑点,舌背青筋显露。

治法:疏肝解郁,活血软坚,散结消癥。

处方:土鳖四逆散Ⅰ号。土鳖虫6～10g,柴胡6g,枳壳10g,白芍10～20g,郁金10g,丹参15～20g,鸡内金10g,党参15～30g,白术10～15g,甘草3～6g。

阐述:早期肝硬化,本证多见。相当部分患者全身状况较好,用药不妨直入。以土鳖虫直入血分,软坚消癥,对改善微循环,促进肝血流增加,减轻门静脉压力有帮助。四逆散为疏肝主方,内含芍药甘草汤滋柔养肝,缓急止痛。验之临床,大多数患者经使用本方后,肝区痛胀等症减轻或消失,肝脏回缩,肝功能改善,血清蛋白上升,球蛋白下降。

并脾虚明显,纳差,腹胀,便溏,苔腻,去丹参、郁金,酌减土鳖虫,加用云茯苓15g,薏苡仁15～30g,白豆蔻4～6g,或再加厚朴6g;气滞明显加青皮10g,大腹皮10g,炒莱菔子15g,莪术10g;胁痛痞块明显,再入鳖甲15g,水蛭粉1.5g(吞),三棱10g,牡蛎30g,并用大黄䗪虫丸6g,2次/日。体虚脾大者用鳖甲煎丸1丸,1～2次/日。苔浊腻,舌暗,属痰瘀互结,加白芥子10g,法半夏 10g。

本症在运用活血化瘀时，须结合患者体质、症状和体征全面分析，辨证运用。如病久体虚，肝脾气血不足者，宜佐益气养血。见便溏、苔腻、腹胀，滋柔之养血和血之品暂缓。有出血倾向，活血化瘀宜慎。

二、肝郁湿阻

主症：腹胀，按之空空然不坚，食后胀甚，嗳气胁满，胁痛部位不定，胁有痞块，尿少或下肢浮肿。苔偏腻，脉弦。

治法：疏肝散结，运脾燥湿。

处方：土鳖四逆散Ⅱ号。土鳖虫 6g，柴胡 10g，枳壳 10g，川芎 10g，白芍 10g，香附 10g，郁金 10g，青皮、陈皮各 10g，川厚朴 10g，连皮茯苓 10～30g，炒白术 10g。

阐述：本方系土鳖四逆散合柴胡疏肝散、平胃散加减。湿阻尿少苔腻，加大腹皮 10g，泽泻 10g，车前子 10～15g（包）；大便干结加全瓜蒌 30g，槟榔 10g，枳壳改枳实 10g；便结而脾虚，加生白术 30g；兼脾阳不振，便溏舌淡，加熟附片 10g，炮姜炭 6～10g，川花椒 6g；湿从寒化，腹胀大按之如囊裹水，腹皮不急，形寒喜热，面色㿠白或萎黄，面肢浮肿，便溏，苔白腻，加苍术 10～15g，草豆蔻 10g，木香 10g，熟附片 10～15g，川花椒 6～10g，生姜皮 10～30g，桂心 3～6g，砂仁 6g（后下）。

三、肝阴不足

主症：右胁肋隐痛或刺痛，形瘦面黧，头晕乏力，腰酸尿黄少，或腹大膨满，里热皮灼，腹皮紧，口燥咽干，大便干结，或现低热颧红，或面额鼻部多见血缕红痣，盗汗，五心烦热，失眠心悸，时或鼻衄龈血。舌红或红绛少津，苔净或光剥，脉细或细弦数。

治法：育阴柔肝，活血软坚。

处方：土鳖四逆散Ⅰ号加减。土鳖虫 6g，柴胡 4～6g，赤芍、白芍各 12～15g，丹参 15～30g，太子参 15～30g，生地黄 15g，麦冬 15g，北沙参 10g，川楝子 10g，黑豆 10～15g，枸杞子 10～15g，楮实子 10g，泽兰 10g，牡丹皮 10g，鸡内金 10g，生甘草 3～6g。

阐述：处方取土鳖四逆散合参麦地黄汤、一贯煎意。取枸杞子、黑豆柔养肝阴；泽兰、牡丹皮和络宁血，以防出血；楮实子入肝、脾、肾，滋阴清肝利水。

此证临床颇不少见。易反复，恶化较快，多伴水、电解质失衡或腹水感染，正气消耗较多。利水则伤阴，滋阴则助湿碍脾，攻逐则易诱发感染、出血、昏迷，尤其阴虚伴内热血瘀者。治疗较棘手，选方用药要极为小心，瞻前顾后。慎用西药利尿和中药化瘀，忌攻逐破瘀。

当阴虚改善后，可表现为脾虚、阳虚、舌由红转淡，且往往兼夹实邪湿热、血瘀外感等，要注意标本和先后缓急的恰当运用。治程中要始终注意脾胃功能，不能一味养阴生津。夹湿应芳淡醒脾为主，勿过用香燥、苦化和渗利，以防更伤阴津。

四、瘀热结黄

主症：胁肋刺痛，胁下痞块，身困目黄久不消退，面色黄暗，腹胀或拒按，或腹水，烦热，口干口臭，不欲饮水，大便秘或溏垢，小便短赤甚或灼热涩少。舌多暗红，苔多黄腻，脉弦数。

治法：凉血化瘀，清热利湿。

处方：土鳖四逆散Ⅳ号。土鳖虫 6g，赤芍 10～30g，大黄 6～10g，牡丹皮 10g，枳壳 10g，丹参 15～20g，山栀子 10g，茵陈 30～90g，金钱草 30～60g，车前子 15g（包煎），白茅根 30g。

阐述：方取茵陈蒿汤清热利湿，与土鳖虫为伍，可入血分，化瘀结而利水道，使瘀热从二便泄出。其中大黄和赤芍、茵陈、土鳖虫属必用之品。大黄熟用、生用还是酒制，需根据体质，大便及全身状况，要使大便稀软，日行 1～2 次为度。大黄不仅能促进胆汁分泌，还能使 Oddi 括约肌松弛，胆囊收缩，与茵陈合用有很好的利胆、泄热、退黄的协同作用。即使原来便溏不实，也应考虑用少量熟大黄，往往在继续使用过程中大便渐渐复实。赤芍在血分瘀热明显，肝痛顽固或有心神症状时宜重用，为凉血泄热、清解瘀热之主药。茵陈、金钱草非量大不能退其久蕴不净之黄疸，但要注意利湿能伤阴，可适当配用枸杞子、黑豆、女贞子、墨旱莲等纠其偏。瘀黄不退者还可考虑用硝石矾石散、栀子柏皮汤、大黄硝石汤或黛矾散（青黛：朴硝石：明矾粉＝1：1：2）每次 1.5g，2 次/日，口服。

热象明显加生地黄 15～30g，大青叶 15g，金银花 15～30g，龙胆 6g；腹胀少尿便结，湿热内盛可加商陆 10g，煨牵牛子 10g；有腹水尿赤可加马鞭草 30g。浙江名中医魏长春用消膨利水汤（半边莲 30g，白英 15～30g，路路通 15～30g，白茅根 30～60g），适于腹水而舌深红者。尿仍不多可用蟋蟀粉、蝼蛄粉、沉香粉，按 2：2：1 比例，每服 2～3g，2 次/日；热迫血溢，参考血证；伴心神症状可配用醒脑净 20～40mL＋10%葡萄糖注射液 200mL 静脉滴注，1 次/日。

此证多见于顽固性黄疸，尤其伴肝内、外梗阻性黄疸，淤胆型肝炎，胆汁淤积性肝硬化或伴腹水感染者，治疗非如一般黄疸腹水之易。

五、脾肾阳虚

主症：肝脾肿大，肚腹膨满，朝宽暮急，水鼓如囊裹水，状如蛙腹，按之濡软，下肢浮肿，面色萎滞淡黄或㿠白，形寒肢冷，神倦体乏，纳呆便溏或解不通爽，尿少色清，腰腿酸痛。舌胖大淡暗或淡润，边有齿痕，苔白滑腻，脉沉细。

治法：温阳以助气化，疏利水气。

处方：实脾饮、真武汤、附子理中汤化裁。熟附片 10～30g（超过 15g 宜先煎 30～60min），炒白术 12g，肉桂 3g，茯苓 30g，生姜皮 10～30g，木香 10g，大腹皮 10g，干姜 6g，党参（或黄芪）15～30g，半边莲 15～30g，熟薏苡仁 30g，椒目 6g。

阐述：本型患者全身状况较差，但对中药的反应较好，虽病程迁延经久，但变生血证，昏迷的概率较小，因此预后尚好。脾肾阳虚，气不化水，寒水内蓄，治疗以温补为主，适当加入化气行水药，不过于清利，所谓"离空当照，阴霾自散"。偏脾阳虚，酌加黄芪或党参 15～30g，山药 15g，白扁豆 15g；偏肾阳虚，加淫羊藿 15g，仙茅 10g，鹿角片 10～15g，胡芦巴 10g，菟丝子 10g 等。

■■■■ 第五节　胆囊炎、胆石症 ■■■■

本病可大致归属于中医的胁痛、胆胀、黄疸等病证范畴。胆是"中精之腑"，位于胁下而附于肝，与肝相表里，输胆液而不传化水谷与糟粕。它的功能以通降下行为顺。任何因素当影响到胆的"中清不浊"和"通降下行"时，即可发病。

本病常见并发症有胆囊积脓、胆囊坏疽、胆囊气肿、胆囊穿孔与胆囊肠瘘、胆石性肠梗阻等。

胆石症的辨证就是依据诊断方法所得到的资料，按中医理论进行"辨虚实""辨病邪""辨病位"，然后分析归纳，辨认出疾病的证候，作为立法、用药和中西医结合分型、分期的根据。

胆石症从纵的方面看，发展演变过程中的每一个阶段，都有其病理改变，这是分期的根据；从横的方面看，其病变又有着程度和范围的差异和正邪斗争的整体反应特点，这是证候分型的根据。

急性胆囊炎、胆石症或慢性胆囊炎急性发作，据其临床表现大体可分为三型（三期）：即气郁型（早期）、湿热型（中期）、热毒型（晚期），借以从原则上划分手术与非手术界线和作为立法处方的依据。在非手术中，主要是慢性胆囊炎、胆石症，可按病情分为肝气郁结、肝胆湿热、肝胃不和、脾胃虚弱、气血两虚、肝郁血瘀等六种证型。

一、肝气郁结

主症：右胁或上腹闷痛不畅、引肩背痛，口苦咽干，一般无热。舌质微红，脉平或弦。

治法：理气散结为主。

处方：柴胡疏肝汤加减。柴胡、郁金、香附、木香、枳壳、白芍、川楝子各15g。

阐述：痛较重加延胡索，纳食不思、食后脘胀加陈皮、砂仁、焦三仙（焦神曲、焦山楂、焦麦芽）；大便干结加生大黄；溏泻加炒薏苡仁、焦山楂、炒白术。

二、肝胆湿热

主症：起病急，胁肋痛如绞，寒热往来，恶心呕吐，痛处拒按，或可触及包块，巩膜可有黄染，尿少便结。舌红苔黄，脉弦数或滑数。

治法：清热祛湿，利胆通下。

处方：茵陈利胆汤加减。茵陈15～30g，黄芩、栀子、生大黄、木香、厚朴、延胡索各15g，金钱草30g。

阐述：热重者加金银花、蒲公英、连翘；湿重加车前子、泽泻、茯苓；口干渴加芦根、玉米须、生地黄、麦冬；胁痛重加郁金、川楝子。大便仍干加芒硝。

三、肝胃不和

主症：胸脘胁肋隐痛作胀，口苦咽干，恶心呕吐，食少腹胀，胁下压痛。舌质红，舌苔白腻，脉弦滑。

治法：疏肝和胃。

处方：疏肝和胃汤加减。柴胡、川芎、赤芍、白芍、青皮、陈皮、香附、木香、枳壳各10g，砂仁3～6g。

阐述：呕吐重加半夏、竹茹；脘胀嗳气加莱菔子、焦三仙。

四、脾胃虚弱

主症：上腹闷胀，食少腹胀，口干无味，大便不调，面色萎黄，消瘦乏力。舌质淡，苔白，脉弱。

治法：健脾益胃。

处方：参苓白术散加减。党参、茯苓、白术、白扁豆、山药、薏苡仁、莲子肉各10g，砂仁3～6g。

阐述：脘腹胀满加木香、厚朴、陈皮；胁胀痛加郁金、延胡索；嗳气加旋覆花、枳壳；肝胆湿热未净者加茵陈、黄芩、泽泻。

五、气阴两虚

主症：右胁隐隐痛胀，遇劳易发，面色萎黄，全身无力，食少脘闷，腹胀便溏口苦，头晕腰酸，舌淡有齿痕、苔白、脉弱无力。

治法：益气养阴利胆。

处方：生脉散合一贯煎加减。党参 10～15g，麦冬 10g，五味子 6g，生地黄 10～30g，当归、枸杞子、石斛各 10g，生黄芪 30g，芦根 30g。

阐述：发热加金银花、连翘、蒲公英；大便干加郁李仁、桃仁；右胁痛加郁金、延胡索。

六、肝郁血瘀

主症：脘胁痛有定处，多位于胁下；可触及包块，纳食不思。舌质红苔微黄，脉滑或弦。

治法：活血化瘀，疏肝利胆。

处方：膈下逐瘀汤加减。柴胡、赤芍、青皮、红花、桃仁、当归、川芎、郁金、香附、延胡索、三棱、莪术各 10g。

阐述：肝脾大加丹参、鳖甲；胆管有狭窄者加皂角刺、干地龙、威灵仙。

七、热毒积聚

主症：右胁肋或上腹疼痛，持续加剧，范围扩大，寒热往来或持续高热，神志淡漠或谵语，手足厥冷，上腹紧张拒按，脘胀腹满，尿黄少，大便干结；舌质红绛，苔黄燥或干有芒刺，脉微或沉细数无力。

治法：清热解毒，凉营通腑。

处方：茵陈蒿汤、黄连解毒汤合清营汤、大承气汤化裁。茵陈 15～60g，生大黄 10～24g（后下），山栀子 10g，芒硝 10g，黄芩 10g，水牛角 30～60g，玄参 15g，牡丹皮 10g，生地黄 30g，枳实 10g，赤芍 10～30g。

阐述：毒热深重，高热不退加蒲公英、紫花地丁各 30g，金银花 15g；右胁痛明显加广郁金 15g，生皂角刺 10g，制乳香、制没药各 6～10g；邪热内陷，正气不支，见神情淡漠，息促汗多，舌红津少，血压下降，可取生脉饮加味：高丽参 10g（另煎），麦冬 15g，五味子 10g，生龙骨、生牡蛎各 30g，煎水频饮。

第六节　肠易激综合征

肠易激综合征属于中医学"腹痛""便秘""泄泻""郁证"等范畴。有关本病的记载，《难经·五十一难》曰："泄凡有五，其名不同，有胃泄，有脾泄，有大肠泄，有小肠泄，有大瘕泄……大肠泄者，食已窘迫，大便色白，肠鸣切痛。"《素问·举痛论》曰："寒气客于小肠，小肠不得成聚，故后泄腹痛矣。""怒则气逆，甚则呕血及飧泄。"

一、肝脾不调

主要证候：①每因情志不畅而发腹痛。②肠鸣泄泻，泻后痛减。③舌红苔薄白，脉弦。

次要证候：①急躁易怒，胁肋胀痛。②脘痞胸闷。

证型确定：具备主证 2 项加次证 1 项。

治法：益肝扶脾，调理气机。

方剂：痛泻要方加减。陈皮 10g，炒白芍 15g，炒白术 20g，防风 15g，柴胡 10g，香附 10g，甘草 5g。加减：腹痛甚者加延胡索、川楝子，理气止痛；嗳气频繁、泄泻者加乌梅、木瓜，收涩止泻；腹满胀痛，大便秘结或欲便不能者合小承气汤，泄浊通便。

二、寒热错杂

主要证候：①腹痛，肠鸣泄泻。②便下黏腻不畅，或腹泻与便秘交替。③舌红苔黄腻，脉滑。

次要证候：①烦闷不欲食。②口干苦。③形寒肢冷。

证型确定：具备主证 3 项，或主证 2 项加次证 2 项。

治法：平调寒热，和胃理肠。

方药：乌梅丸加减。乌梅 15g，细辛 6g，干姜 10g，黄连 10g，当归 10g，桂枝 10g，人参 10g，黄柏 10g，蜀椒 10g，制附子 5g。加减：烦闷、口干苦者，去蜀椒、干姜、制附子，加栀子、吴茱萸、黄芩，清热除烦；少腹疼痛，形寒肢冷者，去黄连，加荔枝核、小茴香、肉桂，散寒止痛；温邪内阻，腹满后重者，去人参，加厚朴、木香、山楂、槟榔，理气除胀。

三、脾胃阳虚

主要证候：①大便时溏时泻。②腹痛绵绵，喜温喜按。③舌淡或有齿痕，苔薄白，脉细弱。

次要证候：①不思饮食，食后脘闷不舒。②面色萎黄，神疲乏力，四肢不温。③口淡不渴。

证型确定：具备主证 3 项，或主证第 1、第 2 项加次证 2 项。

治法：健脾益气，渗湿止泻。

方药：参苓白术散加减。人参 15g，白术 10g，茯苓 15g，炙甘草 10g，莲子肉 10g，砂仁 10g，山药 15g，白扁豆 10g，薏苡仁 15g，干姜 10g，大枣 10g。加减：久泻不止，脾虚下陷者，合补中益气汤，以升阳举陷；腹痛喜按，怯寒便溏者，加小茴香、肉桂，散寒止痛；五更泄泻，伴腰膝酸冷者，合四神丸，以温补脾肾，收涩止泻。

四、胃阴不足

主要证候：①腹泻或腹泻便秘交替。②腹部隐痛。③舌红少苔，脉细数。

次要证候：①饥不欲食。②口干欲饮。

证型确定：具备主证 3 项，或主证第 1、第 2 项加次证 1 项。

治法：养阴益胃，和中止痛。

方药：益胃汤加减。生地黄 15g，麦冬 15g，沙参 10g，冰糖 10g，玉竹 10g。加减：阴虚便秘者，加增液汤，以增液通便；兼气虚者，加太子参、黄芪，以益气养阴；腹痛甚者，加延胡索、白芍，以理气止痛。

五、脾肾阳虚

主要证候：①五更泄泻，大便清稀或夹未消化食物。②腹痛绵绵，喜温喜按。③舌淡苔薄白，脉沉细。

次要证候：①神疲乏力，纳差，食后腹胀。②腰膝酸软。③形寒肢冷。

证型确定：具备主证 3 项，或主证第 1、第 2 项加次证 1 项。

治法：温补脾肾，收涩止泻。

方药：四神丸加减。补骨脂 15g，肉豆蔻 10g，五味子 10g，吴茱萸 10g，生姜 3 片，大枣 10g。加减：肛门下坠者，合补中益气汤，升阳举陷；滑脱不禁者，加芡实、龙骨、牡蛎，收涩固脱；纳差，食后腹胀者，加山楂、神曲、麦芽，健脾消食。

六、中医特色治疗

针灸治疗肠易激综合征，具有经济、不良反应少等优点，泄泻取足三里、天枢、三阴交穴，实证用泻法，虚证用补法；脾虚湿阻加脾俞、章门穴；脾肾阳虚加肾俞、命门、关元穴，也可用灸法；脘痞纳呆加公孙穴；肝郁加肝俞、行间穴；便秘以取背俞穴和腹部募穴及下合穴为主，一般取大肠俞、天枢、支沟、丰隆穴，实证宜泻，虚证宜补，寒证加灸；肠道燥热加合谷、曲池；气滞加中脘、行间穴，用泻法。

中医按摩、药浴等外治法对缓解本病症状也有一定的疗效，采用综合的治疗方法可以提高临床疗效。

第七节　胰腺炎

慢性胰腺炎属于中医"腹痛"等范畴，最早见于《黄帝内经》，如《素问·举痛论》："寒气客于肠胃之间，膜原之下，血不得散，小络急引故痛。"《金匮要略》对腹痛的辨证治疗有了进一步的认识，并根据不同病因拟定相应的治疗方剂。《诸病源候论·腹痛病诸候》对腹痛病机论述较详，认为腹痛由于"正气与邪气交争相击故痛"。张仲景对腹痛已有了较为全面的论述，在诊法上提出："病者腹满，按之不痛为虚，痛者为实。"并在辨证治疗及拟方用药方面，开创了治疗腹痛之先河。

胰腺炎轻症属"胃脘痛""腹痛""胁痛""呕吐"范畴，重症属"结胸""厥逆"范畴。本病与肝、胆、脾、胃、大肠关系密切，暴饮暴食、恣啖膏粱厚味、贪凉饮冷，或暴怒伤肝，情志不畅，或虫蛔扰窜，皆可引致发病。

急性胰腺炎应借助西医尽早明确诊断。早中期正盛邪实，主要表现为气滞、腑实、湿热、血瘀诸证，晚期气血败乱，正虚邪陷，多需采用中西医结合治疗。鉴于基本病机为"邪壅不通"，故通下泻实为本病治疗的主要大法。慢性胰腺炎重在调理脾胃，疏调气血。

一、寒邪内阻

主要证候：①腹痛急迫，剧烈拘急，得温痛减。②遇寒尤甚，苔白腻。

次要证候：①恶寒身蜷，手足不温。②口淡不渴，小便清长，大便尚调。③脉沉紧。

证型确定：主证必备，加次证2项以上，即可诊断。

治法：温里散寒，理气止痛。

方药：良附丸加减。高良姜、香附、乌药、陈皮、白芍、紫苏、干姜、甘草。加减：腹中雷鸣切痛，呕吐者可用附子粳米汤；腹中冷痛，身体疼痛，内外皆寒者，可用乌头桂枝汤；少腹拘急冷痛，寒滞肝脉者，可用暖肝煎；腹痛拘急，大便不通，寒实积聚者，可用大黄附子汤加减。

二、湿热壅滞

主要证候：①腹部胀痛，痞满拒按。②大便秘结，或溏滞不爽。③苔黄燥或黄腻。

次要证候：①胸闷不舒，烦渴引饮。②身热自汗。③小便短赤，脉滑数。

证型确定：具备主证2项加次证2项以上，即可诊断。

治法：通腑泄热。

方药：大承气汤。大黄、厚朴、枳实、芒硝。加减：燥结不甚，湿热较重，大便不爽者，可去芒硝，加栀子、黄芩、黄柏；两胁胀痛，大便秘结者，可用大柴胡汤；小腹右侧疼痛，为肠痈者，可用大黄牡丹汤。

三、中脏虚寒

主要证候：①腹痛绵绵，时作时止。②喜热恶冷，痛时喜按。

次要证候：①饥饿劳累后加重，得食休息后减轻。②神疲乏力，气短懒言。③形寒肢冷，胃纳不佳，面色无华。④大便溏薄，舌质淡，苔薄白，脉沉细。

证型确定：主证必备，加次证2项以上，即可诊断。

治法：温中补虚，缓急止痛。

方药：小建中汤。桂枝、芍药、大枣、甘草、生姜、饴糖。加减：气虚明显者加黄芪、人参、白术；恶寒甚者，可加吴茱萸、干姜、乌药、花椒；腹痛下利，脉微肢冷，脾肾阳虚者，可用附子理中汤；中气大虚，少气懒言者可用补中益气汤。

四、饮食停滞

主要证候：①脘腹胀满，疼痛拒按。②嗳腐吞酸，苔厚腻。

次要证候：①厌食，痛而欲泻，泻后痛减。②大便奇臭，或大便秘结。③脉滑。

证型确定：主证必备，加次证2项以上，即可诊断。

治法：消食导滞。

方药：枳实导滞丸。大黄、枳实、黄芩、黄连、神曲、白术、茯苓、泽泻。加减：气滞明显者可加木香、莱菔子、槟榔；食滞较轻，脘腹满闷者，可用保和丸加减。

五、瘀血阻滞

主要证候：①少腹疼痛，痛势较剧。②痛如针刺。

次要证候：①甚则腹有包块。②经久不愈。③舌质紫暗，脉细涩。

证型确定：主证必备，加次证 1 项以上，即可诊断。

治法：活血化瘀。

方药：少腹逐瘀汤。小茴香、干姜、延胡索、没药、当归、川芎、肉桂、赤芍、蒲黄、五灵脂。加减：下焦蓄血，大便色黑者可用桃核承气汤；胁下积块，疼痛拒按者可用膈下逐瘀汤。

六、气机郁滞

主要证候：①脘腹疼痛，胀闷不舒，攻窜两胁。②脉弦。

次要证候：①常痛引少腹，时聚时散。②得嗳气矢气则舒，遇忧思恼怒则剧。③苔薄白。

证型确定：主证必备，加次证 2 项以上，即可诊断。

治法：疏肝解郁，理气止痛。

方药：柴胡疏肝散。柴胡、枳壳、芍药、甘草、香附、川芎。加减：气滞较重，胁肋胀痛者，加川楝子、郁金；痛引少腹睾丸者，加橘核、川楝子；腹痛肠鸣，气滞腹泻者，可用痛泻要方；少腹绞痛，阴囊寒疝者，可用天台乌药散。

七、中医预防治疗

中医用大黄保留灌肠，大黄加芒硝，或单独芒硝外敷，可减轻慢性胰腺炎炎性进展、腹痛、腹胀等，效果良好。

积极防治相关疾病，尤其是老年人，要积极、彻底地治疗急性胰腺炎。长期酗酒易引起慢性酒精中毒，酒精中毒是慢性胰腺炎的重要发病因素之一，故从青年开始就应养成不酗酒的良好习惯。慎饮食，防止暴饮暴食。

参考文献

[1]　包小华．消化系统疾病诊治与内镜应用［M］．长春：吉林科学技术出版社，2015.

[2]　陈星荣，陈九如．消化系统影像学［M］．上海：上海科学技术出版社，2010.

[3]　程开．消化系统疾病临床检查与治疗［M］．北京：中国纺织出版社，2018.

[4]　董卫国．消化系统［M］．北京：人民卫生出版社，2015.

[5]　杜闻博，徐大洲，岳冬静，等．消化系统疾病内科诊治［M］．北京：科学技术文献出版社，2019.

[6]　谭松．消化系统疾病临床诊断与治疗［M］．昆明：云南科技出版社，2020.

[7]　段志军．消化内科学高级医师进阶［M］．北京：中国协和医科大学出版社，2016.

[8]　范志宁，王新．消化内科临床医嘱手册［M］．南京：江苏科学技术出版社，2010.

[9]　方念．消化系统疾病临床诊断与治疗［M］．北京：科学技术文献出版社，2014.

[10]　冯桂建，徐顺福．内科疑难病例：消化分册［M］．北京：人民卫生出版社，2010.

[11]　关玉盘，郝建宇，尚占民．消化疾病临床实践与诊疗进展［M］．北京：人民军医出版社，2010.

[12]　郭启勇．消化系统影像学诊断手册［M］．南京：江苏凤凰科学技术出版社，2015.

[13]　郭晓燕，赵平，龚均．简明实用消化病学［M］．西安：世界图书西安出版公司，2013.

[14]　郭璇，王小娟．消化系统常见疾病的中医诊治［M］．长沙：湖南科学技术出版社，2017.

[15]　何晋德，刘玉兰．消化系统疾病［M］．北京：中国医药科技出版社，2008.

[16]　侯刚，王强修，温黎．消化系统疑难肿瘤诊断解析［M］．北京：科学出版社，2016.

[17]　刘玉兰，胡大一．消化内科［M］．北京：北京科学技术出版社，2010.

[18]　胡品津，陈旻湖主编．消化系统疾病［M］．北京：科学技术文献出版社，2000.

[19]　黄贵华，陈国忠．消化内科中西医结合诊疗手册［M］．北京：化学工业出版社，2015.

[20]　黄华，李俊．常见消化系统疾病内镜诊治图解［M］．昆明：云南科学技术出版社，2005.

[21]　纪克攻．消化系统疾病治疗及护理［M］．天津：天津科学技术出版社，2015.

[22]　纪延龙，杨爱芸，张峰．常见消化系统疾病的中西医治疗及护理［M］．昆明：云南科技出版社，2009.

[23]　景德怀．实用临床消化系统疾病诊断与治疗（上）［M］．长春：吉林科学技术出版社，2017.

[24]　景德怀．实用临床消化系统疾病诊断与治疗（下）［M］．长春：吉林科学技术出版社，2017.

[25]　李春颖，刘震．消化系统疾病［M］．北京：中国中医药出版社，2008.

[26]　李兆申．消化系统疾病的诊断与鉴别诊断［M］．天津：天津科学技术出版社，2004.

[27]　穆红．消化系统疾病诊疗［M］．天津：天津科学技术出版社，2020.

[28]　秦继宝，吴友山，李兰亚，等．消化系统疾病的检验诊断与临床［M］．合肥：安徽大学出版社，2014.

[29]　盛剑秋，金木兰，金鹏．消化道早期癌内镜诊断技巧图谱［M］．北京：人民军医出版社，2016.

[30]　舒晴．新编现代消化系统疾病临床诊疗学［M］．长春：吉林科学技术出版社，2019.

[31]　王太平．临床消化系统疾病与内镜应用［M］．北京：科学技术文献出版社，2018.

[32]　王岩．实用消化系统疾病诊断与治疗［M］．沈阳：沈阳出版社，2020.

[33]　王志勇．消化系统疾病内镜诊治［M］．北京：人民军医出版社，2011.

[34]　辛晓敏，张云平，孙秀玲，等．消化系统常见疾病的诊断与治疗［M］．哈尔滨：黑龙江科学技术出

版社，2005.

［35］ 张曜文．消化系统疾病诊断与治疗［M］.2 版．长春：吉林科学技术出版社，2019.

［36］ 赵淑磊．消化系统疾病及药物治疗学［M］.天津：天津科学技术出版社，2015.

［37］ 赵兴康．消化系统疾病影像诊断及介入治疗学［M］.北京：科学技术文献出版社，2018.

［38］ 周晰溪，夏漾辉，陈东银．消化系统疾病中西医治疗［M］.北京：金盾出版社，2019.

［39］ 朱曙光．现代消化系统疾病诊断与治疗［M］.上海：上海交通大学出版社，2018.